# 中医执业医师第一阶段考试 精讲

## 医学基础·人文分册

主　编　关晓伟　韩　曼　朱大诚

副主编　黎　晖　林　炜　包玉颖　应小平　程绍民　杨　勇

编　者　（以姓氏笔画为序）

| | | | | | |
|---|---|---|---|---|---|
| 马　晶 | 王　丽 | 王宇华 | 王佳颖 | 石　哲 | 包玉颖 |
| 朱大诚 | 关建军 | 关晓伟 | 李　育 | 杨　勇 | 何彦丽 |
| 应小平 | 张　媛 | 张启春 | 张竞之 | 张彩霞 | 陈　琳 |
| 林　炜 | 赵小明 | 南美花 | 贾国燕 | 顾春艳 | 徐德国 |
| 郭文平 | 常加松 | 韩　曼 | 程绍民 | 曾　光 | 雷虹艳 |
| 蔡庆龙 | 熊英琼 | 黎　晖 | 潘艳芳 | 戴建国 | |

中国健康传媒集团

中国医药科技出版社

# 内 容 提 要

本书是国家医师资格考试用书精讲系列之一，依据中医执业医师资格分阶段考试大纲进行编写。书中涵盖该考试要求的医学基础和人文知识学科的全部内容，涉及解剖学、生理学、病理学、药理学、医学伦理学、卫生法规、医患沟通技能等 7 个学科。全书的篇章顺序编排与教材一致，采用图表形式，条分缕析地总结梳理考试知识点和易考点，既突出重点，又照顾全面。书中层次清晰，语言精炼，便于速览识记核心考点。适于参加中医执业医师分阶段·第一阶段考试的考生备考使用，也可满足中医院校中医、养生及其他医学相关专业学生学习使用。

**图书在版编目（CIP）数据**

中医执业医师第一阶段考试精讲 . 医学基础·人文分册 / 关晓伟，韩曼，朱大诚主编 . —北京：中国医药科技出版社，2020.2
国家医师资格考试用书
ISBN 978-7-5214-1560-5

Ⅰ . ①中… Ⅱ . ①关… ②韩… ③朱… Ⅲ . ①中医师—资格考试—自学参考资料 Ⅳ . ① R2

中国版本图书馆 CIP 数据核字（2020）第 025238 号

美术编辑 陈君杞
版式设计 南博文化

出版 **中国健康传媒集团** | 中国医药科技出版社
地址 北京市海淀区文慧园北路甲 22 号
邮编 100082
电话 发行：010-62227427 邮购：010-62236938
网址 www.cmstp.com
规格 787×1092mm $^1/_{16}$
印张 14 $^3/_4$
字数 423 千字
版次 2020 年 4 月第 1 版
印次 2020 年 4 月第 1 次印刷
印刷 三河市万龙印装有限公司
经销 全国各地新华书店
书号 ISBN 978-7-5214-1560-5
定价 45.00 元

获取新书信息、投稿、为图书纠错，请扫码联系我们。

国家执业医师资格考试的性质是行业准入考试，是评价申请医师资格者是否具备从事医师工作所必须的专业知识与技能的考试。党和政府高度重视中医药工作，为加快完善符合中医特点的人才培养模式的改革步伐，经过长时间的摸索和中医学科自身的的特点，在全国中医药大会上，教育部提出要健全完善中医药教育质量保障体系，积极推进中医类别执业医师分阶段考试改革。分阶段考试对构建中医药人才成长规律准入标准和评估体系、提高各中医药院校教学质量，提升医疗服务能力和水平具有重要意义。

为帮助广大中医药专业考生适应国家医师资格考试改革趋势，顺利通过第一阶段考试，我们组织来自二十余所高等中医药院校的专家老师编写了本丛书。本丛书严格按照中医执业医师资格考试第一阶段考试大纲的要求进行编写，包括两个系列，一是《考试精讲》系列，一是《同步习题集》系列。各系列均包括四个分册，分别是《基础分册》《经典分册》《临床分册》《医学基础·人分文分册》，共8种。这两个系列的功能及特色如下。

《考试精讲》系列：各分册按章节编写，采用大量图表的形式，条分缕析地总结梳理教材中的知识点和易考点，既突出重点，又照顾全面。书中层次清晰，语言精炼，便于速览识记核心考点。

《同步习题集》系列：各分册完全依照中医执业医师资格考试第一阶段的题型要求、题目难度等编创设计题目，全面覆盖大纲考点。题型包括A1型题、A2型题和B型题三种，并附有详细解析。每章节后还附有真题，使考生提前感受实战氛围。为考生提供边复习边做题的便利，帮助考生在刷题过程中加深对知识点的理解，提高对所学知识的运用能力，感知命题规律，培养分析能力，提高解题准确性，强化应试能力和技巧。

本丛书适于所用参加中医执业医师资格考试第一阶段考试的考生备考使用，也可满足中医院校中医、养生及其他医学相关专业学生学习使用。其中，《考试精讲：经典分册》《同步习题集：经典分册》同时适合参加中医执业医师资格考试的考生参阅。

在学习备考过程中，如果您有任何意见和建议，欢迎您通过版权页的二维码与我们联系。愿本丛书陪伴您度过一段快乐、充实的学习时光！

中国医药科技出版社

2020年3月

## ◇·第一篇　解剖学·◇

## ◇。 第二篇 生理学 ◇。

◇○ 第三篇　病理学 ◇○

## ◦ 第四篇 药理学 ◦

## ✧。 第五篇　医学伦理学 ✧。

## ◇。第六篇　卫生法规　◇。

## ◇。 第七篇 医患沟通技能 ◇。

# 第一章　绪　论

| 要点 | 内容 |
| --- | --- |
| 人体解剖学定义 | 1.人体解剖学是研究人体正常形态结构的科学。属于生物科学的形态学范畴，是医学科学中一门重要的基础课程。 |
| 解剖学标准姿势 | 1.身体直立，两眼向前；上肢下垂，掌心向前；双足并拢，脚尖向前。 |
| 常用方位术语 | 1.上和下　近头者为上，远头者为下。<br>2.前和后　近腹面者为前，近背面者为后。<br>3.内侧和外侧　近人体正中矢状面为内侧，反之为外侧，在前臂，尺骨在内侧，桡骨在外侧，故可以用尺侧、桡侧表示内侧、外侧；下肢小腿胫骨在内侧，腓骨居外侧，故又可用胫侧和腓侧称之。<br>4.内和外　表示某些结构和腔的关系，近内腔者为内，反之为外，注意与内侧和外侧区分。<br>5.浅和深　近体表皮肤者为浅，远离皮肤者为深。<br>6.近和远　在四肢，近躯干的一端为近侧，远离躯干的一端为远侧。 |
| 切面术语 | 1.矢状面　从前后方向将人体分成左右两部分的纵切面为矢状面。经过人体中线的矢状面称正中矢状面。<br>2.冠状面或额状面　从左右方向将人体分为前后两部的纵切面<br>3.水平面或横切面　为沿水平线所做的横切面，将人体分为上下两部，与上述两个纵切面相垂直。 |
| 轴 | 1.以解剖学姿势为准，可将人体设三个互相垂直的轴，即矢状轴、垂直轴和冠状轴，轴多用于表达关节运动时所沿的轴线。<br>2.矢状轴为前后方向的水平线；冠状轴为左右方向的水平线；垂直轴为上下方向与水平线相垂直的垂线。 |

# 第二章　运动系统

## 概　述

| 要点 | 内容 |
| --- | --- |
| 组成 | 运动系统由骨、骨连结和骨骼肌组成。 |

# 第一节 骨 学

| 要点 | 内容 |
|---|---|
| 骨的形态 | 1.根据外形骨可分为长骨、短骨、扁骨和不规则骨四类。<br>2.长骨分一体两端。一体即骨干，内存骨髓腔；两端膨大称为骺。幼儿时，骨干和骺之间的部分称为骺软骨，骺软骨不断增生骨化，使骨增长，成人后，骺软骨完全骨化，形成骺线，长骨多见于四肢。<br>3.短骨呈立方形。如手的腕骨和足的跗骨。<br>4.扁骨呈板状，起保护作用。如颅盖骨、胸骨等。<br>5.不规则骨形状不规则，如椎骨。 |
| 骨的构造 | 1.骨是由骨质、骨膜和骨髓构成，并有血管和神经等分布。<br>2.骨质包括骨表面的骨密质和骨内部的骨松质。<br>3.骨髓充满于骨髓腔和骨松质内的腔隙中，有红骨髓和黄骨髓。红骨髓有造血能力，幼年时期的骨内全部为红骨髓，6岁以后，长骨骨髓腔内的红骨髓逐步转化为黄骨髓，失去造血能力，骨松质间隙内则终身保留红骨髓。 |
| 躯干骨 | 1.组成 成人躯干骨共51块，包括24块椎骨、1块骶骨、1块尾骨、1块胸骨和12对肋骨。 |
| 椎骨 | 1.位置和数目 成人椎骨自上而下包括7块颈椎、12块胸椎、5块腰椎、1块骶骨（幼年5块骶椎）和1块尾骨（幼年3~4块尾椎）。<br>2.一般形态 包括椎体、椎弓以及由椎弓伸出的七个突起。椎体是椎骨负重的主要部分，椎弓由其前方稍窄的椎弓根和后部较宽的椎弓板构成。由椎弓伸出一对横突，一对上关节突，一对下关节突和单一的棘突。椎体和椎弓共同围成椎孔，各部椎孔相连形成椎管，容纳脊髓和脊神经根等。两相邻椎骨叠连时，上位椎骨的椎下切迹和下位椎骨的椎上切迹围成椎间孔，内有脊神经和血管通过。<br>3.各部椎骨的主要特征<br>颈椎<br>（1）横突有孔，内有椎血管通过。<br>（2）第2~6颈椎棘突有分叉。<br>第1、2、7颈椎具有特殊形态，第1颈椎（寰椎）：没有椎体、棘突和关节突，前弓后面正中有齿突凹；第2颈椎（枢椎）：椎体上有齿突；第7颈椎（隆椎）：棘突长，末端不分叉，头前屈时，在体表易于触及，是重要的体表骨性标志。<br>胸椎<br>（1）椎体侧面后部及横突尖端前面存在肋凹（椎体肋凹和横突肋凹）。<br>（2）棘突细长向后下方倾斜，呈叠瓦状排列。<br>腰椎<br>（1）椎体肥厚。<br>（2）棘突呈板状，近似水平后伸。<br>4.骶骨呈三角形，由5块骶椎融合而成，分一尖、一底、两面和两缘。骶骨侧方有一对耳状面，与髂骨的耳状面形成骶髂关节；骶骨前面有4对骶前孔，背面有4对骶后孔；在骶骨中央有一骶管，向下开口于骶管裂孔，裂孔两侧向下的突起称骶角，为重要的骨性标志，临床上常以骶角来确定骶管裂孔的位置。<br>5.尾骨略呈三角形，由3~4块退化的尾椎融合而成。 |
| 胸骨 | 1.形态结构 胸骨为扁骨，由胸骨柄、胸骨体和剑突三部分构成。<br>2.重要结构 胸骨角：胸骨柄和体连结处形成向前方的横行隆起，称胸骨角，两侧平对第2肋，常作为计数肋的重要标志。 |

| 要点 | 内容 |
|---|---|
| 肋 | 1.组成 肋包括前部肋软骨和后部肋骨两部分，共12对。<br>2.重要结构 肋骨内面靠下缘处有肋沟，内有肋间神经血管走行。 |
| 上肢骨 | 组成 上肢骨包括上肢带骨和自由上肢骨，成人共64块。上肢带骨包括锁骨和肩胛骨，自由上肢骨包括肱骨、桡骨、尺骨和手骨。 |
| 锁骨 | 形态结构 锁骨呈"〜"形，内侧端为胸骨端，与胸骨柄的锁切迹构成胸锁关节；外侧端为肩峰端，与肩胛骨的肩峰构成肩锁关节。 |
| 肩胛骨 | 形态结构 呈三角形的扁骨，可分为3缘、3角和2面。上缘外侧有喙突，内侧缘又称脊柱缘，外侧缘又称腋缘；上角平对第2肋，下角平对第7肋或第7肋间隙，外侧角有关节盂，其上、下方的隆起分别称为盂上结节和盂下结节；前面有肩胛下窝，后面有肩胛冈，其上、下方分别是冈上窝和冈下窝，肩胛冈向外侧延伸为肩峰。 |
| 肱骨 | 形态结构 肱骨位于臂部，为长骨。上端有肱骨头，肱骨头外侧和前方有大结节和小结节，其下方稍细的部分，称外科颈，是骨折的好发部位；体的中部外侧有粗糙的三角肌粗隆，后面中份有自内上斜向外下的桡神经沟；下端内、外侧各有一突起，称为内上髁和外上髁，内上髁的后下方有一浅沟，称尺神经沟；下端外侧有肱骨小头，内侧有肱骨滑车，滑车前上方和后上方各有一窝，称为冠突窝和鹰嘴窝。 |
| 尺骨 | 形态结构 属于长骨，位于前臂内侧。上端有滑车切迹，滑车切迹下方和上方各有一突起，分别称冠突和鹰嘴，冠突外侧有桡切迹，与桡骨的环状关节面形成桡尺近侧关节；体部呈三棱柱形；下端称尺骨头，其后内侧向下的突起，称为尺骨茎突。 |
| 桡骨 | 形态结构 属于长骨，位于前臂外侧。上端称桡骨头，其上面有关节凹，与肱骨小头构成肱桡关节，头的周缘有环状关节面，与尺骨的桡切迹构成桡尺近侧关节；体部呈三棱柱形；下端内侧有尺切迹，外侧有一向下的突出称桡骨茎突。 |
| 手骨 | 1.组成 手骨包括腕骨、掌骨和指骨。<br>2.位置、名称和数目 腕骨属短骨，共8块，分近侧和远侧两列，从桡侧向尺侧，近侧列是手舟骨、月骨、三角骨和豌豆骨；远侧列是大多角骨、小多角骨、头状骨和钩骨（舟月三角豆、大小头状钩）；掌骨属长骨，共5块，由外侧向内侧依次为第1~5掌骨；指骨属长骨，共14块，由近端至远端依次为近节指骨、中节指骨和远节指骨。 |
| 下肢骨 | 组成 下肢骨包括下肢带骨和自由下肢骨，成人共62块。下肢带骨是髋骨，自由下肢骨包括股骨、髌骨、胫骨、腓骨和足骨。 |
| 髋骨 | 形态结构 髋骨属不规则骨，幼年时期由上方的髂骨、前下方的耻骨和后下方的坐骨组成，成年愈合成一块，在三骨愈合处的外侧面有一深窝称为髋臼，与股骨头构成髋关节，髋臼下方的孔称闭孔。髂骨分为髂骨体和髂骨翼。髂骨翼的上缘称髂嵴（两侧髂嵴最高点的连线，约平对第4腰椎的棘突），其前端有髂前上棘，髂前上棘向后5~7cm处有髂结节，髂骨翼的后端有髂后上棘等；坐骨分为坐骨体和坐骨支。坐骨体后缘有坐骨棘，其上、下方分别有坐骨大、小切迹；坐骨体后下部肥厚粗糙，称坐骨结节；耻骨分为体和上、下两支，上支上缘的锐嵴称耻骨梳，向前为耻骨结节，是重要的骨性标志，耻骨上、下支移行部的内侧面有一椭圆形的耻骨联合面。 |
| 股骨 | 形态结构 是大腿骨，为人体最长、最粗壮的长骨，约占成人身高的1/4。<br>上端有朝内上方的股骨头，头的外下侧称股骨颈，是股骨最易骨折部位。颈、体交界处的外上侧和内下侧各有一隆起为大转子和小转子；后面有纵行的粗线，粗线向外上延伸为臀肌粗隆；下端：有两个向后方的膨大，称为内侧髁和外侧髁，两髁间有髁间窝，两髁前面的关节面彼此相连，形成髌面，两髁侧面的突起称内、外上髁。 |

| 要点 | 内容 |
|------|------|
| 髌骨 | 形态结构　是人体最大的籽骨，位于股骨下端的前面，股四头肌肌腱内。上宽下尖，后面有光滑的关节面与股骨髌面相关节。 |
| 胫骨 | 形态结构　属长骨，位于小腿内侧，是小腿的主要承重骨。上端有内侧髁和外侧髁，两髁之间的隆起称髁间隆起，在外侧髁的后下方有腓关节面，与腓骨头构成关节；体为三棱柱形，上端与体移行处的前面有胫骨粗隆，是重要的骨性标志；下端向内下的膨大称为内踝，外侧面有腓切迹，与腓骨相连。 |
| 腓骨 | 形态结构　属长骨，位于小腿外侧。上端膨大称腓骨头，有关节面与胫骨外侧髁后下方的腓关节面相关节，头下方稍细称腓骨颈（易骨折）；体呈三棱柱形；下端向外下的膨大为外踝。 |
| 足骨 | 1.组成　足骨包括跗骨、跖骨和趾骨，共26块。<br>2.位置、名称和数目　跗骨属短骨，有7块，分别是跟骨、距骨、足舟骨、内侧楔骨、中间楔骨、外侧楔骨和骰骨（跟距舟，三楔骰）；跖骨属长骨，有5块，由内侧向外侧依次为第1~5跖骨；趾骨属长骨，共14块，由近端至远端依次为近节、中节和远节趾骨。 |
| 颅骨 | 组成　颅骨23块（6块听小骨未计入），按位置分后上的脑颅骨和前下的面颅骨。<br>（1）脑颅骨共8块，包括成对的顶骨和颞骨，不成对的额骨、蝶骨、枕骨和筛骨。<br>（2）面颅骨共15块，包括成对的上颌骨、颧骨、鼻骨、泪骨、腭骨和下鼻甲，不成对的犁骨、下颌骨和舌骨。下颌骨分一体两支，体的前外侧面有一对颏孔，体和支的相接处为下颌角，其外侧面有咬肌粗隆，下颌支内侧面有一对下颌孔，通下颌管，开口于颏孔，下颌支上有两个突起，前面为冠突，后面为髁突，两突之间的凹陷称为下颌切迹，髁突的上端为下颌头，与下颌窝构成颞下颌关节。 |
| 颅的整体观 | 1.颅盖呈卵圆形，颅盖外面有三条缝，即冠状缝、矢状缝及人字缝。<br>2.颅底内面观　颅底内面从前向后有三个呈阶梯状的窝，称颅前窝、颅中窝和颅后窝。<br>（1）颅前窝中央有筛骨筛板，筛板上有筛孔，有嗅神经通过。<br>（2）颅中窝中央有垂体窝，窝的前外侧有视神经管，视神经管的外侧有眶上裂，蝶骨体两侧从前向后依次有圆孔、卵圆孔和棘孔，自棘孔向两侧有脑膜中动脉沟。<br>（3）颅后窝中央有枕骨大孔，枕骨大孔的前外侧缘有舌下神经管内口，后方有枕内隆凸，枕内隆凸向两侧为横窦沟，向前移行为乙状窦沟，终于颈静脉孔。在颞骨岩部后面中央有内耳门。<br>3.颅底外面观　颅底外面凹凸不平，前部有牙槽弓和骨腭，骨腭后方为被犁骨分成左右各一的鼻后孔。后部中央有枕骨大孔，其两侧有枕髁，枕髁的前外上方有舌下神经管外口，外侧有颈静脉孔，颈静脉孔前方有颈动脉管外口。在颈动脉管外口的后外侧有茎突，它与乳突之间有茎乳孔。茎突前外侧的深窝称下颌窝，与下颌头形成关节，其前缘隆起称关节结节。<br>4.颅的前面观　颅的前面有骨性眼眶、鼻腔和口腔。<br>（1）骨性眼眶　容纳视器，呈四面锥体形。尖朝向后内方，通向颅中窝，底朝向前外，其上、下缘称为眶上缘和眶下缘。眶上缘的中、内1/3交界处有眶上孔，眶下缘中点的下方有眶下孔。眶的上壁是颅前窝的底，上壁外侧前部有泪腺窝。眶的下壁是上颌窦的顶。眶的内侧壁邻近筛窦，该壁前下份有泪囊窝，向下延伸为鼻泪管，通下鼻道。眶的外侧壁有眶上裂和眶下裂，自眶下裂向下壁有眶下沟、眶下管，开口于眶下孔。 |

| 要点 | 内容 |
|---|---|
| 颅的整体观 | （2）骨性鼻腔　借内侧壁骨性鼻中隔分为左右两个腔，骨性鼻中隔由筛骨垂直板和犁骨构成。鼻腔向前借梨状孔与外界相通，向后经鼻后孔通鼻咽，鼻腔顶为筛骨筛板，底为腭，外侧壁有上、中、下三个鼻甲，各鼻甲下方的鼻道称上、中、下鼻道，上鼻甲与蝶骨体之间的浅窝称蝶筛隐窝。<br>（3）鼻旁窦　是上颌骨、额骨、蝶骨和筛骨内的含气骨腔，共四对。额窦开口于中鼻道；筛窦前、中组开口于中鼻道，后组开口于上鼻道；蝶窦开口于蝶筛隐窝；上颌窦最大，开口于中鼻道，且窦口高于窦底，如有积液，直立位时不易引流。<br>5.颅的侧面观<br>（1）颧弓　颅的侧面中部有外耳门，其后下方为乳突，前上方是颞骨和颧骨共同构成的颧弓。<br>（2）翼点　在颞窝内，额骨、顶骨、颞骨和蝶骨四骨交界处称为翼点，该处骨质薄弱，内有脑膜中动脉的前支通过，此处骨折，易引起颅内血肿。 |

# 第二节　关节学

| 要点 | 内容 |
|---|---|
| 骨连结的分类 | 1.按连结形式可分为直接连结和间接连结两大类。<br>2.间接连结又称关节或滑膜关节。 |
| 关节的基本结构 | 1.关节面　包括关节头和关节窝。<br>2.关节囊　外层为纤维层，内层为滑膜层。<br>3.关节腔　负压，含少量滑液。 |
| 脊柱 | 1.构成　由24块分离椎骨、1块骶骨、1块尾骨借骨连结构成。脊柱的连结包括椎体间连结和椎弓间连结，椎体间连结包括椎间盘、前纵韧带和后纵韧带；椎弓间连结包括黄韧带、棘间韧带、棘上韧带和项韧带、横突间韧带、关节突关节等。<br>（1）椎间盘　连结在相邻椎体间，由外周纤维环和中央髓核构成，坚韧并有弹性，连结椎体，并缓冲减震。<br>（2）前纵韧带　紧贴各椎体前面，防止脊柱过度后伸。<br>（3）后纵韧带　位于各椎体后面，椎管前壁，限制脊柱过度前屈。<br>（4）黄韧带　位于椎管后壁，连结在相邻椎弓板之间，又称弓间韧带，限制脊柱过度前屈。<br>2.整体观及运动<br>（1）整体观　脊柱从侧面看有四个生理性弯曲，颈曲、胸曲、腰曲和骶曲，其中颈曲和腰曲凸向前，胸曲和骶曲凸向后。这些弯曲增大了脊柱的弹性，对维持身体重心稳定和减轻震荡有重要意义。<br>（2）运动　相邻椎骨之间运动范围有限，但整个脊柱活动范围较大，可做屈、伸、侧屈、旋转和环转运动。 |
| 胸廓 | 1.构成　由12块胸椎、12对肋、1块胸骨及骨连结共同构成。构成胸廓的关节主要有肋椎关节和胸肋关节。<br>（1）肋椎关节　包括肋头关节（肋头的关节面和胸椎的椎体肋凹构成）和肋横突关节（肋结节关节面和胸椎的横突肋凹构成）<br>（2）胸肋关节　1~7肋软骨直接与胸骨相连，第8~10肋软骨前端不直接与胸骨相连，而依次连于上一位肋软骨形成肋弓，第11、12肋（又称浮肋）前端游离。 |

| 要点 | 内容 |
|---|---|
| 胸廓 | 2.结构特点　成人胸廓呈前后略扁的圆锥形，有上、下两口和前、后、外侧壁。上口较小，由第1胸椎、第1对肋及胸骨柄上缘围成，是颈胸交界口，下口宽而不规则，由第12胸椎、浮肋、肋弓和剑突围成。两侧肋弓形成胸骨下角，剑突将其分为左右剑肋角。<br>3.功能　保护、支持、参与呼吸运动。 |
| 颞下颌关节 | 1.构成　由下颌骨的下颌头与颞骨下颌窝和关节结节构成<br>2.特点<br>（1）是颅骨间唯一可动关节，两侧颞下颌关节属于联动关节。<br>（2）关节囊松弛，外侧有韧带加强。关节囊内有关节盘将关节腔分为上、下两部分，关节囊前份较薄弱，易向前脱位。<br>（3）如果张口过大且关节囊过分松弛时，下颌头可滑至关节结节前方而不能退回关节窝，造成下颌关节脱位。<br>3.运动　下颌骨可作上提、下降、前进、后退和侧方运动。 |
| 肩关节 | 1.构成　由肱骨头与肩胛骨的关节盂构成。<br>2.特点<br>（1）肱骨头大，关节盂小，虽然关节盂周缘有盂唇加深关节窝，但两者的接触面也仅1/4~1/3。<br>（2）关节囊薄而松弛，是全身最灵活的关节。<br>（3）关节囊内有肱二头肌长头腱通过，关节的上方有喙肩韧带连结肩峰和喙突，构成"喙肩弓"，防止肱骨头向上脱位。<br>（4）易向前下方脱位。<br>3.运动　可作屈伸、收展、旋转和环转运动。 |
| 肘关节 | 1.构成　包括三个关节，分别是肱尺关节、肱桡关节和桡尺近侧关节。<br>（1）肱尺关节　由肱骨滑车与尺骨滑车切迹构成。<br>（2）肱桡关节　由肱骨小头与桡骨头凹构成。<br>（3）桡尺近侧关节　由桡骨头环状关节面与尺骨桡切迹构成。<br>2.特点<br>（1）三个关节包在一个关节囊内，共有一个关节腔。<br>（2）关节囊的两侧有桡侧副韧带和尺侧副韧带加强。<br>（3）在桡骨头的周围有桡骨环状韧带，防止桡骨头脱位。<br>3.运动　主要作屈、伸运动。<br>4.提携角　当肘关节伸直时，臂与前臂形成约165度的"提携角"。提携角使关节处于伸直时，前臂远离正中线，增大了运动幅度，关节屈位时，前臂贴近正中线，有利于生活和劳作。<br>5.肘后三角　肱骨内、外上髁和尺骨鹰嘴在体表都易扪及，当肘关节伸直时，此3点位于一条直线上，当肘关节屈90度时，此3点的连线构成一等腰三角形。据此关系可判断肘关节是否发生脱位。 |
| 骨盆 | 1.构成　由左右髋骨和骶骨、尾骨及其骨连结构成<br>2.特点<br>（1）以界线分为上方的大骨盆和下方的小骨盆，界线是自骶骨岬向两侧经弓状线、耻骨梳、耻骨结节至耻骨联合上缘的连线。<br>（2）小骨盆　分骨盆上口、骨盆下口和骨盆腔，上口即界线，下口由尾骨、骶结节韧带、坐骨结节、耻骨弓和耻骨联合下缘围成，两侧坐骨支和耻骨下支连成耻骨弓，两侧耻骨弓之间的夹角称耻骨下角，骨盆上、下口之间的腔称骨盆腔。<br>3.功能　传递重力，支持保护盆腔脏器。 |

| 要点 | 内容 |
|------|------|
| 髋关节 | 1.构成 由髋臼和股骨头构成。<br>2.特点<br>（1）股骨头大，髋臼深，其周缘有髋臼唇，加深关节窝，使两者的接触面积达2/3~3/4。<br>（2）关节囊厚而坚韧。<br>（3）股骨颈的前面全部被关节囊包裹，后面仅内侧2/3在囊内，故股骨颈骨折有囊内和囊外之分。<br>（4）易向后下方脱位。<br>3.运动 可作屈伸、收展、旋转和环转运动。 |
| 膝关节 | 1.构成 由股骨内、外侧髁，胫骨内、外侧髁及髌骨构成。<br>2.特点<br>（1）是全身最大、最复杂的关节。<br>（2）关节囊松弛，前面有髌韧带加强，两侧由胫侧副韧带和腓侧副韧带加强。<br>（3）关节腔内有前、后交叉韧带，前交叉韧带伸膝时紧张，防止胫骨前移，后交叉韧带屈膝时紧张，防止胫骨后移。<br>（4）关节内有内侧半月板（C形）和外侧半月板（O字形），使关节接触面更加吻合。<br>（5）关节内还有翼状襞和髌上囊等结构。<br>3.运动 主要作屈、伸运动，在屈膝状态下，可做轻微的旋内和旋外运动。 |

# 第三节 骨骼肌

| 要点 | 内容 |
|------|------|
| 构造 | 1.骨骼肌由肌腹和肌腱构成。<br>2.肌腹主要由肌纤维构成，色红柔软，有收缩能力；肌腱由白色腱纤维构成，强韧无收缩能力。 |
| 形态 | 1.按外形骨骼肌可分为长肌、短肌、扁肌和轮匝肌。<br>2.长肌呈多见于四肢，收缩时显著缩短，能引起较大幅度运动；短肌多见于躯干深层，较短小，具有明显节段性；扁肌多位于胸腹壁，其肌腱呈薄膜状，又称腱膜；轮匝肌位于孔裂周围，肌纤维呈环形，收缩时关闭孔裂。 |
| 重要肌肉的起止和功能 | 1.斜方肌<br>（1）起止 起于枕外隆凸、项韧带、全部胸椎的棘突，止于锁骨外侧端、肩峰和肩胛冈。<br>（2）功能 两侧收缩使肩胛骨向脊柱靠拢，头向后仰；单侧收缩可运动肩胛骨，当肩胛骨固定时，一侧肌收缩使颈向同侧屈，脸转向对侧。<br>2.背阔肌<br>（1）起止 起于下6个胸椎的棘突、全部腰椎的棘突、骶正中嵴和髂嵴后部，止于肱骨的小结节嵴。<br>（2）功能 使臂内收、旋内和后伸；上肢固定，能上提躯干。<br>3.胸大肌<br>（1）起止 起于锁骨内侧半、胸骨和1~6肋软骨，止于肱骨的大结节嵴。<br>（2）功能 使肩关节内收、旋内和前屈；上肢固定，能上提躯干。<br>4.三角肌<br>（1）起止 起于锁骨外侧端、肩峰、肩胛冈，止于肱骨的三角肌粗隆。 |

| 要点 | 内容 |
|---|---|
| 重要肌肉的起止和功能 | （2）功能　外展肩关节；前部肌束使肩关节屈和旋内，后部肌束能使肩关节伸和旋外。<br>5.肱二头肌<br>（1）起止　长头起于肩胛骨盂上结节，短头起于喙突，两头合并，止于桡骨粗隆。<br>（2）功能　屈肘关节，当前臂在旋前位时，可使其旋后；长头可协助屈肩关节。<br>6.肱三头肌<br>（1）起止　长头起于肩胛骨盂下结节，外侧头与内侧头分别起于肱骨桡神经沟的外上方和内下方，止于尺骨鹰嘴。<br>（2）功能　伸肘关节；长头还可使肩关节后伸和内收。<br>7.臀大肌<br>（1）起止　起于髂骨翼外面和骶骨后面，止于髂胫束、股骨和臀肌粗隆。<br>（2）功能　使髋关节伸和外旋。<br>8.股四头肌<br>（1）起止　股直肌起于髂前下棘，股内侧肌和外侧肌起于股骨粗线，股中间肌位于股直肌深面，起于股骨体前面，四个头向下形成一腱，包绕髌骨，向下续为髌韧带，止于胫骨粗隆。<br>（2）功能　伸膝关节，股直肌还可屈髋关节。<br>9.小腿三头肌<br>（1）起止　浅面的腓肠肌起自股骨内、外上髁，深面的比目鱼肌起于胫腓骨上端后面，三头合并向下形成跟腱止于跟骨结节。<br>（2）功能　屈踝关节和屈膝关节；站立时能固定踝关节和膝关节，防止身体前倾。<br>10.胸锁乳突肌<br>（1）起止　起于胸骨柄和锁骨胸骨端，止于颞骨乳突。<br>（2）功能　两侧收缩使头后仰；单侧收缩使头倾向同侧，脸转向对侧。<br>11.膈<br>（1）位置　胸腹腔之间，呈穹窿状。<br>（2）功能　主要的呼吸肌，收缩时膈顶下降，胸腔容积扩大，以助吸气，并增加腹压。<br>（3）三个裂孔　主动脉裂孔，位于第12胸椎前方，有胸导管和主动脉通过；食管裂孔，位于主动脉裂孔的左前方，约平第10胸椎，有食管和迷走神经通过；腔静脉裂孔，位于食管裂孔的右前方，膈中心腱内，约平第8胸椎；有下腔静脉通过。 |
| 局部记载 | 1.腕管<br>（1）位置　屈肌支持带和腕骨沟围成。<br>（2）内容　拇长屈肌腱、指浅屈肌腱、指深屈肌腱及正中神经等。<br>2.股三角<br>（1）位置　大腿前面，上界为腹股沟韧带，内侧界为长收肌内侧缘，外侧界为缝匠肌的内侧缘。<br>（2）内容　股神经、血管和淋巴结等。 |

# 第三章　消化系统

## 概　述

| 要点 | 内容 |
|---|---|
| 胸部标志线和腹部分区 | 1.胸部标志线<br>（1）前正中线　沿身体前面正中所作的垂直线。<br>（2）胸骨线　沿胸骨外侧缘所作的垂直线。<br>（3）锁骨中线　通过锁骨中点的垂直线。<br>（4）胸骨旁线　在胸骨线与锁骨中线之间的中点所作的垂直线。<br>（5）腋前线　沿腋前襞向下所作的垂直线。<br>（6）腋后线　沿腋后襞向下所作的垂直线。<br>（7）腋中线　沿腋前线和腋后线之间的中点所作的垂直线。<br>（8）肩胛线　通过肩胛骨下角的垂直线。<br>（9）后正中线　沿身体后面正中线所作的垂直线。<br>2.腹部分区<br>（1）通过上、下两条横线及左、右两条垂线将腹部分为九个区，上横线为通过两侧肋弓最低点的连线，下横线为通过两侧髂结节间的连线；左、右两条垂线为通过左、右腹股沟韧带中点与上述两条横线垂直相交的线。<br>（2）九个区即腹上区和左右季肋区；脐区和左右腰区（腹外侧区）；腹下区（耻区）和左右腹股沟区（髂区）。 |
| 组成 | 1.消化系统　由消化管和消化腺组成。<br>2.消化管　包括口腔、咽、食管、胃、小肠（十二指肠、空肠和回肠）和大肠（盲肠、阑尾、结肠、直肠、肛管）。临床通常将口腔至十二指肠称为上消化道，空肠以下称下消化道。<br>3.消化腺　分大消化腺和小消化腺，大消化腺如大唾液腺、肝、胰等，小消化腺位于消化管壁内。 |
| 功能 | 摄食、消化吸收、排泄。 |

## 第一节　口　腔

| 要点 | 内容 |
|---|---|
| 口腔的构造和分部 | 1.构造　上壁为腭，下壁为口腔底，侧壁为颊，前壁为口唇，向前经口裂通外界，向后经咽峡与口咽部相通。<br>2.分部　以上、下牙弓为界，分为口腔前庭和固有口腔，两者在上、下颌咬合时，可经第3磨牙后方相通。<br>3.咽峡　由腭垂、两侧的腭舌弓及舌根共同围成，是口腔通向咽的门户。 |
| 牙 | 1.形态　露在牙龈外面的部分称牙冠；介于牙冠和牙根之间稍细的部分，称牙颈，外被牙龈；嵌入牙槽内的部分称牙根，借牙周膜与牙槽骨紧密相连，牙根尖端有牙根尖孔，有神经、血管、淋巴管等出入；牙齿内腔称牙腔，包括牙冠内的牙冠腔及牙根内的牙根管。<br>2.构造　构成牙组织的结构包括牙本质、牙釉质、牙骨质和牙髓，牙本质构成牙的主体，在牙冠部的牙本质外面，覆有一层钙化程度最高的牙釉质，在牙根和牙颈部的牙本质外面包有牙骨质，牙髓位于牙腔内，由神经、血管、淋巴管和结缔组织组成。 |

| 要点 | 内容 |
|------|------|
| 舌 | 1.形态　舌有上、下两面，上面后部有人字形界沟，将舌分为后方的舌根和前方的舌体，舌体尖端称舌尖；舌的下面正中线处有连于口腔底前部的黏膜皱襞称舌系带，舌系带根部两侧各有一小的黏膜隆起称舌下阜，是下颌下腺管和舌下腺大管的共同开口。<br>2.舌黏膜　在舌的上面黏膜上有许多乳头状突起，称舌乳头，包括丝状乳头、菌状乳头和轮廓乳头等，其中丝状乳头感受一般感觉，菌状乳头和轮廓乳头感受味觉。<br>3.舌肌　为横纹肌，分舌内肌和舌外肌。舌外肌有四对，其中颏舌肌最重要，该肌起于下颌骨体内面的颏棘，肌纤维呈扇形止于舌体中线两侧，两侧颏舌肌同时收缩可伸舌，一侧收缩，使舌伸向对侧。 |
| 唾液腺 | 1.腮腺<br>（1）位置和形态　不规则三角形，位于耳廓前下方。<br>（2）导管开口　上颌第二磨牙相对的颊黏膜，开口处称腮腺管乳头。<br>2.下颌下腺<br>（1）位置和形态　呈卵圆形，在下颌骨体后部内面。<br>（2）导管开口　舌下阜。<br>3.舌下腺<br>（1）位置和形态　杏核状，在舌下襞深面。<br>（2）导管开口　舌下腺大管与下颌下腺管共同开口于舌下阜，舌下腺小管数目较多，直接开口于舌下襞。 |

# 第二节　咽

| 要点 | 内容 |
|------|------|
| 位置和形态 | 1.形态　为前后略扁漏斗形的肌性管道，全长约12cm，前壁不完整，向前分别与鼻腔、口腔和喉腔相通。<br>2.位置　位于第1~6颈椎前方，上自颅底，下至第六颈椎下缘续于食管，是消化和呼吸的共用通道，两侧邻颈部的大血管和神经 |
| 分部、结构和交通 | 1.鼻咽<br>（1）位置　鼻腔后方，颅底至软腭后缘。<br>（2）结构　在鼻咽部侧壁，距下鼻甲后1cm处，有咽鼓管咽口，此口为咽鼓管在鼻咽部的开口，咽鼓管咽口前、上、后方的隆起称咽鼓管圆枕，它是寻找咽鼓管咽口的标志，咽鼓管圆枕与咽后壁之间称咽隐窝，是鼻咽癌好发部位。<br>（3）交通　经鼻后孔通鼻腔；经咽鼓管咽口、咽鼓管通中耳鼓室。<br>2.口咽<br>（1）位置　口腔后方，软腭后缘至会厌上缘。<br>（2）结构　腭扁桃体位于腭舌弓和腭咽弓之间的扁桃体窝内。<br>（3）交通　经咽峡向前通口腔。<br>3.喉咽<br>（1）位置　喉的后方，会厌上缘平面至第6颈椎体下缘。<br>（2）结构　梨状隐窝位于喉口两侧与咽侧壁之间，是异物易滞留的部位。<br>（3）交通　经喉口向前通喉腔，向下续于食管。 |

## 第三节 食 管

| 要点 | 内容 |
|---|---|
| 位置和分部 | 1.位置　前后略扁的肌性管道，上端在第6颈椎下缘起于咽，下端在第11胸椎左侧续于胃的贲门，全长约25cm。<br>2.分部<br>（1）颈部　位于气管后方，脊柱之前。<br>（2）胸部　先在气管后方，后经左主支气管之后，沿胸主动脉右侧下行，至第9胸椎平面斜跨胸主动脉的前方至其左侧，然后穿膈的食管裂孔。<br>（3）腹部　由食管裂孔至贲门 |
| 三个生理性狭窄 | 1.位置<br>（1）食管与咽交接处，平第6颈椎体下缘，距中切牙15cm。<br>（2）食管与左主支气管交叉处，平第4、5胸椎，距中切牙25cm。<br>（3）食管穿膈的食管裂孔处，平第10胸椎，距中切牙40cm。<br>2.临床意义　异物易滞留和食管癌好发的部位。 |

## 第四节 胃

| 要点 | 内容 |
|---|---|
| 形态和分部 | 1.形态<br>（1）两口　入口称贲门，接食管；出口称幽门，下续十二指肠。<br>（2）两缘　右上缘称胃小弯，其最低点，称角切迹；左下缘称胃大弯。<br>（3）两壁　前壁朝向前上方；后壁朝向后下方。<br>2.分部<br>（1）贲门部　近贲门周围的部分。<br>（2）胃底　自贲门向左上方膨出的部分。<br>（3）胃体　位于胃底与幽门部之间的部分。<br>（4）幽门部　角切迹与幽门之间的部分，该部近幽门的一段呈管状称幽门管，幽门管与角切迹之间的部分称幽门窦。 |
| 位置 | 1.上起食管，下续十二指肠。<br>2.胃中等充盈时，大部分位于左季肋区，小部分位于腹上区。<br>3.贲门位于第11胸椎左侧，幽门位于第1腰椎右侧。 |
| 胃壁的构造 | 1.胃壁由内向外分为黏膜层、黏膜下层、肌层和外膜四层。<br>2.在幽门处，黏膜向内形成环状皱襞，叫幽门瓣；胃肌层分三层、外层纵形肌、中层环形肌、内层斜形肌，在幽门处，环层肌明显增厚，形成幽门括约肌；幽门瓣和幽门括约肌可防止胃内容物过快进入小肠及小肠内容物反流。 |

# 第五节　小　肠

| 要点 | 内容 |
|------|------|
| 小肠的分部 | 小肠分为十二指肠、空肠和回肠三部，成人长约5~7米，是进行消化吸收的重要器官。 |
| 十二指肠的分部和结构 | 1.上部　近幽门处的一段肠管，壁薄，黏膜光滑无环状襞，称十二指肠球，是溃疡好发部位。<br>2.降部　后内侧壁上有十二指肠纵襞，纵襞下方有十二指肠大乳头，是胆总管和胰管的共同开口。距离中切牙75cm。<br>3.水平部　自右向左横过第3腰椎，至左侧续于升部。<br>4.升部　自第3腰椎左侧上升到第2腰椎左侧，急转向前下方移行为空肠，形成十二指肠空肠曲，十二指肠空肠曲借十二指肠悬肌连于膈右脚，此肌是手术时确定空肠起点的标志。 |
| 空肠和回肠 | 1.空肠和回肠　由肠系膜连于腹后壁，又称系膜小肠。<br>2.空肠和回肠的结构差异 |

|  | 空肠 | 回肠 |
|------|------|------|
| 位置 | 位于左上腹部 | 位于右下腹部 |
| 长度 | 占全长的2/5 | 占全长的3/5 |
| 管腔 | 较粗 | 较细 |
| 管壁 | 较厚 | 较薄 |
| 颜色 | 血管较丰富，颜色较红润 | 血管较少，颜色较淡 |
| 环状襞 | 密、高 | 少、低 |
| 淋巴滤泡 | 孤立淋巴滤泡 | 集合淋巴滤泡、孤立淋巴滤泡 |

# 第六节　大　肠

| 要点 | 内容 |
|------|------|
| 分部和位置 | 1.大肠　大肠是消化管末端，全长约1.5m，可分为盲肠、阑尾、结肠、直肠和肛管五部分。<br>2.盲肠和结肠　具有三个特征性结构：结肠带、结肠袋、肠脂垂。可作为手术时区分大小肠的依据。 |
| 阑尾 | 1.位置　自盲肠下端后内侧壁延伸出的细管，长5~7cm。<br>2.阑尾根部位置较固定，三条结肠带汇集在阑尾根部，是手术时寻找阑尾的方法。<br>3.阑尾根部体表投影（Mcburney点）　脐与右髂前上棘连线的中、外1/3交点处。 |
| 直肠 | 1.位置　位于盆腔后部，从第3骶椎平面下降至盆膈，直肠后面与骶尾骨相邻，前面在男性毗邻膀胱底、精囊，前列腺，在女性有子宫和阴道。<br>2.结构<br>（1）一个膨大　直肠壶腹。<br>（2）两个弯曲　骶曲和会阴曲。<br>（3）三条横襞中间一条大而明显，位置恒定，位于直肠右壁，距肛门7cm。 |

| 要点 | 内容 |
|---|---|
| 肛管 | 1.肛柱　肛管内面的纵行黏膜皱襞，有6~10条。<br>2.肛瓣　肛柱下端之间的半月形黏膜皱襞。<br>3.肛窦　肛瓣和肛柱下端共同围成的小隐窝。<br>4.齿状线　肛柱下端与肛瓣连成锯齿状环行线，为皮肤和黏膜分界线。<br>5.肛梳（痔环）　齿状线下方宽1cm环状带。<br>6.白线　肛梳下缘的环形线，相当于肛门内、外括约肌交界处。<br>7.肛门括约肌　肛门内括约肌为平滑肌，是肠壁环行肌增厚形成，协助排便；肛门外括约肌为骨骼肌，控制排便。 |

# 第七节　肝

| 要点 | 内容 |
|---|---|
| 肝的形态 | 1.肝是人体最大的消化腺，重约1350g，肝在活体呈红褐色，质软而脆。<br>2.肝呈不规则的楔形，可分上下两面，前后左右四缘。<br>3.上面（膈面）被镰状韧带分为左、右两叶，右叶大而厚，左叶小而薄。<br>4.下面（脏面）有近似"H"形沟。<br>（1）左纵沟　前方容纳肝圆韧带（脐静脉闭锁）；后方容纳静脉韧带（静脉导管闭锁）。<br>（2）右纵沟　前方是胆囊窝，容纳胆囊；后方是腔静脉窝，容纳下腔静脉。<br>（3）横沟　称肝门，有肝固有动脉、肝门静脉、肝左右管、神经和淋巴管等出入，出入肝门的结构被结缔组织包绕称肝蒂。<br>5.肝的前缘锐薄，胆囊底常露出肝的前缘。 |
| 肝的位置和体表投影 | 1.位置　肝大部分位于右季肋区和腹上区，小部分位于左季肋区。<br>2.体表投影<br>（1）肝上界与膈穹窿一致，在右侧腋中线平第7肋；在右锁骨中线平第5肋；在前正中线位于胸骨体与剑突结合处；在左侧锁骨中线平第5肋间隙。<br>（2）肝上界　与肝前缘一致，右侧与右肋弓一致，在腋中线平第10肋，沿右肋弓至右侧8、9肋软骨结合处进入腹上区，经剑突下3~5cm向左至左肋弓7、8肋软骨结合处进入左季肋区，连于上界。幼儿肝下缘常低于右肋弓下1.5~2cm，7岁以后在右肋弓下不能触及，若能触及则考虑病理性肿大。 |
| 肝外胆道 | 1.胆囊<br>（1）形态和位置　位于肝右叶下面胆囊窝内，略呈鸭梨形。<br>（2）分部　胆囊分底、体、颈、管四部，胆囊底圆钝、多露出肝前缘，胆囊底的体表投影部位在右腹直肌外缘与右肋弓交点处；胆囊体为中间大部分，与底部无明显界限；胆囊体向后变细的部分为胆囊颈；胆囊颈向后下续于胆囊管。衬于胆囊颈和管部分的黏膜呈螺旋状称螺旋襞，可控制胆汁的流量，也是结石易嵌顿的部位。<br>2.输胆管道及胆汁排放路径<br>（胆汁）肝→肝左右管→肝总管 ⎫<br>　　　　　　　　　　↓　　　　　⎬ 胆总管（与胰管汇合）→十二指肠大乳头<br>胆囊 ← 胆囊管 ⎭ |

# 第八节 胰

| 要点 | 内容 |
|---|---|
| 形态和位置 | 1.形态 呈狭长的三棱形。<br>2.位置 位于胃的后方，在第1、2腰椎水平贴于腹后壁。 |
| 分部 | 1.胰 分头、颈、体、尾四部分。<br>2.胰头 较宽，被十二指肠环抱；胰头与体交界处为胰颈，胰体横过下腔静脉、腹主动脉、左肾和肾上腺的前面；胰尾较细，达脾门。<br>3.在胰的实质内有贯穿全长的胰管，它与胆总管共同开口于十二指肠大乳头，在胰头的上部还有副胰管开口于十二指肠小乳头。 |

# 第九节 腹 膜

| 要点 | 内容 |
|---|---|
| 概述 | 1.腹膜为衬于腹、盆腔壁内面（壁腹膜）及腹、盆腔脏器表面（脏腹膜）的半透明浆膜，两者相互返折移行围成的不规则潜在性腔隙称腹膜腔。<br>2.男性腹膜腔为一封闭的腔隙，女性腹膜腔则藉输卵管腹腔口经输卵管、子宫、阴道与外界相通。<br>3.腹膜具有分泌、吸收、保护、支持、修复等功能。 |
| 腹膜与脏器的关系 | 1.腹膜内位器官 各面均被腹膜所覆盖的器官，如胃、十二指肠上部、空肠、回肠、盲肠、阑尾、横结肠、乙状结肠、脾、输卵管、卵巢。<br>2.腹膜间位器官 指大部分被腹膜覆盖（仅有少部分未被腹膜覆盖）的器官，如肝、胆囊、升结肠、降结肠、直肠上段、子宫、膀胱等。<br>3.腹膜外位器官 是指仅一面被腹膜覆盖的器官，如肾、肾上腺、输尿管、直肠中下段、胰、十二指肠降部和水平部等。 |
| 腹膜形成的结构 | 1.网膜 是胃大弯与胃小弯相连的双层腹膜皱襞，两层之间有血管、神经和淋巴管等走行，包括小网膜和大网膜。<br>（1）小网膜 为肝门向下移行至胃小弯和十二指肠上部的双层腹膜结构，从肝门至胃小弯的部分称肝胃韧带；从肝门至十二指肠上部的部分称肝十二指肠韧带，其内走行着出入肝的重要管道，即右前方的胆总管，左前方的肝固有动脉和两者之间后方的门静脉，小网膜游离缘后方为网膜孔，经此孔可进入胃后方的网膜囊。<br>（2）大网膜 是连于胃大弯和横结肠之间的双层腹膜结构，形似围裙，覆盖于空、回肠和横结肠的前方。大网膜具有重要防御功能，可移动到病灶周围包裹病灶，以防止炎症的扩散。<br>2.系膜 是将肠管连于腹后壁的双层腹膜结构，其间有血管、神经、淋巴管等。有系膜的肠管有空肠和回肠、阑尾、横结肠、乙状结肠。 |

# 第四章　呼吸系统

## 概　述

| 要点 | 内容 |
|---|---|
| 呼吸系统的组成 | 1.呼吸系统　由呼吸道和肺组成。<br>2.呼吸道包括鼻、咽、喉、气管和支气管，临床将鼻、咽、喉称为上呼吸道，气管和支气管称为下呼吸道。 |

## 第一节　鼻

| 要点 | 内容 |
|---|---|
| 鼻的分部和构造 | 1.鼻　由外鼻、鼻腔和鼻旁窦三个部分构成。<br>2.鼻腔　以鼻阈为界分为鼻前庭和固有鼻腔，固有鼻腔黏膜按功能分为呼吸区和嗅区，嗅区是上鼻甲及其对应的鼻中隔部分，内有嗅细胞分布。<br>3.鼻腔内侧壁、鼻中隔前下部黏膜中有丰富的毛细血管丛，位置表浅，外伤和干燥刺激均易引起出血，称易出血区。 |

## 第二节　喉

| 要点 | 内容 |
|---|---|
| 喉的位置 | 1.喉既是呼吸管道又是发音器官，位于颈前部中份，成人平第3~6颈椎，上通咽，向下与气管相续，前邻舌骨下肌群，后方紧邻喉咽，两侧邻颈部大血管、神经及甲状腺侧叶。 |
| 喉的软骨 | 1.甲状软骨　由两块方形甲状软骨板合成，构成喉前外侧壁，两板前缘汇合处称前角，前角上端突出称喉结，在男性尤为明显（男性第二性征），两板后缘伸出上、下角。<br>2.环状软骨　是喉软骨中唯一的完整软骨环，对保持呼吸道通畅有重要作用，向下接气管，可分前部较低窄的环状软骨弓和后部较宽的环状软骨板。<br>3.会厌软骨　位于甲状软骨前角的后面，形似树叶，其表面被覆黏膜构成会厌，吞咽时，会厌关闭喉口。<br>4.杓状软骨　成对，位于环状软骨板的上方，形似三棱锥体形，上为尖，下为底，底与环状软骨板上关节面形成环杓关节，底部向前伸出声带突，有声韧带附着，向外伸出肌突，有喉肌附着。 |
| 喉腔 | 1.喉腔结构与分部　喉腔上方通过喉口通喉咽，下通气管，喉腔内有两襞、两裂、分三部。<br>（1）两襞　喉腔中部侧壁上有上、下两对呈前后方向的黏膜皱襞，上方一对称前庭襞，下方一对称声襞。<br>（2）两裂　两侧前庭襞之间的裂隙，称前庭裂；两侧声襞及杓状软骨之间的间隙称声门裂，为喉腔最狭窄的部位。<br>（3）三部　前庭裂以上的部分称喉前庭；前庭裂与声门裂之间的部分称喉中间腔，喉中间腔向两侧伸至前庭襞与声襞之间的隐窝称喉室；声门裂以下称声门下腔。 |

## 第三节　气管与支气管

| 要点 | 内容 |
|------|------|
| 气管的位置 | 1.气管位于食管前方，上起自环状软骨弓下缘（第6颈椎体下缘），向下至胸骨角平面（平第4、5胸椎之间），分为左右主支气管。分叉处称气管杈，气管杈内面有半月形纵嵴，称气管隆嵴，略偏向左侧，是气管镜检查的定位标志。<br>2.按行程气管可分颈、胸两部，在颈部2~4气管软骨环前方有甲状腺峡部，临床气管切开常在3~5气管软骨处。 |
| 气管的构造 | 1.由14~16个呈"C"形的气管软骨环连结而成，后壁无软骨为膜壁。 |
| 左右支气管的区别 | 1.区别　左、右支气管相比较，左主支气管细、长、斜，右主支气管粗、短、垂直。<br>2.临床意义　异物易进入右主支气管。 |

## 第四节　肺

| 要点 | 内容 |
|------|------|
| 肺的位置 | 1.肺位于胸腔内，纵隔的两侧，膈的上方，左右各一。 |
| 肺的形态结构 | 1.正常肺呈浅红色，质地柔软呈海绵状，富有弹性。<br>2.肺近似圆锥形，有1尖、1底、2面、3缘，表面有裂。<br>（1）肺尖圆钝，伸向颈根部，高出锁骨内侧端上方2~3厘米。<br>（2）肺底又称膈面，稍向上凹，又称膈面。<br>（3）有肋面和纵隔面，肋面（外侧面）圆凸，贴近肋和肋间肌；纵隔面（内侧面）中部凹陷叫肺门，有支气管、肺动脉、肺静脉、神经和淋巴管等出入，出入肺门的结构被结缔组织包绕成束，称肺根。<br>（4）有前、后、下三缘，前缘锐薄，左肺前缘有心切迹，切迹下方为左肺小舌；后缘钝圆，靠脊柱；下缘较锐，伸入膈和胸壁之间。<br>（5）左肺较狭长，被斜裂分为上、下两叶；右肺较宽短，被斜裂和水平裂分为上、中、下三叶。 |

## 第五节　胸　膜

| 要点 | 内容 |
|------|------|
| 胸膜及胸膜腔 | 1.胸膜是一层覆盖于胸壁内面、膈上面、纵隔侧面和肺表面的浆膜，可分为脏、壁两层。被覆于胸壁内面、膈上面、纵隔侧面的胸膜称壁胸膜，被覆于肺表面的称脏胸膜。脏胸膜和壁胸膜在肺根下方相互移行，形成一个密闭、狭窄、呈负压的腔隙，称为胸膜腔。 |
| 壁胸膜的分部 | 1.壁胸膜分四部。<br>（1）肋胸膜　贴于胸壁内面。<br>（2）膈胸膜　覆盖于膈上面。<br>（3）纵隔胸膜　衬贴在纵隔两侧面，其中部包裹肺根并移行为脏胸膜。<br>（4）胸膜顶　肋胸膜和纵隔胸膜向上延伸至胸廓上口平面以上，覆盖于肺尖上方，高出锁骨内侧端上方2~3cm。 |
| 胸膜隐窝 | 1.肋膈隐窝　肋胸膜与膈胸膜转折处的胸膜隐窝，当深吸气时肺下缘不能充满其内，是胸膜腔的最低部位，胸膜腔积液多聚积于此。 |

## 第六节 纵 隔

| 要点 | 内容 |
|---|---|
| 位置 | 1.纵隔　是两侧纵隔胸膜之间的全部器官、结构及结缔组织的总称。<br>2.前界为胸骨，后界为脊柱胸段，两侧界为纵隔胸膜，上界为胸廓上口，下界为膈。 |
| 分部 | 1.以胸骨角平面分上纵隔和下纵隔。<br>2.下纵隔又以心包为界，分为前纵隔、中纵隔和后纵隔。 |

# 第五章　泌尿系统

## 概　述

| 要点 | 内容 |
|---|---|
| 组成 | 泌尿系统由肾、输尿管、膀胱和尿道组成。 |

## 第一节　肾

| 要点 | 内容 |
|---|---|
| 形态 | 1.外形　成对实质性器官，形似蚕豆。分上下两端、前后两面、内外侧两缘。<br>2.肾门　肾内侧缘中部的凹陷，称肾门。有肾动脉、肾静脉、肾盂、神经、淋巴管等结构从肾门进出。<br>3.肾蒂　进出肾门的结构被结缔组织包裹成束，称肾蒂。<br>4.肾窦　由肾门伸入肾实质内的腔隙，称肾窦，内含肾盂、肾盏、神经、血管和脂肪组织等结构。 |
| 位置 | 1.位置　肾属于腹膜外位器官，位于腹后壁，右肾比左肾低半个椎体高度，肾门约平第1腰椎。<br>2.毗邻　在两肾后方，第12肋分别斜过左肾后面的中部和右肾后面的上部。<br>3.肾区　竖脊肌的外侧缘与第12肋相交的部位，称肾区（脊肋角），是肾门在背部的体表投影，也是肾脏的临床叩诊区。 |
| 内部构造 | 1.肾皮质　位于浅层，在有些部位向深部突入肾髓质之间，形成肾柱。<br>2.肾髓质　位于深层，主要由15~20个肾锥体构成，肾锥体尖端钝圆，称肾乳头，伸向肾窦。<br>3.肾生成的尿液由肾乳头依次流入肾小盏、肾大盏、肾盂、输尿管。 |
| 被膜 | 1.纤维囊　紧贴肾的表面，易分离。<br>2.脂肪囊　又称肾床，是纤维囊外面的脂肪组织，临床肾囊封闭的部位。<br>3.肾筋膜　肾被膜的最外层，分前后二层，起支持和固定作用。 |

## 第二节 输尿管

| 要点 | 内容 |
|---|---|
| 分部 | 1.腹部 腹膜后方,沿腰大肌前面下行;在小骨盆入口处,输尿管经过髂血管的前方。<br>2.盆部 男性输尿管与输精管交叉;女性输尿管在子宫颈两侧约2.5cm处,与子宫动脉交叉。<br>3.膀胱壁内部是输尿管斜穿膀胱壁的部分。 |
| 三个生理性狭窄 | 1.狭窄位置<br>(1)上狭窄 肾盂与输尿管移行处(输尿管起始处)。<br>(2)中狭窄 与髂血管交叉处(经过小骨盆上口处)。<br>(3)下狭窄 膀胱壁内段。<br>2.临床意义 三个生理性狭窄是尿路结石易滞留的部位。 |

## 第三节 膀 胱

| 要点 | 内容 |
|---|---|
| 形态 | 1.外形 膀胱空虚时呈三棱锥体形,充盈时呈卵圆形。<br>2.分部 分为膀胱尖、膀胱底、膀胱体和膀胱颈四部分。<br>3.最下部的膀胱颈有尿道内口。 |
| 位置 | 1.空虚膀胱 位于小骨盆腔内,膀胱尖不超过耻骨联合上缘。<br>2.充盈膀胱 此时膀胱上面的腹膜上移,膀胱前下壁直接与腹前壁相贴,可经耻骨联合上缘对膀胱行穿刺引流术,避免伤及腹膜和腹膜腔。 |
| 膀胱三角 | 1.位置 在膀胱底内面,两侧输尿管口与尿道内口之间的三角形区域。<br>2.特点 此处由于缺少黏膜下层,黏膜始终光滑无皱襞。<br>3.临床意义 是膀胱结核和肿瘤的好发部位。 |

## 第四节 尿道(女性)

| 要点 | 内容 |
|---|---|
| 位置 | 女性尿道起于尿道内口,穿尿生殖膈,开口于阴道前庭的尿道外口。 |
| 特点 | 相对于男性尿道,女性尿道具有宽、短、直的特点,故容易感染。 |

# 第六章 生殖系统

## 概 述

| 要点 | 内容 |
|---|---|
| 生殖系统的组成 | 1.生殖系统具有繁衍后代,分泌激素,形成并维持第二性征的功能,分男性生殖系统和女性生殖系统。<br>2.男性生殖系统和女性生殖系统均由内生殖器和外生殖器组成,内生殖器包括生殖腺、生殖管道和附属腺体;外生殖器显露体表,以两性交接器官为主。 |

# 男性生殖系统

## 第一节　男性内生殖器

| 要点 | 内容 |
|---|---|
| 组成 | 男性内生殖器　生殖腺为睾丸；生殖管道有附睾、输精管、射精管、尿道；附属腺体包括前列腺、精囊腺和尿道球腺。 |
| 睾丸 | 1.位置　位于阴囊内，左右各一，产生精子和分泌雄性激素。<br>2.形态　呈扁椭圆形，表面光滑，分内、外两面，上、下两端和前后两缘，内侧面较平坦，外侧面较凸；上端与附睾头相连，下端游离；前缘游离，后缘与附睾体、尾和输精管起始段相邻，有血管、神经、淋巴管出入，称附睾门。<br>3.结构　睾丸表面有一层坚厚的纤维膜，称为白膜。白膜在睾丸后缘增厚形成睾丸纵隔，纵隔向睾丸实质内发出小隔，将睾丸分为许多睾丸小叶，睾丸小叶内有精曲小管，精曲小管向后合成精直小管，进入睾丸纵隔形成睾丸网，从睾丸网发出15~20条睾丸输出小管进入附睾。睾丸的精曲小管上皮细胞能产生精子，精曲小管之间的间质细胞分泌雄性激素。 |
| 附睾 | 1.位置　附着于睾丸上端和后缘，呈新月形，其功能是储存精子，其分泌物有营养精子并促其成熟的作用。<br>2.形态　附睾分头、体、尾三部分。睾丸输出小管弯曲盘绕形成附睾头，末端会合成附睾管，附睾管迂回盘曲形成附睾体和附睾尾，附睾尾末端转向后上方，移行为输精管 |
| 输精管 | 1.形态　是附睾尾的直接延续，为壁厚腔小的细长肌性管道，活体触摸呈坚实的圆索状。<br>2.分部　共分四部<br>（1）睾丸部　在睾丸后缘附睾内侧上行，至睾丸上端。<br>（2）精索部　睾丸上端至腹股沟管皮下环之间，此部位置表浅，易于触摸，为输精管结扎部位。<br>（3）腹股沟管部　位于腹股沟管内的一段。<br>（4）盆部　最长，位于盆腔内，沿盆侧壁向后下，经输尿管末端前方至膀胱底的后面，在此处膨大形成输精管壶腹。 |
| 射精管 | 1.射精管由输精管末端和精囊腺的排泄管合并，长约2cm，开口于尿道前列腺部。 |
| 精索 | 1.位置　精索是由腹股沟管腹环，至睾丸上端的圆索状结构。<br>2.主要结构　精索内有输精管、睾丸动脉、蔓状静脉丛、输精管动脉、输精管静脉、神经、淋巴管和腹膜鞘突残余。<br>3.表面3层被膜　精索表面自外向内有精索外筋膜、提睾肌和精索内筋膜。 |
| 前列腺 | 1.位置　前列腺位于膀胱与尿生殖膈之间。<br>2.形态　前列腺似前后稍扁的栗子形，上端宽大的部分为前列腺底，邻膀胱颈，下端尖细为前列腺尖，底、尖之间为体部，体部前面隆凸，后面平坦，其后正中线上有一纵行浅沟，称前列腺沟，临床直肠指检可触及此沟，当前列腺肥大时此沟变浅或消失。<br>3.毗邻　前列腺位于膀胱与尿生殖膈之间，前方为耻骨联合，后方为直肠壶腹。 |

## 第二节　男性外生殖器

| 要点 | 内容 |
|---|---|
| 组成 | 男性生殖器包括阴囊和阴茎。 |

## 第三节　男性尿道

| 要点 | 内容 |
|---|---|
| 位置和功能 | 1.位置　起自膀胱尿道内口，止于阴茎头尿道外口。<br>2.功能　有排尿和排精功能。 |
| 分部、狭窄和弯曲 | 1.分部<br>（1）前列腺部　为尿道穿过前列腺的部分，长约3cm，管腔呈梭形，在后壁上有尿道嵴及前列腺排泄管的开口。<br>（2）膜部　为尿道穿过尿生殖膈的部分，最短，约1.2cm，在周围有尿道外括约肌，属随意肌。<br>（3）海绵体部　为尿道穿过尿道海绵体的部分，是最长的一段，在尿道球内的尿道，管腔宽，称为尿道球部，尿道球腺导管开口于此。<br>2.狭窄和弯曲<br>（1）三个狭窄　尿道内口、尿道膜部、尿道外口（最狭窄）。<br>（2）两个弯曲　耻骨下弯（恒定）、耻骨前弯（可改变）。 |

# 女性生殖系统

## 第一节　女性内生殖器

| 要点 | 内容 |
|---|---|
| 组成 | 女性内生殖器包括生殖腺卵巢；生殖管道有输卵管、子宫、阴道；附属腺体是前庭大腺。 |
| 卵巢 | 1.位置　位于骨盆腔侧壁的卵巢窝（髂内、外动脉起始处夹角）内。<br>2.形态结构　卵巢是一对呈扁卵圆形的实质性器官，可分两面、两缘和两端。<br>（1）两面　内侧面稍凸朝向盆腔，外侧面平坦贴盆壁。<br>（2）两缘　前缘有系膜附着，后缘游离。<br>（3）两端　上端钝圆与输卵管末端接触，借卵巢悬韧带连于盆壁，下端称子宫端，借卵巢固有韧带连于子宫。 |
| 输卵管 | 1.位置　输卵管位于子宫阔韧带上缘内，连于子宫底两侧，长10~14cm。<br>2.分部和结构<br>（1）子宫部　穿子宫壁的一段，有输卵管子宫口通子宫腔。<br>（2）输卵管峡　短而窄，输卵管结扎术在此处进行。<br>（3）输卵管壶腹　较粗而长，占输卵管全长的2/3，是受精部位。<br>（4）输卵管漏斗：为外侧端呈漏斗状膨大的部分，漏斗末端中央有输卵管腹腔口，开口于腹膜腔。在输卵管腹腔口周围，有许多细长的指状突起称输卵管伞，盖在卵巢表面，最长的一条称卵巢伞，有引导卵子进入输卵管的作用。临床常以输卵管伞作为识别输卵管的标志。 |

| 要点 | 内容 |
|------|------|
| 子宫 | 1.形态<br>（1）成年未孕子宫呈前后稍扁的倒置梨形，自上而下分底、体、颈3部。上端宽而圆凸的部分称子宫底，子宫底两端与输卵管相连处称子宫角；子宫底下方为子宫体；子宫下端较窄呈圆柱状部分为子宫颈，子宫颈包括突入阴道的子宫颈阴道部和阴道以上的阴道上部，子宫体与子宫颈之间较狭细部分称子宫峡，此部在妊娠期间显著变长，为产科剖宫术切开部位。<br>（2）子宫的内腔包括位于体部内面的子宫腔和子宫颈内面的子宫颈管。子宫腔呈底在上的前后扁的三角形，两端通输卵管，向下通子宫颈管；子宫颈管在子宫颈内，呈梭形，下端以子宫口通阴道。<br>2.子宫壁的结构<br>（1）子宫壁分3层，从内向外为内膜、肌层、外膜。<br>（2）子宫腔内面的内膜随月经周期而增长和脱落，形成月经。<br>3.子宫的位置 子宫位于盆腔中央，膀胱与直肠之间，成年女性的子宫呈轻度的前倾前屈位。<br>4.子宫的固定装置 子宫的固定除周围的韧带外，还有盆膈、尿生殖膈及阴道的承托，周围结缔组织牵拉等因素。<br>（1）子宫阔韧带 由子宫前后面的腹膜向两侧延伸至盆壁构成，主要功能限制子宫向两侧移动。<br>（2）子宫圆韧带 起自子宫与输卵管交界处下方，经腹股沟管止于阴阜和大阴唇的皮下，维持子宫前倾位。<br>（3）子宫主韧带 起自子宫颈两侧，止于盆侧壁，防止子宫脱垂。<br>（4）骶子宫韧带 起自子宫颈后外侧，绕直肠止于骶前筋膜，主要维持子宫前屈位。 |
| 阴道 | 1.形态 阴道是前后略扁的肌性管道，富有伸展性，是排出月经和娩出胎儿的通道。下端以阴道口开口于阴道前庭；阴道上端宽阔，包绕子宫颈阴道部，在两者之间的环行凹陷，称阴道穹。阴道穹分前部、后部和侧部，以阴道后穹最深，邻子宫直肠陷凹。<br>2.位置 阴道前邻膀胱和尿道，后邻直肠，下部穿尿生殖膈。 |

# 第二节 女性外生殖器

| 要点 | 内容 |
|------|------|
| 组成 | 女性外生殖器称女阴，包括阴阜、大阴唇、小阴唇、阴道前庭、阴蒂和前庭球等。 |
| 阴道前庭 | 阴道前庭位于两侧小阴唇之间，其前部有尿道外口，后部有阴道口，两侧有前庭大腺开口。 |

# 第三节 乳 房

| 要点 | 内容 |
|------|------|
| 位置 | 乳房位于胸大肌和胸肌筋膜表面。 |
| 形态 | 成年女性未产妇的乳房呈半球形，中央有乳头，乳头上有输乳管的开口。乳头周围颜色较深的环形区域称乳晕，表面有小隆起称乳晕腺，分泌物有润滑乳头的作用。 |
| 结构 | 乳房由皮肤、乳腺和结缔组织构成。乳腺被结缔组织分隔成15~20个乳腺叶，每个乳腺叶又分若干小叶。每个乳腺叶有一条输乳管。乳腺叶和输乳管以乳头为中心呈放射状排列，故乳腺手术宜作放射状切口。乳腺与表面皮肤和深面筋膜之间还有纤维束相连，称乳房悬韧带，对乳房有支持作用。当乳腺癌时，此韧带缩短，使皮肤出现不同程度的凹陷（桔皮样变），是乳腺癌晚期常见体征。 |

# 第七章　循环系统

## 概　述

| 要点 | 内容 |
|------|------|
| 组成 | 循环系统包括心血管系统和淋巴系统。 |

## 第一节　心血管系统总论

| 要点 | 内容 |
|------|------|
| 组成 | 心血管系统由心、动脉、毛细血管、静脉组成 |
| 体循环 | 途径　动脉血经左心室→主动脉→各级动脉分支→毛细血管物质交换→静脉血进入各级静脉→上下腔静脉、冠状窦→右心房 |
| 肺循环 | 途径　右心室→肺动脉干→各级动脉分支→肺泡毛细血管气体交换→动脉血经肺静脉→左心房 |

## 第二节　心

| 要点 | 内容 |
|------|------|
| 位置 | 心位于胸腔的中纵隔。2/3位于正中线的左侧，1/3位于正中线的右侧。 |
| 外形 | 1.心尖　由左心室构成。在左侧第5肋间隙，左锁骨中线内侧1~2 cm处可触及搏动。<br>2.心底　由左心房和右心房构成。<br>3.两面<br>（1）胸肋面（前面）　主要由右心房和右心室构成。大部分被胸膜和肺遮盖。<br>（2）膈面（下面）　由左心室和右心室构成。<br>4.三缘<br>（1）下缘　由右心室和心尖构成。<br>（2）左缘　大部分由左心室构成。<br>（3）右缘　由右心房构成。<br>5.四沟<br>（1）冠状沟　心房和心室在心表面的分界标志。<br>（2）前室间沟　左、右心室在心前面的分界标志。<br>（3）后室间沟　左、右心室在心膈面的分界标志。<br>（4）后房间沟　左、右心房在心表面的分界标志。<br>6.心尖切迹　前、后室间沟在心尖右侧汇合处的凹陷。<br>7.房室交点　后室间沟、后房间沟、冠状沟的相交处。 |
| 内部结构 | 1.右心房<br>（1）上腔静脉口　在右心房的上部。<br>（2）下腔静脉口　在右心房的下部。<br>（3）冠状窦口　位于下腔静脉口与右房室口之间。<br>（4）右心耳　右心房前上部的锥体形突出部分。<br>（5）梳状肌　右心房前部内面的呈平行排列的肌束。 |

| 要点 | 内容 |
| --- | --- |
| 内部结构 | （6）卵圆窝　右心房内侧壁后部，房间隔中、下部的一卵圆形凹陷。<br>（7）临床意义　卵圆窝是房间隔缺损的好发部位。<br>2.右心室<br>（1）右房室口位于右心房与右心室之间。<br>（2）肺动脉口在右心室的上部。<br>（3）三尖瓣　附着在右房室口周围近似三角形的3片瓣膜。<br>（4）肺动脉瓣　附着在肺动脉口周围的3个半月形的瓣膜。<br>（5）肉柱　室壁内面纵横交错的肌隆起。<br>（6）腱索　连于三尖瓣边缘与乳头肌之间的细条索。<br>（7）乳头肌　突入室腔的锥体形肌隆起。<br>（8）三尖瓣复合体　纤维环、三尖瓣、腱索、乳头肌在结构和功能上是一个整体。<br>3.左心房<br>（1）肺静脉口　在左心房后壁两侧。<br>（2）左心耳　向左前方的突出部分。<br>4.左心室<br>（1）左房室口　位于左心房与左心室之间。<br>（2）主动脉口　位于左房室口的右前方。<br>（3）二尖瓣　附着在左房室口周围的近似三角形的2个瓣膜。<br>（4）主动脉瓣　附着在主动脉口周围的3个半月形瓣膜。<br>（5）二尖瓣复合体　纤维环、二尖瓣、腱索、乳头肌在结构和功能上是一个整体。<br>5.临床意义　瓣膜病变会出现瓣膜狭窄或关闭不全，引起心脏肥大，导致心力衰竭。 |
| 心的血管 | 1.冠状动脉<br>（1）左冠状动脉　①旋支：分布于左心室膈面、左心房。②前室间支：分布于左心室前壁、室间隔前2/3、部分右心室前壁。<br>（2）右冠状动脉　分布于右心房、右心室前壁、右心室膈面、部分左心室后壁、室间隔后1/3，窦房结和房室结。<br>2.冠状窦<br>（1）位置　位于心膈面左心房和左心室之间的冠状沟内。<br>（2）心大静脉　沿前室间沟上行注入冠状窦左端。<br>（3）心中静脉　沿后室间沟上行注入冠状窦右端。<br>（4）心小静脉　在右侧冠状沟向左行走注入冠状窦右端。<br>（5）冠状窦口　冠状窦血液进入右心房的开口。<br>3.临床意义　冠状动脉粥样硬化易引起心绞痛和心肌梗死。 |
| 心包 | 1.两层　外层纤维心包；内层浆膜心包。<br>2.浆膜心包　壁层贴于外层的纤维心包内面；脏层位于心肌的表面（心外膜）。<br>3.心包腔　脏层和壁层之间的腔隙，有少量浆液。<br>4.心包窦　心包腔内，浆膜心包的脏、壁两层返折处的间隙。<br>5.临床意义　心包窦的前下部是心包腔穿刺的较安全部位。 |

# 第三节　动　脉

| 要点 | 内容 |
| --- | --- |
| 体循环主干 | 主动脉<br>1.分部<br>（1）升主动脉　起自左心室，达右侧第2胸肋关节处。<br>（2）主动脉弓　从右侧第2胸肋关节，转向左后方，达第4胸椎体下缘。 |

| 要点 | 内容 |
|---|---|
| 体循环主干 | （3）胸主动脉　第4胸椎体下缘至主动脉裂孔。<br>（4）腹主动脉　主动脉裂孔至第4腰椎体下缘分为左、右髂总动脉。<br>2.主动脉弓凸侧的分支由右侧向左侧依次是<br>（1）头臂干。<br>（2）左颈总动脉。<br>（3）左锁骨下动脉。 |
| 头颈部 | 颈总动脉<br>1.走行　右颈总动脉发自头臂干，左颈总动脉发自主动脉弓。两侧颈总动脉沿气管、喉两侧上行至甲状软骨上缘高度。<br>2.分支　颈内动脉和颈外动脉。<br>3.颈动脉窦　颈总动脉末端与颈内动脉起始处的膨大部分，壁内含有压力感受器，可调节血压的平衡。<br>4.颈动脉小球　颈总动脉分权处的后壁上连着的一椭圆形小体，可感受血液中$CO_2$和$O_2$的浓度。<br>5.颈外动脉　上行至下颌颈处，其分支如下<br>（1）面动脉　分布于面部、下颌下腺等处。<br>（2）颞浅动脉　分布于腮腺、额、顶、颞部。<br>（3）上颌动脉　分布于外耳道、鼓室、牙、咀嚼肌、硬脑膜等处，发出脑膜中动脉等。<br>（4）甲状腺上动脉　分布于甲状腺和喉。 |
| 上肢 | 锁骨下动脉<br>1.走行　左锁骨下动脉发自主动脉弓，右锁骨下动脉发自头臂干。从胸锁关节后方向外，呈弓形穿斜角肌间隙至第1肋外缘延续为腋动脉。<br>2.分支<br>（1）椎动脉　分布于脑和脊髓。<br>（2）胸廓内动脉　分布于胸前壁、心包、膈等处。<br>3.腋动脉　在腋窝下行至大圆肌下缘移行为肱动脉。分布于肩关节、乳房、三角肌、胸大肌等处。<br>4.肱动脉　沿肱二头肌内侧下行至肘窝，平桡骨颈高度分为桡动脉和尺动脉。分布于臂部肌肉、肱骨、肘关节等处。<br>5.桡动脉　先经肱桡肌和旋前圆肌之间，继而在肱桡肌腱与桡侧腕屈肌腱之间下行，绕桡骨茎突至手背，穿第1掌骨间隙到手掌。分布于肘关节、前臂肌等处。<br>6.尺动脉　在尺侧腕屈肌和指浅屈肌之间下行，经豌豆骨桡侧至手掌。分布于肘关节、前臂肌等处。<br>7.掌浅弓　由尺动脉末端与桡动脉掌浅支吻合而成。<br>8.掌深弓　由桡动脉末端与尺动脉掌深支吻合完成。 |
| 腹部 | 腹主动脉<br>1.腹腔干<br>（1）胃左动脉　分布于食管腹段、贲门、胃小弯左侧等处。<br>（2）脾动脉　分布于脾、胰、胃底、胃大弯等处。<br>（3）肝总动脉　分布于肝、胆囊、胃小弯、胃大弯、胰、十二指肠等处。<br>2.肠系膜上动脉　分布于胰、十二指肠、空回肠、盲肠、阑尾、升结肠等处。<br>3.肠系膜下动脉　分布于降结肠、乙状结肠、直肠上部等处。<br>4.肾动脉　分布于肾和肾上腺。<br>5.肾上腺中动脉　分布于肾上腺。<br>6.睾丸动脉或卵巢动脉　男性睾丸动脉分布于睾丸和附睾；女性卵巢动脉分布于卵巢、输卵管等处。 |

| 要点 | 内容 |
|------|------|
| 盆部 | 髂内动脉<br>1.走行 在骶髂关节处，起自髂总动脉，沿盆腔侧壁下行。<br>2.分支 壁支分布于臀肌和髋关节等处。脏支分布于膀胱、子宫、阴道、外生殖器，直肠等处。 |
| 下肢 | 髂外动脉<br>1.走行 在骶髂关节处，起自髂总动脉，沿腰大肌内侧缘下行，经腹股沟韧带中点处的深面至股前部移行为股动脉。<br>2.分布 腹直肌、髂嵴及邻近的肌肉。<br>3.股动脉 在股三角内下行，穿收肌管，至腘窝，移行为腘动脉。分布于大腿肌肉和股骨。<br>4.腘动脉 在腘窝深部下行至腘肌下缘，分为胫前动脉和胫后动脉。分布于膝关节及邻近肌肉。<br>5.胫前动脉 穿小腿骨间膜至小腿前面，在小腿前肌群之间下行，至踝关节前方移行为足背动脉。分布于小腿前肌群及膝关节。<br>6.胫后动脉 沿小腿后面浅、深屈肌之间下行，经内踝后方转至足底。分布于足底、小腿后群肌、胫、腓骨等处。<br>7.足背动脉 经拇长伸肌腱和趾长伸肌腱之间前行，至第1跖骨间隙。分布于足背、足底、足趾。 |
| 搏动部位 | 1.颈总动脉 在胸锁乳突肌前缘中点或环状软骨外侧。<br>2.锁骨下动脉 在锁骨中点后上方。<br>3.面动脉 在咬肌前缘与下颌骨下缘交汇处。<br>4.颞浅动脉 在耳屏前方颧弓根部处。<br>5.肱动脉 在肘窝肱二头肌腱内侧或肱二头肌内侧沟。<br>6.桡动脉 在桡骨茎突的前内侧或腕关节上方桡侧腕屈肌腱的外侧。<br>7.股动脉 在腹股沟韧带中点稍下方。<br>8.足背动脉 在踝关节前方，内、外踝连线中点、拇长伸肌腱的外侧。 |
| 止血部位 | 1.颈总动脉 在环状软骨弓的侧方，将该动脉压向后内方的第6颈椎横突上。<br>2.锁骨下动脉 于锁骨中点向下将该动脉至第1肋上。<br>3.面动脉 咬肌前缘与下颌骨下缘交汇处压向下颌骨。<br>4.颞浅动脉 在耳屏前方将该动脉压向颞骨。<br>5.肱动脉 在肱二头肌内侧沟中部，将动脉压向肱骨。<br>6.桡动脉 在腕关节上方桡侧腕屈肌腱的外侧，将动脉压向桡骨。<br>7.股动脉 腹股沟韧带中点稍下方，将动脉压向耻骨上支。<br>8.足背动脉 踝关节前方，拇长伸肌腱的外侧，将动脉向下压。 |

# 第四节 静 脉

| 要点 | 内容 |
|------|------|
| 收集范围 | 1.上腔静脉 收集头颈部、上肢和胸部（除心和肺以外）等上半身的静脉血。<br>2.头臂静脉 收集头颈部、上肢的静脉血。<br>3.颈内静脉 收集脑、脑膜、视器、前庭蜗器等处的静脉血。<br>4.锁骨下静脉 收集头皮和面部、上肢的静脉血。<br>5.奇静脉 收集胸壁、食管、支气管的静脉血。<br>6.下腔静脉 收集下肢、盆部、腹部等下半身的静脉血。 |

| 要点 | 内容 |
|------|------|
| 汇入部位 | 1.上腔静脉　通过上腔静脉口汇入右心房。<br>2.头臂静脉　左、右两侧汇入上腔静脉。<br>3.颈内静脉　与锁骨下静脉汇入头臂静脉。<br>4.锁骨下静脉　与颈内静脉汇入头臂静脉。<br>5.奇静脉　直接汇入上腔静脉。<br>6.下腔静脉　通过下腔静脉口汇入右心房。 |
| 危险三角 | 1.范围　鼻根与两口角之间的三角形区域。<br>2.特点　收集此区静脉血的面静脉缺乏静脉瓣，并与颅腔内的海绵窦相交通。<br>3.临床意义　面部感染，若处理不当可导致颅内感染。 |
| 静脉角 | 由同侧颈内静脉和锁骨下静脉在胸锁关节后方汇合为头臂静脉时形成的夹角，是淋巴导管注入的部位。 |
| 浅静脉 | 1.颈外静脉　由下颌后静脉、耳后静脉、枕静脉在下颌角处汇合而成，沿胸锁乳突肌表面下行，在锁骨上方注入锁骨下静脉。<br>2.头静脉　起自手背静脉网的桡侧，沿前臂桡侧和肘部的前面，肱二头肌外侧沟上行，经三角肌和胸大肌间沟至锁骨下窝，注入腋静脉或锁骨下静脉。<br>3.贵要静脉　起自手背静脉网的尺侧，沿前臂尺侧上行，至肘部转至前面，经肱二头肌内侧沟上行至臂中部，注入肱静脉或腋静脉。<br>4.肘正中静脉　在肘窝处连接头静脉和贵要静脉。<br>5.大隐静脉　起自足背静脉弓的内侧端，经内踝前方，小腿内侧、膝关节内后方、大腿内侧上行，至耻骨结节外下方，注入股静脉。<br>6.小隐静脉　起自足背静脉弓的外侧端，经外踝后方，沿小腿后面上行，至腘窝，注入腘静脉。<br>7.临床意义　大隐静脉和小隐静脉易发生下肢静脉曲张。 |
| 肝门静脉 | 1.组成　由肠系膜上静脉和脾静脉在胰颈后方汇合而成。<br>2.位置　在肝十二指肠韧带内，肝固有动脉和胆总管的后方。<br>2.特点　两端均为毛细血管，无功能性静脉瓣。<br>3.收集范围　收集腹盆部消化管、脾、胰和胆囊的静脉血。<br>4.主要属支<br>（1）脾静脉。<br>（2）肠系膜上静脉。<br>（3）肠系膜下静脉。<br>（4）胃左静脉。<br>（5）胃右静脉。<br>（6）胆囊静脉。<br>（7）附脐静脉。<br>5.侧支循环<br>（1）通过食管静脉丛，与上腔静脉相交通。<br>（2）通过直肠静脉丛，与下腔静脉相交通。<br>（3）通过脐周静脉网，与上、下腔静脉相交通。<br>6.临床意义　肝硬化、胰头癌等疾病可导致肝门静脉回流受阻，引起出现呕血、腹水、脾肿大等症状。 |

## 第五节　淋巴系统

| 要点 | 内容 |
| --- | --- |
| 组成 | 淋巴系统　由淋巴管道、淋巴组织和淋巴器官组成。淋巴管道包括毛细淋巴管、淋巴管、淋巴干和淋巴导管。淋巴器官包括淋巴结、胸腺和脾等。 |
| 淋巴导管 | 1.胸导管<br>（1）组成　在第1腰椎前方由左、右腰干和肠干汇合而成，汇合处的膨大，称乳糜池。末端注入左静脉角。<br>（2）收纳范围　收纳双下肢、盆部、腹部、左胸部、左上肢、头颈部左侧的淋巴。<br>2.右淋巴导管<br>（1）组成　由右颈干、右锁骨下干和右支气管纵隔干汇合而成，注入右静脉角。<br>（2）收纳范围　收纳右胸部、右上肢、头颈部右侧的淋巴液。 |

# 第八章　内分泌系统

## 概　述

| 要点 | 内容 |
| --- | --- |
| 组成 | 内分泌系统由内分泌腺和内分泌组织组成。内分泌腺包括甲状腺、甲状旁腺、肾上腺、垂体、松果体等。内分泌组织包括胰腺内的胰岛、睾丸内的间质细胞、卵巢内的卵泡细胞和黄体等。 |

## 第一节　甲状腺

| 要点 | 内容 |
| --- | --- |
| 形态 | 1.外形　成对的实质性器官，呈"H"形。分左、右两侧叶，中间以甲状腺峡相连。<br>2.锥状叶　自甲状腺峡向上的一锥形突起。 |
| 位置 | 1.位置　位于颈前部，喉和气管的两侧，上端达甲状软骨中部，下端至第6气管软骨环。甲状腺峡多位于2~4气管软骨环的前面。<br>2.毗邻　前方有舌骨下肌群，后外侧有颈总动脉、颈内静脉和迷走神经等。 |
| 功能 | 1.甲状腺素　促进机体新陈代谢、生长发育，特别对脑和骨骼的发育有重要作用。<br>2.降钙素　降低血钙和血磷。 |
| 临床意义 | 1.甲状腺功能低下时，在幼年易造成呆小症，在成年人易出现黏液性水肿。<br>2.甲状腺功能亢进时，可形成突眼性甲状腺肿。<br>3.缺碘时，易导致甲状腺肿。 |

## 第二节　甲状旁腺

| 要点 | 内容 |
| --- | --- |
| 形态 | 实质性器官，呈扁椭圆形，上、下各1对，大小似黄豆。 |
| 位置 | 上面1对位于甲状腺侧叶后缘上、中1/3交界处的结缔组织内；下面1对常位于甲状腺侧叶后缘下端的甲状腺下动脉附近。 |

| 要点 | 内容 |
|------|------|
| 功能 | 甲状旁腺素调节钙磷代谢，维持血钙平衡。 |
| 临床意义 | 1.甲状旁腺功能低下可引起手足抽搐。<br>2.甲状旁腺功能亢进可引起骨质疏松造成骨折。 |

## 第三节 垂 体

| 要点 | 内容 |
|------|------|
| 形态 | 1.外形 不成对的腺体，呈椭圆形。<br>2.分部 分为腺垂体和神经垂体两部分。腺垂体包括远侧部、结节部和中间部；神经垂体由神经部和漏斗组成。 |
| 位置 | 位于颅中窝的垂体窝内，与下丘脑相连。 |
| 功能 | 1.腺垂体 分泌生长激素和一些促腺体激素等。可促进生长发育、甲状腺、肾上腺等腺体的分泌活动。<br>2.神经垂体 储存和释放加压素及催产素。增加肾对水的重吸收，促进子宫收缩等 |
| 临床意义 | 生长激素分泌过多，在骨骼发育成熟前可引起巨人症。在骨骼发育成熟后可引起肢端肥大症。 |

## 第四节 肾上腺

| 要点 | 内容 |
|------|------|
| 形态 | 1.外形 成对实质性器官，右侧肾上腺呈三角形，左侧肾上腺呈半月形。<br>2.分部 分为皮质和髓质两部分。 |
| 位置 | 位于肾上端的内上方 |
| 功能 | 1.肾上腺皮质 分泌盐皮质激素、糖皮质激素和性激素，分别调节水、盐代谢、碳水化合物代谢和性行为等。<br>2.肾上腺髓质 分泌肾上腺素和去甲肾上腺素，能使心跳加快、心肌收缩力加强，维持血压等。 |
| 临床意义 | 1.肾上腺皮质功能减退可引起肾上腺危象和皮肤黏膜色素沉着等。<br>2.肾上腺皮质功能亢进可导致肾上腺雄性化、醛固酮增多症等。 |

# 第九章 感觉器（视器、前庭蜗器）

视器由眼球和眼副器组成。

## 第一节 眼 球

| 要点 | 内容 |
|------|------|
| 组成 | 眼球由眼球壁和眼球内容物组成。眼球壁由纤维膜、血管膜和视网膜组成。眼球内容物包括房水、晶状体、玻璃体。 |

| 要点 | 内容 |
|---|---|
| 纤维膜 | 1.分部　分为角膜和巩膜。<br>2.位置　角膜位于纤维膜的前1/6，巩膜位于纤维膜的后5/6。<br>3.特点　角膜有曲度、无血管、无色透明、神经末梢丰富。巩膜乳白色，厚而坚韧。<br>4.作用　角膜有屈光作用。巩膜维持眼球形态、保护眼球内容物。<br>5.巩膜静脉窦　角膜和巩膜相接处深面的一环形管道，是房水回流的通道。<br>6.临床意义　角膜移植排斥反应小，易成功。巩膜黄染是黄疸的重要体征。 |
| 血管膜 | 1.分部　分为虹膜、睫状体、脉络膜。<br>2.位置　虹膜位于血管膜最前部。睫状体位于巩膜和角膜交界处的内面。脉络膜位于血管膜的后2/3。<br>3.特点　虹膜呈圆盘状，中央为瞳孔，孔周围有瞳孔括约肌和瞳孔开大肌。睫状体后部平坦为睫状环，前部向内突出为睫状突，内有睫状肌。脉络膜富含血管和色素。<br>4.作用　瞳孔可调节光的进入量。睫状体具有产生房水和调节晶状体曲度的作用。脉络膜具有营养和吸收分散光线的作用。<br>5.虹膜角膜角　虹膜和角膜相交处形成的环形区域。<br>6.临床意义　瞳孔对光反射是判断神经系统功能的重要指标。 |
| 视网膜 | 1.分部　分为虹膜部、睫状体部、视部3部分。<br>2.位置　位于血管膜的内面。<br>3.特点　分2层，外层色素上皮层，内层神经层。<br>4.作用　虹膜部和睫状体部无感光作用，视部有感光作用。<br>5.眼底结构<br>（1）视神经盘节细胞的轴突在视网膜后部聚集形成的圆盘状隆起，是生理性盲点。<br>（2）黄斑　距视神经盘颞侧约0.35cm处的黄色小区，其中央凹感光最敏锐。<br>6.临床意义　颅内高压易造成视神经盘水肿。黄斑变性易引起中心视力减退。 |
| 房水 | 1.位置　充满在角膜与晶状体之间的眼房内。<br>2.特点　无色透明。<br>3.作用　屈光，营养角膜、晶状体，维持眼内压。<br>4.循环途径　由睫状体产生，进入眼后房，经瞳孔进入眼前房，经虹膜角膜角进入巩膜静脉窦，最后汇入眼睛。<br>5.临床意义　房水过多易导致青光眼。 |
| 晶状体 | 1.位置　位于虹膜和玻璃体之间。<br>2.特点　无色透明，呈双凸透镜状，外包晶状体囊，周缘借睫状小带与睫状体相连。<br>3.作用　调节屈光。<br>4.临床意义　晶状体浑浊形成白内障。晶状体调节功能减弱，可出现"老花眼"。 |
| 玻璃体 | 1.位置　充填在晶状体与视网膜之间。<br>2.特点　无色透明的胶状物质。<br>3.作用　屈光，支撑视网膜。<br>4.临床意义　玻璃体支撑作用减弱，易导致视网膜剥离。 |
| 屈光装置 | 包括角膜、房水、晶状体、玻璃体。 |

## 第二节　眼副器

| 要点 | 内容 |
|---|---|
| 组成 | 眼副器由眼睑、结膜、泪器、眼球外肌、眼的血管等组成。 |
| 眼睑 | 1.位置　位于眼球的前方。<br>2.分部　分上睑和下睑。<br>3.临床意义　睑前缘睫毛腺炎症为外麦粒肿。眼睑内的睑板腺炎症为内麦粒肿，也称霰粒肿。 |
| 结膜 | 1.位置　覆盖在眼球的前面和眼睑的后面。<br>2.分部　分睑结膜、球结膜和结膜穹窿。<br>3.临床意义　炎症易引起结膜充血，俗称"红眼病"。 |
| 泪器 | 1.组成　由泪腺和泪道组成。泪道包括泪点、泪小管、泪囊和鼻泪管4部分。<br>2.位置<br>（1）泪腺位于眶上壁前外侧部的泪腺窝内。<br>（2）泪点位于上、下睑缘的内侧端。<br>（3）泪小管位于泪点和泪囊之间。<br>（4）泪囊位于眶内侧壁前部的泪囊窝内。<br>（5）鼻泪管位于骨性鼻泪管和鼻腔外侧壁黏膜内，开口于下鼻道。<br>3.临床意义　泪道堵塞易引起溢泪症。 |
| 眼球外肌 | 1.组成　上直肌、下直肌、内直肌、外直肌4块直肌。上斜肌和下斜肌2块斜肌。1块上睑提肌。<br>2.位置　上睑提肌在上直肌的上方；上直肌在眼球和上睑提肌之间；下直肌在眼球下方；内直肌在眼球内侧；外直肌在眼球外侧；上斜肌在上直肌和内直肌之间；下斜肌在眶下壁与下直肌之间。<br>3.作用　上睑提肌能上提上睑；上直肌使瞳孔转向内上方；下直肌使瞳孔转向内下方；内直肌使瞳孔转向内侧；外直肌使瞳孔转向外侧；上斜肌使瞳孔转向外下方；下斜肌使瞳孔转向外上方。 |
| 眼的血管 | 1.血供　眼动脉来自颈内动脉。<br>2.分支　视网膜中央动脉。<br>3.范围　分布于眼球、眼球外肌、泪腺、眼睑等处。<br>4.临床意义　观察视网膜中央动脉，对某些疾病的诊断和预后有重要意义。 |

# 前庭蜗器

## 概　述

| 要点 | 内容 |
|---|---|
| 组成 | 前庭蜗器由前庭器和蜗器组成。 |
| 分部 | 前庭蜗器分为外耳、中耳、内耳3部分。 |

# 第一节 外 耳

| 要点 | 内容 |
|------|------|
| 分部 | 外耳分为耳廓、外耳道、鼓膜3部分。 |
| 耳廓 | 1.外形 呈漏斗状，分前外侧面和后内侧面。<br>2.耳轮 耳廓边缘卷曲，称耳轮。<br>3.对耳轮 耳轮前方与之平行的弓状隆起，称对耳轮。<br>4.外耳门 外侧面内的孔，称外耳门<br>5.耳垂 耳廓下端无软骨的部分，称耳垂。 |
| 外耳道 | 1.位置 外耳门至鼓膜之间的弯曲管道，外侧1/3为软骨部，内侧2/3为骨部。<br>2.形状 成年人外耳道呈"S"的弯曲，先走向前内侧，继而转向后内上方，最后走向前内下方。婴幼儿的外耳道短而直。<br>3.临床意义 检查鼓膜时，对成年人将耳廓向后上方牵拉，对婴幼儿拉向后下方。 |
| 鼓膜 | 1.位置 位于外耳道与鼓室之间。<br>2.外形 呈椭圆形半透明的薄膜，形似漏斗。<br>3.分部 上1/4为松弛部，淡红色；下3/4位紧张部，灰白色。<br>4.鼓膜脐 鼓膜中心向内凹陷，称鼓膜脐，为锤骨柄末端附着处。<br>5.光锥 鼓膜脐前下方的一个三角形反光区，称光锥。<br>6.临床意义 鼓膜破裂可引起光锥改变或消失。 |

# 第二节 中 耳

| 要点 | 内容 |
|------|------|
| 组成 | 中耳由鼓室、咽鼓管、乳突窦和乳突小房组成。 |
| 鼓室 | 1.上壁 为鼓室盖，又称盖壁。与颅中窝相分隔。<br>2.下壁 为颈静脉壁。分隔鼓室与颈内静脉。<br>3.前壁 为颈动脉壁。分隔鼓室和颈内动脉。<br>4.后壁 为乳突壁。鼓室向后与乳突小房相通。<br>5.外侧壁 为鼓膜壁。与外耳道相隔。<br>6.内侧壁 为迷路壁。即内耳的外侧壁。壁上有前庭窗和蜗窗。镫骨底封闭前庭窗，第二鼓膜封闭蜗窗。<br>7.听小骨 由外向内依次为锤骨、砧骨、镫骨，它们相互连接形成听骨链。<br>8.临床意义 耳炎会影响听骨链的振动导致听力减退。 |
| 咽鼓管 | 1.位置 位于鼻咽部与鼓室之间。<br>2.开口 在鼻咽部侧壁开口于咽鼓管咽口，在鼓室前壁开口于咽鼓管鼓室口。<br>3.临床意义 小儿咽鼓管宽短而水平，咽部感染易引起中耳炎。 |
| 乳突小房 | 位置 位于颞骨乳突内的含气小腔。 |

## 第三节 内 耳

| 要点 | 内容 |
|------|------|
| 分部 | 内耳分为骨迷路和膜迷路两部分。 |
| 骨迷路 | 分部 骨迷路分为耳蜗、前庭、骨半规管，内含外淋巴。 |
| 膜迷路 | 分部 膜迷路分为椭圆囊、球囊、膜半规管、蜗管，内含内淋巴。 |
| 声波传导 | 1.空气传导 声波→外耳道→鼓膜→听骨链→前庭窗→前庭阶和鼓阶外淋巴液→蜗管内淋巴→螺旋器→蜗神经→大脑听觉中枢。<br>2.骨传导 声波→颅骨→蜗管内淋巴的振动→螺旋器→蜗神经→大脑听觉中枢。<br>3.临床意义 检查空气传导和骨传导，对鉴别传导性耳聋和神经性耳聋有重要意义。 |

# 第十章 神经系统

## 概 述

| 要点 | 内容 |
|------|------|
| 组成 | 神经系统由脑、脊髓以及与它们相连的周围神经组成。 |
| 区分 | 神经系统分中枢神经系统和周围神经系统。中枢神经系统包括脑和脊髓。周围神经系统包括脑神经、脊神经和内脏神经。 |
| 构成 | 神经系统 由神经元和神经胶质构成。 |
| 神经元 | 1.构造 神经元分为胞体和突起两部分。突起包括轴突和树突。<br>2.分类 根据突起数目多少分为3类。<br>（1）假单极神经元 位于脑神经节和脊神经节内。<br>（2）双极神经元 位于视网膜内的双极细胞和内耳的感觉性神经节内。<br>（3）多极神经元 位于中枢神经系统内。 |
| 活动方式 | 1.反射 神经系统在调节机体活动过程中，对内、外环境的各种刺激所做出的一系列反应。<br>2.反射弧 由感受器、传入纤维、中枢、传出纤维和效应器构成。 |
| 常用术语 | 1.灰质 在中枢神经系统内，神经元胞体和树突聚集的部位。<br>2.白质 在中枢神经系统内，神经纤维聚集的部位。<br>3.神经核 在中枢神经系统内，形态和功能相似的神经元胞体聚集成的团块或柱。<br>4.神经节 在周围神经系统内，形态和功能相似的神经元胞体聚集的部位。<br>5.纤维束 在白质中，由起止、行程和功能相同的神经纤维聚集而成。<br>6.神经 在周围神经系统内，由神经纤维聚集而成。 |

## 第一节 脊 髓

| 要点 | 内容 |
|------|------|
| 位置 | 脊髓位于椎管内。上端在枕骨大孔处与延髓相连，下端成年人平对第1腰椎下缘，新生儿平对第3腰椎下缘。 |

| 要点 | 内容 |
|---|---|
| 外形 | 1.外形　前、后稍扁的圆柱形。<br>（1）颈膨大　$C_5$~$T_1$之间的膨大。与上肢的运动有关。<br>（2）腰骶膨大　$L_2$~$S_3$之间的膨大。与下肢的运动有关。<br>（3）脊髓圆锥　脊髓下端变细呈圆锥状。<br>2.脊髓节段　每一对脊神经的根丝附着的脊髓范围。颈髓8个节段、胸髓12个节段、腰髓5个节段、骶髓5个节段、尾髓1个节段。 |
| 内部结构 | 1.灰质　位于脊髓中央，呈"H"形，有3个角。<br>（1）前角　内含运动神经元。<br>（2）侧角　$L_1$~$L_3$为交感神经的低级中枢。<br>（3）后角　主要接受后根传入的感觉纤维。<br>2.白质　位于脊髓的外周，分3部分。<br>（1）前索。<br>（2）外侧索。<br>（3）后索。<br>3.传导束<br>（1）薄束和楔束　位于后索，传导躯干、四肢的意识性本体感觉和精细触觉。<br>（2）脊髓丘脑束　位于外侧索和前索，传导躯干、四肢的痛、温觉和粗触觉。<br>（3）皮质脊髓侧束　位于外侧索　支配骨骼肌的随意运动。<br>4.临床意义　前角被病毒侵犯，可导致所支配的肌肉瘫痪，俗称小儿麻痹症。 |

# 第二节　脊神经

| 要点 | 内容 |
|---|---|
| 数目 | 脊神经共31对。颈神经8对、胸神经12对、腰神经5对、骶神经5对、尾神经1对。 |
| 组成 | 脊神经由前根和后根在椎间孔处汇合而成。前根属于运动性，后根属于感觉性。 |
| 纤维成分 | 1.躯体感觉纤维分布于皮肤、骨骼肌、肌腱和关节等处。<br>2.内脏感觉纤维分布于内脏、心血管和腺体等处。<br>3.躯体运动纤维支配骨骼肌的随意运动。<br>4.内脏运动纤维支配心肌、平滑肌的运动以及腺体的分泌。 |
| 脊神经丛 | 1.颈丛<br>（1）组成　由第1~4颈神经前支交织构成。<br>（2）位置　位于胸锁乳突肌上部的深面，中斜角肌和肩胛提肌起始端的前面。<br>2.臂丛<br>（1）组成　由第5~8颈神经前支和第1胸神经前支的大部分交织而成。<br>（2）位置　臂丛自斜角肌间隙向外侧穿出，行于锁骨下动脉的后上方，经锁骨后方进入腋窝。<br>3.腰丛<br>（1）组成　由第12胸神经前支的一部分和第1~3腰神经前支以及第4腰神经前支的一部分组成。<br>（2）位置　位于腰大肌深面，腰椎横突的前方。<br>4.骶丛<br>（1）组成　由第4腰神经前支的一部分和第5腰神经前支以及骶、尾神经前支组成。<br>（2）位置　位于盆腔内，骶骨和梨状肌的前面。 |

| 要点 | 内容 |
|---|---|
| 主要的神经 | **1.膈神经**<br>（1）位置　由颈丛发出后，先在前斜角肌上端的外侧下行，继而沿该肌前面下降至其内侧，在锁骨下动、静脉之间经胸廓上口进入胸腔，经肺根前方，在纵隔胸膜与心包之间下行达膈肌。<br>（2）分布　膈神经的运动纤维支配膈肌。感觉纤维分布于胸膜、心包、膈下面的部分腹膜。右膈神经的感觉纤维还分布到肝、胆囊和肝外胆道的浆膜。<br>**2.正中神经**<br>（1）位置　由臂丛内侧束和外侧束的两个根合成，沿肱二头肌内侧沟，伴肱动脉下行到肘窝，穿旋前圆肌的两头之间，走行在前臂正中指浅、深屈肌之间，经腕管到达手掌。<br>（2）分布　运动纤维支配除肱桡肌，尺侧腕屈肌和指深屈肌尺侧半以外的其他前臂前组肌以及除拇收肌以外的鱼际肌和第1、2蚓状肌。感觉纤维分布于手掌桡侧半、桡侧三个半手指的掌面皮肤以及中节和远节的指背皮肤。<br>**3.桡神经**<br>（1）位置　发自臂丛后束，在腋动脉后方，伴随肱深动脉向后，在肱三头肌深面紧贴肱骨体的桡神经沟向下外行，到肱骨外上髁前方分为浅支与深支。浅支在肱桡肌深面下行，至前臂中、下1/3交界处转向手背。深支穿旋后肌至前臂背侧，在深、浅肌之间下行至腕部。<br>（2）分布　运动纤维支配肱三头肌、肱桡肌及前臂后肌群。感觉纤维分布于臂后、前臂背侧和手背桡侧半及桡侧三个半手指近节背面的皮肤。<br>**4.尺神经**<br>（1）位置　发自臂丛内侧束，在腋动脉和腋静脉之间穿出腋窝，沿肱二头肌内侧沟下行，在臂中部转向后下，经肱骨内上髁后方的尺神经沟，进入前臂。在前臂尺侧腕屈肌深面下行，至桡腕关节上方发出手背支。主干下行经豌豆骨桡侧分浅、深支入手掌。<br>（2）分布　运动纤维支配尺侧腕屈肌和指深屈肌尺侧半、小鱼际肌、拇收肌、全部骨间肌及第3、4蚓状肌。感觉纤维分布于小鱼际的皮肤、小指和环指尺侧半的掌面皮肤以及手背尺侧半、小指、环指、中指尺侧半的指背皮肤。<br>**5.股神经**<br>（1）位置　由腰丛发出后，自腰大肌外缘穿出，在腰大肌和髂肌之间下行，在腹股沟韧带中点下方偏外侧，进入大腿的股三角区。<br>（2）分布　运动纤维支配缝匠肌和股四头肌等。感觉纤维分布于大腿和膝关节前面的皮肤以及小腿内侧面和足内侧缘的皮肤。<br>**6.坐骨神经**<br>（1）位置　从骶丛发出后，经梨状肌下孔出盆腔，在臀大肌深面坐骨结节与股骨大转子之间连线的中点下行至大腿的后面，继而在股二头肌深面下行至腘窝上方。<br>（2）分布　肌支支配股二头肌、半腱肌和半膜肌。<br>**7.胫神经**<br>（1）位置　为坐骨神经本干的直接延续，在腘窝深面下行至小腿后面，经比目鱼肌深面下行，经过内踝后方进入足底。<br>（2）分布　肌支支配小腿后肌群和足底肌。皮支分布于小腿后面、足底的皮肤。<br>**8.腓总神经**<br>（1）位置　自坐骨神经发出后，沿股二头肌内侧走向外下，绕腓骨颈外侧向前，穿腓骨长肌分为腓浅神经和腓深神经。<br>（2）腓浅神经　①位置：在腓骨长、短肌与趾长伸肌之间下行。②分布：肌支支配腓骨长、短肌。皮支分布于小腿外侧，足背和第2~5趾背的皮肤。 |

| 要点 | 内容 |
|---|---|
| 主要的神经 | （3）腓深神经　①位置：先在胫骨前肌和趾长伸肌间，后在胫骨前肌与跚长伸肌之间下行，经踝关节前方至足背。②分布：肌支支配小腿肌前肌群和足背肌。皮支分布于第1、2趾背的相对缘皮肤。<br>9.闭孔神经　肌支支配大腿内侧肌群。皮支分布于大腿内侧面的皮肤。<br>10.肋间神经　肌支支配肋间肌、腹前外侧肌群。皮支分布于胸、腹壁的皮肤和胸膜、腹膜的壁层。<br>11.临床意义<br>（1）肱骨中部骨折易损伤桡神经，出现垂腕症。<br>（2）正中神经在腕管内易受到卡压形成腕管综合征。<br>（3）腓骨颈骨折易损伤腓总神经，出现马蹄内翻足。<br>（4）坐骨神经易受到梨状肌压迫，出现梨状肌综合征。 |

# 第三节　脑　干

| 要点 | 内容 |
|---|---|
| 分部 | 脑干分为延髓、脑桥、中脑3部分。 |
| 位置 | 位于脊髓和间脑之间。 |
| 外形 | 1.延髓<br>（1）腹侧面　①锥体：前正中裂上部两侧的纵行隆起。②锥体交叉：在锥体下端，由大部分皮质脊髓束左右交叉形成。③橄榄：锥体背外侧的卵圆形隆起。<br>（2）背侧面　①薄束结节：后正中沟两侧的隆起。②楔束结节：在薄束结节外上部的隆起。<br>2.脑桥<br>（1）腹侧面　①基底部：腹侧面的宽阔膨隆。②基底沟：基底部正中线上的纵行浅沟。③小脑中脚：基底部向后外变窄移行而成。<br>（2）背侧面　菱形窝：由延髓上部和脑桥的背面构成。<br>3.中脑<br>（1）腹侧面　大脑脚一对纵行粗大的柱状隆起。<br>（2）背侧面　上丘和下丘：背侧面上的上、下两对圆形隆起。 |
| 内部结构 | 1.灰质<br>（1）脑神经核　分为7类。①一般躯体运动核：支配眼球外肌和舌肌。②特殊内脏运动核：支配咀嚼肌、表情肌、咽喉肌。③一般内脏运动核：支配头、颈、胸腹部的平滑肌、心肌和腺体。④一般内脏感觉核：接受心血管等脏器的感觉纤维。⑤特殊内脏感觉核：接受味觉的纤维。⑥一般躯体感觉核：接受头、面部皮肤，口、鼻腔黏膜的感觉纤维。⑦特殊躯体感觉核：接受听器和平衡感受器的感觉纤维。<br>（2）非脑神经核　薄束核和楔束核　位于延髓的薄束结节和楔束结节的深面。接受薄束和楔束的纤维，是传导意识性本体感觉和精细触觉的中继核团。<br>2.白质<br>（1）内侧丘系　薄束核、楔束核发出的纤维，弓形走向中央管腹侧，左右交叉，称为内侧丘系交叉，交叉后的纤维在中线两侧继续上行形成内侧丘系。<br>（2）脊髓丘系　脊髓丘脑侧束和脊髓丘脑前束进入脑干后汇合在一起形成。<br>（3）三叉丘系　三叉神经脊束核和三叉神经脑桥核发出的纤维交叉到对侧形成。<br>（4）皮质脊髓束　由大脑皮质中央前回中上部和中央旁小叶前部的神经元发出的轴突纤维形成，下行到脊髓。<br>（5）皮质核束　由大脑皮质中央前回下部的神经元发出的轴突纤维形成，下行至脑干的躯体运动核和特殊内脏运动核。 |

# 第四节　小　脑

| 要点 | 内容 |
|------|------|
| 位置 | 位于颅后窝，脑桥和延髓的背面，大脑枕叶的下方。 |
| 外形 | （1）小脑蚓　中间部卷曲狭窄的部分。<br>（2）小脑半球　两侧膨大的部分。<br>（3）小脑扁桃体　小脑半球下面前内侧，靠近小脑蚓的膨出部分。<br>（4）临床意义　颅内病变可引起颅内高压，导致小脑扁桃体被挤入枕骨大孔，形成小脑扁桃体疝。 |

# 第五节　大　脑

| 要点 | 内容 |
|------|------|
| 外形 | 1.沟<br>（1）外侧沟　起自大脑半球下面，然后转至上外侧面，再向后上斜行。<br>（2）中央沟　起自大脑半球上缘中点稍后，向前下斜行。<br>（3）顶枕沟　位于大脑半球内侧面，由前下斜向后上方并延转至上外侧面。<br>2.分叶<br>（1）额叶　中央沟以前和外侧沟以上的部分。<br>（2）顶叶　外侧沟上方、中央沟后方和顶枕沟以前的部分。<br>（3）颞叶　外侧沟以下的部分。<br>（4）枕叶　顶枕沟以后的部分。<br>（5）岛叶　在外侧沟的深面，被额、顶、颞叶掩盖的部分。<br>3.各叶主要的沟和回<br>（1）额叶　①中央前沟：位于中央沟前方，并与之平行的脑沟。②额上沟和额下沟：自中央沟向前水平走行的上、下两条沟。③中央前回：中央前沟和中央沟之间的脑回。④额下回：外侧沟与额下沟之间的脑回。⑤额中回：额上沟与额下沟之间的脑回。⑥额上回：额上沟以上的脑回。<br>（2）顶叶　①中央后沟：位于中央沟的后方，并与之平行的脑沟。②中央后回：中央后沟和中央沟之间的脑回。③角回：围绕颞上沟末端的脑回。④缘上回：围绕外侧沟末端的脑回。<br>（3）颞叶　①颞上沟和颞下沟：在颞叶外侧面，与外侧沟平行的上、下两条沟。②颞上回：颞上沟上方的脑回。③颞中回：颞上沟和颞下沟之间的脑回。④颞下回：颞下沟以下的脑回。⑤颞横回：在外侧沟深处的颞上回上部，几条短而横行的脑回。<br>（4）枕叶　①距状沟：在枕叶内侧面，自顶枕沟向后下方的一条沟。②楔叶：距状沟和顶枕沟之间的脑回。 |
| 功能定位 | 1.躯体运动中枢　位于中央前回和中央旁小叶前部。<br>2.躯体感觉中枢　位于中央后回和中央旁小叶后部。<br>3.视觉中枢　位于距状沟上、下的皮质。<br>4.听觉中枢　位于颞横回。<br>5.语言中枢<br>（1）运动性语言中枢　在额下回后部。<br>（2）书写中枢　在额中回后部。<br>（3）听觉性语言中枢　在颞上回的后部。<br>（4）阅读中枢　在角回。 |

| 要点 | 内容 |
|---|---|
| 大脑髓质 | 内囊<br>1.位置 位于背侧丘脑、尾状核、豆状核之间的白质板。<br>2.分部和内容<br>（1）前肢 在尾状核和豆状核之间。有额桥束和丘脑前辐射通过。<br>（2）后肢 在背侧丘脑和豆状核之间。有皮质脊髓束、丘脑中央辐射、视辐射、听辐射等通过。<br>（3）内囊膝 前肢和后肢汇合处。有皮质核束通过。<br>3.临床意义 内囊损伤，会出现三偏症状。 |

# 第六节 脑神经

| 要点 | 内容 |
|---|---|
| 顺序名称 | Ⅰ嗅神经；Ⅱ视神经；Ⅲ动眼神经；Ⅳ滑车神经；Ⅴ三叉神经；Ⅵ展神经；Ⅶ面神经；Ⅷ前庭蜗神经；Ⅸ舌咽神经；Ⅹ迷走神经；Ⅺ副神经；Ⅻ舌下神经。 |
| 连脑部位 | 第Ⅰ对与端脑相连。第Ⅱ对与间脑相连。第Ⅲ、Ⅳ对与中脑相连。第Ⅴ～Ⅷ对与脑桥相连。第Ⅸ～Ⅻ对与延髓相连。 |
| 纤维成分 | 脑神经有7种纤维成分<br>1.一般躯体运动纤维 支配眼球外肌和舌肌。<br>2.特殊内脏运动纤维 支配咀嚼肌，表情肌、咽喉肌。<br>3.一般内脏运动纤维 支配头、颈、胸腹部的平滑肌、心肌和腺体。<br>4.一般内脏感觉纤维 传导心血管、脏器的感觉。<br>5.特殊内脏感觉纤维 传导味觉。<br>6.一般躯体感觉纤维 传导头、面部皮肤，口、鼻腔黏膜的感觉。<br>7.特殊躯体感觉纤维 传导听和平衡感受器的感觉。 |
| 分类 | 1.感觉性脑神经 Ⅰ嗅神经、Ⅱ视神经、Ⅷ前庭蜗神经。<br>2.运动性脑神经 Ⅲ动眼神经、Ⅳ滑车神经、Ⅵ展神经、Ⅺ副神经、Ⅻ舌下神经。<br>3.混合性脑神经 Ⅴ三叉神经、Ⅶ面神经、Ⅸ舌咽神经、Ⅹ迷走神经。 |
| 分布功能 | 1.嗅神经传递嗅觉冲动。<br>2.视神经传导视觉冲动。<br>3.动眼神经 支配除外直肌和上斜肌以外的眼球外肌以及睫状肌和瞳孔括约肌。<br>4.滑车神经 支配上斜肌。<br>5.三叉神经<br>（1）眼神经 分布于眼球、泪器、结膜、额顶部及上睑和鼻背部的皮肤等处。<br>（2）上颌神经 分布于上颌牙和牙龈、上颌窦黏膜、睑裂与口之间的皮肤等处。<br>（3）下颌神经 分布于下颌牙和牙龈、舌前2/3黏膜、耳颞区和口裂以下的皮肤等处。支配咀嚼肌等肌肉。<br>6.展神经 支配外直肌。<br>7.面神经 分布于舌前2/3味蕾等处。支配表情肌，控制泪腺、下颌下腺、舌下腺的分泌。<br>8.前庭蜗神经 传递听觉和平衡觉。<br>9.舌咽神经 分布于咽、舌后1/3的味蕾和黏膜等处。支配咽喉肌，控制腮腺的分泌。<br>10.迷走神经 分布于头颈、胸、腹腔的脏器。支配头颈、胸、腹腔大部分脏器的平滑肌、心肌和腺体的分泌以及咽喉肌。<br>11.副神经 支配胸锁乳突肌和斜方肌。<br>12.舌下神经 支配全部的舌内肌和大部舌外肌。 |

# 第七节 内脏神经

| 要点 | 内容 |
|---|---|
| 交感神经 | 1.低级中枢 位于脊髓$T_1$~$L_3$节段的侧角内。内有交感神经节前神经元。<br>2.交感神经节 为交感神经节后神经元胞体所在处。<br>（1）椎旁神经节 位于脊柱的两旁。<br>（2）椎前神经节位于脊柱的前方。包括腹腔神经节、肠系膜上神经节、肠系膜下神经节、主动脉肾神经节。<br>3.交感干 在脊柱的两旁，由椎旁神经节借节间支连接而成。 |
| 副交感神经 | 1.低级中枢 位于脑干内的一般内脏运动核（副交感神经核）和脊髓$S_2$~$S_4$节段中间带外侧。它们是副交感神经节前神经元所在处。 |

# 第八节 神经传导通路

| 要点 | 内容 |
|---|---|
| 感觉通路 | 1.躯干、四肢意识性本体感觉和精细触觉传导通路。<br>（1）第1级神经元在脊神经节内。周围突分布于肌肉、关节、肌腱和皮肤等处，中枢突随后根进入脊髓后索形成薄束和楔束，上行至延髓内的薄束核和楔束核。<br>（2）第2级神经元在薄束核和楔束核内。发出的纤维在中央管腹侧中线左右交叉，形成内侧丘系，上行至背侧丘脑内的腹后外侧核。<br>（3）第3级神经元在背侧丘脑的腹后外侧核内。发出的纤维经内囊后肢投射到中央后回的中上部和中央旁小叶后部。<br>2.躯干、四肢的浅感觉传导通路<br>（1）第1级神经元在脊神经节内。周围突分布躯干、四肢皮肤，中枢突随后根进入脊髓后角。<br>（2）第2级神经元在脊髓后角内。发出的纤维上行1~2个节段，经白质前连合交叉到对侧形成脊髓丘脑侧束和前束，上行合成脊髓丘系至背侧丘脑的腹后外侧核。<br>（3）第3级神经元在背侧丘脑的腹后外侧核。发出的纤维经内囊后肢投射到中央后回的中上部和中央旁小叶后部。<br>3.头面部的浅感觉传导通路<br>（1）第1级神经元在三叉神经节内。周围突分布头面部皮肤和黏膜，中枢突随三叉神经根进入脑干，止于三叉神经脑桥核和三叉神经脊束核。<br>（2）第2级神经元在三叉神经脑桥核和三叉神经脊束核内。传递痛温觉的纤维止于三叉神经脊束核，传递触压觉的纤维止于三叉神经脑桥核。两核发出的纤维交叉到对侧，形成三叉丘系，上行至背侧丘脑的腹后内侧核。<br>（3）第3级神经元在背侧丘脑的腹后内侧核内。发出的纤维经内囊后肢投射到中央后回下部。<br>4.视觉传导通路<br>（1）第1级神经元——双极细胞。接受视锥细胞和视杆细胞传来的冲动，其轴突至节细胞。<br>（2）第2级神经元——节细胞。其轴突在视神经盘汇聚成视神经，经视神经管进入颅中窝。其中来自两眼视网膜鼻侧半的纤维交叉，形成视交叉，交叉后的纤维与同侧视网膜颞侧半的纤维合成视束，终止于外侧膝状体。<br>（3）第3级神经元——胞体在外侧膝状体内。发出的纤维形成视辐射，经内囊后肢投射到距状沟上、下的皮质。 |

| 要点 | 内容 |
|---|---|
| 运动通路—锥体系 | 1.皮质脊髓束<br>（1）上运动神经元中央前回中上部和中央旁小叶前部。发出的轴突聚集形成皮质脊髓束，经内囊后肢，下行至延髓的下端，大部分纤维交叉到对侧形成皮质脊髓侧束，进入脊髓外侧索下行，发出侧支终止于前角运动神经元。没有交叉的小部分纤维，进入脊髓前索下行至脊髓胸段，形成皮质脊髓前束，发出侧支终止于两侧的前角运动神经元。<br>（2）下运动神经元脊髓前角。<br>2.皮质核束<br>（1）上运动神经元中央前回下部。发出的轴突聚集形成皮质核束，经内囊膝部，下行于脑干内，大部分纤维终止双侧躯体运动核和特殊内脏运动核。小部分纤维交叉终止对侧的舌下神经核和面神经核下部。<br>（2）下运动神经元脑干的脑神经核（包括躯体运动核和特殊内脏运动核）。<br>3.临床意义 上运动神经元损伤，会出现肌张力增高（硬瘫）和病理反射等表现。下运动神经元损伤，则会肌张力降低（软瘫）、各种反射减弱或消失等表现。 |

## 第九节　脑和脊髓的被膜、血管和脑脊液

| 要点 | 内容 |
|---|---|
| 被膜 | 1.脊髓的被膜<br>（1）硬脊膜 位于被膜的外层，由结缔组织构成，厚而坚韧。<br>（2）蛛网膜 位于硬脊膜的内面，为半透明的薄膜。<br>（3）软脊膜 紧贴脊髓的表面，薄而富有血管。<br>2.脑的被膜<br>（1）硬脑膜 位于被膜的外层，坚韧，由内、外两层构成。①大脑镰：由硬脑膜形成的呈镰刀形的结构，伸入到大脑纵裂内。②上矢状窦：在大脑镰上缘，由硬脑膜两层分开形成的腔隙。③海绵窦：位于垂体窝两侧。窦内有颈内动脉和展神经通过；外侧壁内有动眼神经、滑车神经、眼神经和上颌神经穿过。<br>（2）蛛网膜 蛛网膜粒是蛛网膜在上矢状窦内形成的绒毛状的突起。<br>（3）软脑膜 紧贴脑的表面，薄而富有血管。软脑膜及其血管与室管膜上皮突入脑室形成、脉络丛。<br>3.硬膜外隙 硬脊膜与椎管内骨膜之间的间隙。内含静脉丛等，有脊神经根通过。<br>4.蛛网膜下隙 蛛网膜与软膜之间的间隙，内含脑脊液。<br>5.临床意义 硬膜外隙和蛛网膜下隙是进行硬膜外麻醉和腰麻的结构。蛛网膜下隙还是抽取脑脊液的结构。 |
| 脑脊液 | 1.脑室<br>（1）侧脑室 位于大脑半球内。<br>（2）第三脑室 左、右间脑之间的间隙。<br>（3）第四脑室 延髓、脑桥、小脑之间围成的腔隙。<br>2.循环途径 脑脊液由各脑室脉络丛产生。自侧脑室经室间孔流入第三脑室，经中脑水管进入第四脑室，经正中孔和外侧孔进入蛛网膜下隙，经蛛网膜粒渗入到上矢状窦内。<br>3.临床意义 脑脊液循环障碍，可导致脑积水和颅内压升高，甚至脑疝形成。 |

| 要点 | 内容 |
|---|---|
| 血管 | 1.颈内动脉　起自颈总动脉，分布顶枕沟以前的大脑半球和部分间脑。<br>（1）大脑前动脉　起自颈内动脉。分于顶枕沟以前的大脑半球内侧面，额、顶叶的上外侧面以及内囊前肢等。<br>（2）大脑中动脉　起自颈内动脉。分布大脑半球上外侧面的大部分和岛叶。<br>中央支分布内囊后肢和膝部以及基底核等处。<br>2.椎动脉　起自锁骨下动脉。分布顶枕沟以后的大脑半球和部分间脑、脑干、小脑。<br>（1）大脑后动脉　起自由椎动脉合成的基底动脉。分布颞叶的内侧面、底面和枕叶以及部分间脑。<br>3.临床意义　大脑中动脉中央支易发生动脉硬化破裂，导致脑溢血，引起三偏症。 |
| 大脑动脉环 | 1.组成　由大脑前动脉、颈内动脉、大脑后动脉、前交通动脉、后交通动脉吻合而成。<br>2.位置　位于脑底下方，环绕视交叉、灰结节和乳头体周围。 |

# 第一章　绪　论

## 第一节　生理学的研究内容

| 要点 | 内容 |
| --- | --- |
| 生理学的概念 | 1.生理学概念　是研究正常生命活动规律的科学，是生物学的一个重要分支。<br>2.人体生理学　是研究正常人体生命活动规律的科学，简称生理学。 |
| 生理学的研究对象和任务 | 1.生理学的研究对象　根据研究对象的不同，生理学可分为植物生理学、动物生理学和人体生理学。<br>2.生理学的研究方法　实验。<br>（1）实验类型　分为人体实验和动物实验。<br>（2）动物实验类型　分为急性实验和慢性实验。<br>（3）急性实验类型　分为在体实验和离体实验。<br>3.生理学研究的不同水平<br>（1）整体水平。<br>（2）器官、系统水平。如，食物在口腔、胃肠道的消化。<br>（3）细胞、分子水平。如，腺细胞的分泌，神经细胞的生物电。<br>4.生理学的任务　是研究机体各种功能活动的发生原理、发展过程、活动规律，各种功能活动之间的联系，环境因素对它们的影响，以及整体状态下它们的相互协调与统一。 |

## 第二节　生命活动的基本特征

| 要点 | 内容 |
| --- | --- |
| 新陈代谢 | 1.概念　是生物体内部物质代谢和能量代谢以及生物体与外环境进行物质和能量交换的生命现象。新陈代谢是生命活动的最基本表现。<br>2.物质代谢分类　分为合成代谢和分解代谢。 |
| 兴奋性 | 1.概念　是指机体、组织或细胞对刺激发生反应的能力。<br>2.刺激　能被机体、组织、细胞所感受的生存环境条件的改变，称为刺激。刺激可分为物理刺激、化学刺激、生物刺激及社会心理因素刺激。<br>3.反应　由刺激引起机体内部代谢过程及外部活动的改变称为反应。反应可分为兴奋和抑制两种形式。动作电位通常被认为是发生兴奋的客观指标。接受刺激能产生动作电位的细胞称为可兴奋细胞，通常可兴奋细胞包括肌细胞、腺细胞和神经细胞。 |
| 适应性 | 生物体所产生的适应环境的能力和特征，称为适应性。 |
| 生殖 | 生物体生长发育到一定阶段后，能够产生与自己相近似的子代个体的功能称为生殖。 |

## 第三节 机体的体液、内环境与稳态

| 要点 | 内容 |
|---|---|
| 内环境概念 | 1.体液 是机体内液体的总称。正常成年人的体液约占体重的60%，其中2/3是细胞内液，1/3是细胞外液。<br>2.内环境 细胞外液是组织、细胞直接接触的生存环境，故将细胞外液称为机体的内环境。 |
| 稳态的概念及生理意义 | 1.概念 细胞外液中各种理化因素保持相对的、动态的稳定状态称为稳态，稳态是在多种功能系统相互配合下实现的一种动态平衡。<br>2.意义 稳态是生命活动进行的必要条件，稳态的破坏或失衡将会引起机体功能紊乱而出现疾病。 |

## 第四节 机体生理功能的调节

| 要点 | 内容 |
|---|---|
| 神经调节的概念及特点 | 1.概念 神经调节是通过神经系统的活动对机体生理功能进行的调节。<br>2.方式 神经调节的基本方式是反射。<br>（1）反射的结构基础 是反射弧，由感受器、传入神经、反射中枢、传出神经及效应器五部分组成。<br>（2）反射的分类 分为非条件反射和条件反射。①非条件反射是指先天的、生来就具有的反射，它的反射弧是固定的，是人与动物共有的反射活动，如吸吮反射、吞咽反射、瞳孔对光反射、屈肌反射等。②条件反射是个体出生后，在生活过程中，一定条件下，在非条件反射的基础上新建立的反射弧所完成的反射。<br>3.特点 反应迅速、精确、作用局限而短暂。 |
| 体液调节 | 1.概念 是指体内某些特殊的化学物质通过体液运输途径对机体功能活动进行调节。<br>2.分类 分为全身性体液调节和局部性体液调节。<br>3.特点 缓慢、持久而广泛。 |
| 自身调节 | 1.概念 是指某些组织、器官不依赖神经、体液调节，自身对组织环境的改变可以做出一些适应性的反应。<br>2.特点 调节的幅度、范围都比较小，对刺激感受的灵敏度低。 |

## 第五节 机体功能活动的自动控制

| 要点 | 内容 |
|---|---|
| 正反馈概念及意义 | 1.概念 是指受控部分发出的反馈信息，通过反馈联系到达控制部分后，促进或上调了控制部分的活动，最终使受控部分的活动向原先活动相同的方向改变。<br>2.特点 单向性调节。<br>3.意义 使整个调控系统处于一种不断重复与加强的状态。<br>4.举例 血液凝固、排尿反射、分娩、射精等。 |
| 负反馈概念及意义 | 1.概念 是指受控部分发出的反馈信息调节控制部分的功能，最终使受控部分的活动向其原活动相反的方向改变。<br>2.特点 双向性调节。<br>3.意义 维持稳态。 |

# 第二章　细胞的基本功能

## 第一节　细胞膜的物质转运功能

| 要点 | 内容 |
|---|---|
| 细胞膜的物质转运功能 | 1.被动转运　顺着浓度差和（或）电位差，不需要消耗能量的跨膜物质转运。包括单纯扩散和易化扩散两种形式。<br>（1）单纯扩散　是指小分子脂溶性物质由高浓度一侧通过细胞膜向低浓度一侧转运的过程。跨膜转运的量取决于细胞膜对该物质的通透性和该物质的脂溶性。例如$O_2$和$CO_2$的跨膜转运。<br>（2）易化扩散　是指非脂溶性小分子物质在特殊膜蛋白的协助下，由高浓度一侧通过细胞膜向低浓度一侧移动的过程。参与易化扩散的膜蛋白有载体蛋白质和通道蛋白质。①通道介导的易化扩散转运的对象是各种离子。分门控性通道和非门控性通道，前者根据门开启的原因不同又分为电压门控通道、化学门控通道和机械门控通道。通道的状态包括激活、失活和备用。备用状态是细胞产生兴奋的前提。②载体介导的易化扩散：转运的对象是葡萄糖、氨基酸等小分子物质。转运的特点：竞争性抑制；饱和现象；结构特异性。<br>2.主动转运　逆着浓度差或电位差，需要消耗能量的跨膜物质转运。包括原发性主动转运和继发性主动转运。<br>（1）原发性主动转运　细胞直接利用分解ATP产生的能量将离子逆电化学梯度进行跨膜转运的过程，如钠-钾泵。钠钾泵的生理意义：①钠泵活动造成的胞内高$K^+$浓度，是胞质内许多代谢反应所必需的。②钠泵活动能维持细胞内渗透压相对稳定，防止细胞水肿。③为继发性主动转运提供能量。④钠泵活动造成的膜内外$Na^+$和$K^+$的浓度差是细胞生物电活动产生的前提条件。⑤钠泵活动的生电性，可使膜内电位的负值增加，在一定程度上影响静息电位。<br>（2）继发性主动转运　①概念：物质在进行逆电化学梯度的跨膜转运时，所消耗的能量不是直接来源于ATP的分解，而是利用钠泵的活动造成膜内外$Na^+$的势能储备，这种间接利用ATP能量的主动转运过程称继发性主动转运。②举例：如小肠黏膜上皮细胞、肾小管上皮细胞转运葡萄糖和氨基酸的过程。③类型：根据两者的转运方向不同分为同向转运和反向转运。 |
| 出胞和入胞 | 1.出胞　是指某些大分子物质或物质团块由细胞排出的过程，主要见于细胞的分泌活动。属于主动转运。<br>2.入胞　是指细胞外的某些物质团块进入细胞的过程。属于主动转运。液体物质称吞饮，固体物质称吞噬。 |

## 第二节　细胞的跨膜信号转导

| 要点 | 内容 |
|---|---|
| 跨膜信号转导的概念 | 细胞通过细胞膜或胞内受体识别各种信号分子，并将其转变为细胞能感知的信号，进而影响细胞生物学功能的过程称为跨膜信号转导。 |
| 细胞的跨膜信号转导 | 1.G蛋白耦联受体介导的信号转导<br>（1）G蛋白　是指鸟苷酸结合蛋白。 |

| 要点 | 内容 |
|------|------|
| 细胞的跨膜信号转导 | （2）第二信使 是指激素、递质、细胞因子等信号分子作用于细胞膜后产生的细胞内信号分子，能把细胞外信号分子携带的信息转入胞内。较重要的第二信使有环磷酸腺苷（cAMP）、三磷酸肌醇（IP$_3$）、二酰甘油（DG）、环磷酸鸟苷（cGMP）和Ca$^{2+}$等。<br>（3）主要的G蛋白耦联受体信号转导途径 ①受体-G蛋白-AC途径。②受体-G蛋白-PLC途径。<br>2.酶联型受体介导的信号转导 酶联型受体也是一种跨膜蛋白，它既有与信号分子结合的位点，起受体的作用，又具有酶的催化作用，通过它们的这种双重作用完成信号转导。较重要的有酪氨酸激酶受体和鸟苷酸环化酶受体。<br>3.离子通道型受体介导的信号转导 离子通道型受体属于化学门控通道，如骨骼肌终板膜上的N$_2$型乙酰胆碱受体阳离子通道。离子通道型受体介导信号转导的特点是路径简单、速度快，对外界作用出现反应的位点较局限。 |

# 第三节 细胞的生物电现象

| 要点 | 内容 |
|------|------|
| 细胞的生物电现象 | 1.静息电位<br>（1）概念 细胞处于安静状态下（未受刺激时）膜内外的电位差。<br>（2）特征 内负外正。<br>（3）机制 ①安静时细胞膜两侧存在离子浓度差，细胞内K$^+$浓度高于细胞外，细胞内Na$^+$浓度低于细胞外。②安静时细胞膜主要对K$^+$有通透性，K$^+$顺浓度梯度向膜外扩散，达K$^+$的电-化学平衡电位时，即是该细胞静息电位的数值。<br>（4）数值 细胞处于静息电位时，膜内电位较膜外电位为负，此时规定细胞膜电位为零，静息电位就是一个负值。<br>2.动作电位<br>（1）概念 可兴奋组织或细胞受到有效刺激时，在静息电位基础上发生的快速、可逆转、可传播的细胞膜两侧的电变化过程。动作电位的主要成分是峰电位。<br>（2）特征 ①"全或无"特性；②不衰减性传播。<br>（3）机制 ①上升支：Na$^+$内流；②下降支：K$^+$外流；③复极后：Na$^+$-K$^+$泵活动。 |
| 极化、去极化、反极化、复极化的概念 | 1.极化 细胞处于静息电位时，膜内电位较膜外电位为负，这种膜内为负，膜外为正的状态称为极化状态。<br>2.去极化 膜内负电位减少称为去极化。<br>3.反极化 膜两侧电位倒转，膜内为正，膜外为负称为反极化。<br>4.复极化 细胞先发生去极化，再向安静时的极化状态恢复称为复极化。 |
| 阈刺激和阈电位 | 1.阈刺激<br>（1）概念 在刺激的持续时间以及强度-时间变化率不变的情况下，刚能引起细胞兴奋或产生动作电位的最小刺激强度，称为阈强度（阈值），此时的刺激称为阈刺激。阈强度（阈值）可作为衡量细胞兴奋性的指标，二者呈反比关系。<br>（2）阈上刺激与阈下刺激 刺激强度小于阈强度的刺激称为阈下刺激。刺激强度大于阈强度的刺激称为阈上刺激。一次阈刺激与阈上刺激能使可兴奋细胞产生动作电位，故将两者称为有效刺激。<br>（3）局部电位 ①概念：是指细胞受到一次阈下刺激时，细胞膜两侧产生的微弱电变化（较小的膜去极化或超极化反应）过程。②特征：局部电位无"全或无"现象，而动作电位具有"全或无"现象；局部电位呈电紧张扩布，而动作电位呈脉冲式传导；局部电位没有不应期，可以叠加：包括时间总和及空间总和，而动作电位有不应期。 |

| 要点 | 内容 |
|---|---|
| 阈刺激和阈电位 | 2.阈电位<br>（1）概念　能触发动作电位的临界膜电位，称为阈电位。<br>（2）数值　阈电位是在静息电位上的去极化，一般比静息电位小10~20mV。 |
| 细胞兴奋后兴奋性的周期性变化 | 1.绝对不应期　$Na^+$通道失活，细胞兴奋性为零，任何刺激均不能产生动作电位。<br>2.相对不应期　$Na^+$通道逐渐复活，细胞兴奋性低于正常，阈上刺激能够产生动作电位。<br>3.超常期　$Na^+$通道大部分复活，但此时膜电位更接近阈电位，细胞兴奋性高于正常，阈下刺激能够产生动作电位。<br>4.低常期　$Na^+$通道基本复活，细胞兴奋性低于正常，阈上刺激能够产生动作电位。 |
| 兴奋在同一细胞上的传导机制 | 1.兴奋传导的实质　可兴奋细胞兴奋的标志是产生动作电位，因此兴奋传导的实质是动作电位沿细胞膜向周围的传播。<br>2.兴奋的机制　动作电位以"局部电流"的方式进行传导，直径大的细胞电阻较小，传导的速度快。<br>3.跳跃式传导　有髓神经纤维动作电位呈现"跳跃式"传导，因而比无髓神经纤维传导快。 |

# 第四节　肌肉的收缩功能

| 要点 | 内容 |
|---|---|
| 横纹肌的兴奋收缩耦联 | 1.概念　以膜的电变化为特征的兴奋和以肌丝滑行为基础的收缩联系起来的中介过程称为兴奋-收缩耦联。<br>2.过程<br>（1）电兴奋通过横管系统传向肌细胞深处。<br>（2）三联管的信息传递。<br>（3）纵管系统对$Ca^{2+}$的贮存、释放和再聚积。<br>3.要点　兴奋-收缩耦联的结构基础是三联体；耦联的关键因子是$Ca^{2+}$。 |
| 影响横纹肌收缩效能的因素 | 1.前负荷<br>（1）概念　是指肌肉在收缩前所承受的负荷。前负荷使肌肉具有一定的初长度。<br>（2）最适初长度与最适前负荷　能产生最大主动张力的肌肉初长度，称为最适初长度；此时的前负荷称为最适前负荷。<br>（3）前负荷与收缩效能的关系　在一定范围内，前负荷增大→初长度增大→肌肉收缩产生的张力增加→超过最适前负荷（最适初长度），肌肉收缩的张力降低。肌肉收缩产生的张力与能和细肌丝接触的横桥数目呈正相关。<br>2.后负荷<br>（1）概念　是指肌肉在收缩过程中所承受的负荷。<br>（2）后负荷与收缩效能的关系　它和肌肉缩短的速度成反比关系，随着后负荷的增加收缩张力增加，而缩短速度减小，当后负荷增大到一定程度时肌肉产生最大张力，而缩短速度为零。<br>3.肌肉收缩能力<br>（1）概念　是指与负荷无关的、决定肌肉收缩效能的内在特性。<br>（2）影响因素　①肌肉兴奋-收缩耦联过程中胞质内$Ca^{2+}$的水平；②肌球蛋白的ATP酶活性。 |

# 第三章　血　液

## 第一节　血液的组成和理化性质

| 要点 | 内容 |
|---|---|
| 血液的组成 | 血液由血浆和血细胞组成。血细胞可分为红细胞、白细胞和血小板。 |
| 血细胞比容、血浆和血量 | 1.血细胞比容<br>（1）概念　血细胞在血液中所占的容积百分比，正常值男性为40%~50%，女性为37%~48%。<br>（2）意义　可反映血液中红细胞的相对浓度。<br>2.血浆是由晶体物质溶液和血浆蛋白组成的。<br>（1）血浆蛋白的种类　用盐析法分为白蛋白、球蛋白和纤维蛋白原三类。<br>（2）血浆蛋白的主要功能　①形成血浆胶体渗透压；②与甲状腺激素、肾上腺皮质激素、性激素等结合，使其不易经肾脏排出；③作为载体运输脂质、维生素等物质；④参与血液凝固、抗凝和纤溶等生理过程；⑤抵御病原微生物的入侵；⑥营养功能。<br>3.血量<br>（1）正常值　正常成年人的血液总量相当于体重的7%~8%。<br>（2）失血对机体的影响　一次失血不超过全血量10%对生命活动无明显影响，超过20%则有临床表现，超过30%则有生命危险。 |
| 血浆渗透压概念及生理意义 | 1.血浆渗透压<br>（1）渗透压概念是指溶液中的溶质分子吸引水分子通过半透膜的能力。<br>（2）渗透压大小取决于溶液中溶质颗粒数目的多少，而与溶质的种类和颗粒的大小无关。<br>2.血浆渗透压的生理意义<br>（1）晶体渗透压　由血浆晶体物质所形成的渗透压称为血浆晶体渗透压，80%来自$Na^+$和$Cl^-$，主要维持细胞内外水平衡。<br>（2）胶体渗透压　由血浆蛋白质形成的渗透压称为血浆胶体渗透压。血浆胶体渗透压主要来自白蛋白，主要维持血管内外水平衡。<br>（3）等渗溶液与等张溶液　①等渗溶液：是指与人体血浆渗透压相等的溶液。②等张溶液：是指能够使悬浮于其中的红细胞保持正常形态和大小的溶液。临床上常用的两种即等渗又等张溶液0.9%NaCl溶液和5%葡萄糖溶液；1.9%尿素是等渗溶液非等张溶液。 |

## 第二节　血细胞生理

| 要点 | 内容 |
|---|---|
| 红细胞、白细胞和血小板数量、形态和生理功能 | 1.红细胞<br>（1）形态正常红细胞（下同）呈双凹圆碟形，无细胞核。成熟的RBC无线粒体，糖酵解是其获得能量的唯一途径。<br>（2）数量　成年男性平均为$5.0 \times 10^{12}/L$，女性平均为$4.2 \times 10^{12}/L$。<br>（3）生理功能　①运输$O_2$和$CO_2$。②对血液中的酸、碱物质有一定的缓冲作用。<br>2.白细胞<br>（1）数量　$(4 \sim 10) \times 10^9/L$。 |

| 要点 | 内容 |
|---|---|
| 红细胞、白细胞和血小板数量、形态和生理功能 | （2）生理功能　白细胞以变形、游走、趋化、吞噬和分泌等特性为生理基础，参与机体的免疫防御功能。<br>3.血小板<br>（1）形态　未激活状态呈双凸扁盘形，激活状态呈不规则形，并伸出伪足。<br>（2）数量　（100~300）×$10^9$/L。<br>（3）生理功能　①维持血管壁的完整性；②促进血管内皮细胞、平滑肌细胞及成纤维细胞的增殖，有利于受损血管的恢复；③在生理止血过程中发挥作用。 |
| 红细胞的生成及其调节 | 1.红细胞生成<br>（1）主要原料　蛋白质和铁。铁缺乏导致小细胞低色素性贫血（缺铁性贫血）；蛋白质缺乏导致营养不良性贫血。<br>（2）成熟因子　叶酸和维生素$B_{12}$，内因子能够促进维生素$B_{12}$吸收。叶酸和/或维生素$B_{12}$缺乏导致巨幼细胞贫血。<br>2.调节因素<br>（1）爆式促进因子　促进早期红系祖细胞爆式集落形成。<br>（2）促红细胞生成素　促进晚期红系祖细胞增殖，促进可识别红系前体细胞分化和骨髓释放网织RBC。<br>（3）性激素　①雄激素可提高血浆中促红细胞生成素浓度，促进红细胞生成；②雌激素则可降低红系祖细胞对EPO的反应性，抑制促红细胞生成素的生成。<br>（4）其他的激素如甲状腺激素和生长激素也可促进RBC的生成。 |

# 第三节　血液凝固与纤维蛋白溶解

| 要点 | 内容 |
|---|---|
| 血液凝固的概念与基本过程 | 1.概念　是指血液由流动的液体状态变成不能流动的凝胶状态的过程。<br>2.基本过程<br>（1）凝血酶原酶复合物（凝血酶原激活复合物）的形成。<br>（2）凝血酶原的激活。<br>（3）纤维蛋白的生成。<br>根据凝血酶原复合物的来源不同分为内源性凝血途径和外源性凝血途径。内源性凝血的启动因子是Ⅻ因子。外源性凝血的启动因子是Ⅲ因子。 |
| 促凝与抗凝 | 1.促凝因素<br>（1）接触面的粗糙程度，正相关。<br>（2）温度，正相关。<br>2.抗凝因素<br>（1）丝氨酸蛋白酶抑制物　抗凝血酶是此类中最重要的抑制物。<br>（2）蛋白质C系统主要抑制激活的辅因子Va和Ⅷa。<br>（3）组织因子途径抑制物是外源性凝血的特异性抑制物。<br>（4）肝素　肝素主要是通过增强抗凝血酶的活性而发挥间接的抗凝作用。<br>（5）体外抗凝　去除血浆中游离的$Ca^{2+}$。 |
| 纤溶蛋白溶解的概念 | 是指将血凝块中的纤维蛋白分解液化的过程。 |

## 第四节 血型与输血

| 要点 | 内容 |
|---|---|
| ABO血型 | 1.分型依据 依据RBC膜上是否存在A抗原和B抗原进行分型。<br>2.类型 A型、B型、AB型和O型。<br>3.血浆中所含抗体<br>（1）A型血含抗B抗体。<br>（2）B型血含抗A抗体。<br>（3）AB型血不含抗体。<br>（4）O型血含抗A抗体、抗B抗体。<br>4.鉴定<br>（1）原理 红细胞凝集反应。<br>（2）过程 一般应用正向法，即应用已知的凝集素（抗体），判断红细胞膜上未知的凝集原（抗原）。 |
| Rh血型系统 | 1.分型依据 依据RBC膜上是否存在D抗原分为$Rh^+$或$Rh^-$。<br>2.特点<br>（1）我国汉族人99%为$Rh^+$，少数民族的阳性率约为85%左右。<br>（2）Rh血型无天然抗体。<br>（3）免疫诱导产生的抗D抗体主要是IgG，可以通过胎盘。<br>3.Rh血型的临床意义<br>（1）$Rh^-$患者输血 第一次输$Rh^+$血液，诱导患者体内产生抗D抗体，同一患者第二次输$Rh^+$血液，发生红细胞凝集反应，出现溶血现象。<br>（2）$Rh^-$女性妊娠 $Rh^-$女性第一胎孕育$Rh^+$胎儿，不会发生红细胞凝集反应，但在分娩过程中胎儿血液进入母体内，诱导母体产生抗D抗体。第二胎孕育$Rh^+$胎儿，胎儿红细胞膜上D抗原与抗D抗体相遇，发生红细胞凝集反应，继而出现溶血现象。 |

# 第四章 血液循环

## 第一节 心脏的泵血功能

| 要点 | 内容 |
|---|---|
| 心脏泵血过程 | 1.心动周期<br>（1）概念 心脏每收缩和舒张一次，构成的一个机械活动周期。一次心动周期中，心房和心室的机械活动可分为收缩期和舒张期。<br>（2）时间 心动周期与心率成负相关，心率为75次/分，每个心动周期持续0.8秒。心率的快慢主要影响舒张期。<br>2.心脏泵血<br>（1）分期 分为心室收缩期—射血过程；心室舒张期—充盈过程。心室收缩期又分为等容收缩期；快速射血期；减慢射血期。心室舒张期又分为等容舒张期；快速充盈期；减慢充盈期；心房收缩期。 |

| 要点 | 内容 |
|---|---|
| 心脏泵血过程 | （2）过程 |

| 分期 | | 心房、心室和动脉压力 | 瓣膜启闭 | 血流方向 | 心室容积 |
|---|---|---|---|---|---|
| 收缩期 | 等容收缩期 | 心室开始收缩，室内压急剧升高，心房压<室内压<动脉压 | 房室瓣关闭 动脉瓣关闭 | 心室无射血 | 不变，仍保持最大 |
| | 快速射血期 | 心室继续收缩，室内压>动脉压，且室内压继续升高，并于该期达到峰值 | 房室瓣关闭 动脉瓣开放 | 心室快速射血入动脉（70%） | 快速减小 |
| | 减慢射血期 | 室内压从峰值逐渐下降，并稍低于动脉压 | 房室瓣关闭 动脉瓣开放 | 心室依靠血流惯性逆压力差缓慢射血入动脉（30%） | 缓慢减小，该期未达最小 |
| 舒张期 | 等容舒张期 | 心室开始舒张，室内压急剧下降，心房压<室内压<动脉压 | 房室瓣关闭 动脉瓣关闭 | 心室无充盈 | 不变，仍保持最小 |
| | 快速充盈期 | 心室继续舒张，室内压<心房压 | 房室瓣开放 动脉瓣关闭 | 心室抽吸血液快速充盈心室 | 快速增大 |
| | 减慢充盈期 | 室内压稍低于房内压 | 房室瓣开放 动脉瓣关闭 | 血液缓慢充盈心室 | 缓慢继续增大 |
| | 心房收缩期 | 室内压仍低于房内压 | 房室瓣开放 动脉瓣关闭 | 血液继续充盈心室 | 缓慢继续增大 |

**图1　心动周期过程**

**注意**　心室充盈血液的主要动力来自心室舒张造成心室内负压的抽吸作用。

（3）心音　①概念：将听诊器放置于胸壁一定部位，所得到的与心动周期同步的声音称为心音。每个心动周期可有4个心音，使用听诊器一般只能听到第一心音和第二心音。②第一心音与第二心音

| | 特点 | 成因 | 标志 | 意义 |
|---|---|---|---|---|
| 第一心音 | 音调低沉持续较长 | 心室肌收缩和房室瓣关闭的振动；射血大动脉扩张及产生旋涡 | 心室开始收缩 | 反映心室收缩力与房室瓣功能状态 |
| 第二心音 | 音调高持续较短 | 动脉瓣关闭；射血突停导致大动脉和心室壁振动 | 心室开始舒张 | 反映动脉瓣功能状态 |

**图2　第一心音与第二心音**

（4）评定指标　①每搏输出量：一侧心室一次搏动所射出的血液量，称为每搏输出量。正常值为60~80ml，平均70ml。②射血分数：是指每搏输出量与心室舒张末期容积的百分比，正常值为50%~60%。射血分数是评定心功能的一项重要指标。③每分输出量：一侧心室每分钟射出的血液量，称为每分输出量，简称心输出量，等于每搏输出量与心率的乘积，正常值为4.5~6.0L/min。④心指数：是指单位体表面积的心输出量值，是分析比较不同个体心功能的常用指标。静息心指数为3.0~3.5L/（min·m$^2$）。⑤每搏功：是指心室一次收缩射血所做的功。⑥每分功：是指每分钟心室收缩射血所做的功。

| 要点 | 内容 |
|---|---|
| 心脏泵血过程 | （5）心脏泵血功能储备 ①概念：是指心输出量随机体代谢需要而增加的能力，能够反映心脏泵血功能对代谢需要的适应能力。②来源：心率储备与每搏输出量储备。其中，心率储备是提高心输出量的主要途径。<br>当心率在160~180次/分，心输出量随心率加快而增多。每搏输出量储备又可分为收缩期储备和舒张期储备两部分，收缩期储备大于舒张期储备。 |
| 影响心输出量的因素 | 1.前负荷<br>（1）概念 是指心室肌收缩之前所承受的负荷，即心室舒张末期充盈血量。<br>（2）异长自身调节 在一定范围内，随着前负荷的增加，初长度增加，心肌的收缩力加强，心输出量增加。这种通过心肌初长度的变化而引起心肌收缩强度变化的调节方式称为异长自身调节。<br>2.后负荷<br>（1）概念 是指心室肌收缩开始所遇到的负荷，即大动脉血压。<br>（2）与心输出量关系 在其他条件不变的情况下，动脉血压升高，后负荷增大，导致等容收缩期延长，射血期缩短，心肌缩短的幅度和速度均减小，每搏输出量减少，心输出量减少。<br>3.心肌收缩力<br>（1）概念 是指心肌不依赖于前、后负荷而能改变其力学活动的一种内在特性。<br>（2）等长自身调节 通过改变心肌收缩力来调节心脏泵血功能的方式，称为等长自身调节。心肌收缩能力受到多种因素影响，兴奋-收缩耦联各个环节的变化都能影响心肌收缩能力，其中活化横桥数目和肌球蛋白ATP酶活性是关键因素。<br>4.心率<br>当心率在40~180次/分范围内，心输出量可随着心率的加快而增加。当心率过缓（低于40次/分）或心率过快（超过180次/分），心输出量都会减少。 |

## 第二节 心肌的生物电现象和生理特性

| 要点 | 内容 |
|---|---|
| 工作细胞、特殊分化细胞的跨膜电位及其离子基础 | 1.工作细胞的跨膜电位及其离子基础，以心室肌为例。<br>（1）静息电位 ①数值：人和哺乳动物的心室肌细胞静息电位数值为-80~-90mV。②产生机制：$K^+$外流。<br>（2）动作电位 分为0、1、2、3、4期共五个时期。各期的形成机制如下 ①0期由$Na^+$快速内流引起，$Na^+$通道阻断剂：河豚毒素（TTX）。②1期：由$K^+$外流引起，$K^+$通道阻断剂：四乙胺（TEA）和4-氨基吡啶（4-AP）。③2期（平台期）：是心室肌细胞动作电位区别神经细胞和骨骼肌细胞动作电位的主要特征。平台期的形成是由$K^+$外流与$Ca^{2+}$内流综合作用的结果。$Ca^{2+}$是通过L型$Ca^{2+}$通道（Ica-L）内流，该通道阻断剂：$Mn^{2+}$、硝苯地平、维拉帕米等。④3期：由$K^+$外流引起。从0期去极化开始到3期复极化完成的时间，称为动作电位的时程（ADP），心室肌的ADP为250~300ms。⑤4期：心肌细胞膜上$Na^+$-$K^+$泵活动增强，从而使$Na^+$、$K^+$浓度恢复到静息水平。$Na^+$-$Ca^{2+}$交换体和$Ca^{2+}$泵活动也增强，从而使$Ca^{2+}$浓度恢复到静息水平。洋地黄类药物可抑制$Na^+$-$K^+$泵活性。<br>2.自律细胞的跨膜电位及其离子基础<br>4期自动去极化是心肌自律细胞自动产生节律性兴奋的基础。 |

| 要点 | 内容 |
|---|---|
| 工作细胞、特殊分化细胞的跨膜电位及其离子基础 | （1）浦肯野细胞动作电位　①分期：动作电位也分为0、1、2、3、4期共五个时期。与心室肌细胞相比，4期膜电位不稳定，发生了自动去极化。②形成机制：4期自动去极化产生的离子基础是以$I_f$通道主导的内向离子流（也称起搏电流）的增强为主，同时伴有3期$K^+$外流的进行性衰减。$I_f$通道不能被河豚毒素阻断，但可被铯（CS）所阻断。<br>（2）窦房结P细胞动作电位　①分期：分为0期、3期、4期共3个期，无明显的1期和2期。②特点：0期去极化速度慢，幅度低；4期自动去极化速度快于浦肯野细胞；最大舒张电位（−70mV）和阈电位（−40mV）绝对值均小于浦肯野细胞。③形成机制：0期由L型$Ca^{2+}$通道主导的$Ca^{2+}$内流形成；3期由$K^+$外流形成；4期由3期$K^+$外流进行性衰减，同时伴有$I_f$通道主导的$Na^+$内流、T型$Ca^{2+}$通道（$I_{ca-T}$）主导的$Ca^{2+}$内流（T型$Ca^{2+}$通道可被镍阻断）增多所致。<br>3.心肌细胞的电生理类型<br>（1）快反应细胞　0期去极化主要由$Na^+$内流形成。包括心房肌、心室肌、房室束和浦肯野细胞。<br>（2）慢反应细胞　0期去极化主要由$Ca^{2+}$内流形成。包括窦房结和房室交界细胞。 |
| 心肌细胞的生理特性 | 心肌细胞的生理特性包括自律性、兴奋性、传导性和收缩性。<br>1.自动节律性<br>（1）概念　心肌在无外来刺激的情况下，能自动发生节律性兴奋的特性，称为自动节律性，简称自律性。<br>（2）衡量指标　单位时间内自动产生节律性兴奋的次数，即，兴奋的频率。<br>（3）心脏的正常起搏点　窦房结。由窦房结所主导的心跳节律称为窦性节律。<br>（4）潜在起搏点与异位起搏点　①潜在起搏点：房室交界、房室束、左右束支、浦肯野纤维。②潜在起搏点存在的意义：提高安全性，防止心脏停搏；潜在的危险因素，可引起心律失常。③异位起搏点：当潜在起搏点主导心脏活动时，潜在起搏点就成为异位起搏点。由异位起搏点主导心脏搏动的节律称为异位节律。<br>（5）窦房结对潜在起搏点的控制方式　①抢先占领也称夺获，是自律性高的组织控制自律性低的组织节律性兴奋的主要方式。②超速驱动压抑，超速驱动压抑具有频率依赖性，故临床应用人工起搏器时，在中断其工作前应逐渐减慢起搏频率，以免发生心搏骤停。<br>（6）影响因素　①4期自动去极化速度，与自律性成正相关。②最大舒张电位与阈电位的距离　与自律性成负相关。<br>2.兴奋性<br>（1）概念　心肌细胞接受刺激产生动作电位的能力或特性。<br>（2）衡量指标　阈值也称阈强度，与兴奋性成负相关。<br>（3）周期性变化过程　兴奋性周期性变化可分为以下4个期。①绝对不应期：从0期开始去极化到复极3期膜电位达−55mV这段时间；$Na^+$通道失活；兴奋性丧失或为零。②局部反应期：从3期膜电位−55mV复极到−60mV这段时间；$Na^+$通道逐渐开始复活；兴奋性开始恢复。③相对不应期：从3期膜电位−60mV复极到−80mV这段时间；$Na^+$通道已大部分复活；兴奋性已经恢复，但仍低于正常，给予阈上刺激可产生动作电位。④超常期：从3期膜电位−80mV复极到−90mV这段时间；$Na^+$通道已基本复活到备用状态，但此期膜电位水平比其他各期都更接近阈电位水平；兴奋性已经恢复，给予阈下刺激可产生动作电位。<br>因为绝对不应期和局部反应期，无论给予多强刺激，均不能再次产生动作电位，故将两期合称为有效不应期。<br>（4）周期性变化特点及意义　①特点：有效不应期特别长，相当于机械收缩的整个收缩期和舒张早期。②意义：心肌不会像骨骼肌那样产生完全强直收缩，始终保持着收缩和舒张交替进行，有利于心脏泵血功能的实现。 |

| 要点 | 内容 |
|------|------|
| 心肌细胞的生理特性 | （5）影响因素 ①静息电位或最大舒张电位与阈电位的距离：与兴奋性成负相关。②离子通道的状态：$Na^+$通道处于备用状态，细胞兴奋性正常。$Na^+$通道处于失活状态，兴奋性暂时丧失。<br>3.传导性<br>（1）概念 心肌细胞和组织具有传导兴奋（动作电位）的能力或特性。<br>（2）衡量指标 动作电位沿细胞膜传播的速度可作为衡量传导快慢的指标。心肌细胞可被看作是功能上的合胞体。<br>（3）兴奋传播的途径 窦房结的兴奋经优势传导通路下传至房室交界，经房室束、左右束支、浦肯野纤维，再传至心室肌，并由心内膜侧向心外膜侧心室肌扩布，从而引起整个心室兴奋。<br>（4）兴奋传播的特点及意义 ①特点：各种心肌细胞兴奋的传导速度不同，最快位于浦肯野纤维，最慢位于房室交界，除此之外，还呈现"两快一慢"特点。②意义：两快是指兴奋在心房肌和心室肌的传导比较快，保证两心房肌和两心室肌几乎完全同步收缩，有利于心脏泵血功能的实现。一慢是指兴奋在通过房室交界时，传导速度较为缓慢、时间延搁的现象称为房-室延搁，有利于心室的充盈和射血。<br>（5）影响因素 ①结构因素：心肌细胞的直径是决定传导性的主要结构因素，成正相关。②生理因素：主要包括0期去极化速度和幅度，成正相关。除此之外，还包括膜电位水平，当膜电位水平下移，传导性加快；反之，减慢。③邻近部位膜的兴奋性：成正相关。<br>4.收缩性<br>（1）特点 ①"全或无"式收缩或同步收缩：由"两快"特点决定。②不发生完全强直收缩：由有效不应期长的特点决定。③对细胞外$Ca^{2+}$的依赖性大，原因是心肌细胞肌浆网不发达。<br>（2）影响因素 ①血浆中$Ca^{2+}$的浓度，成正相关。②低氧和酸中毒，成负相关。③交感神经和儿茶酚胺，成正相关。<br>5.体表心电图<br>（1）正常体表心电图的典型波形及其生理意义 ①P波：反映左右心房去极化过程。②QRS波群：反映左右心室去极化过程。③T波：反映左右心室复极化过程。<br>（2）心电图各波之间时程关系及意义 ①P-R间期：代表兴奋从心房传到心室并引起心室开始兴奋所需的时间，即房室传导时间。②Q-T间期：代表从心室开始去极化到完全复极化所经历的时间。③ST段：代表心室各部分心肌细胞均处于动作电位的平台期。 |

## 第三节 血管生理

| 要点 | 内容 |
|------|------|
| 动脉血压的概念、正常值、形成因素及影响因素 | 1.动脉血压<br>（1）概念 是流动的血液对动脉管壁单位面积上的侧压力，一般是指主动脉的血压。<br>（2）正常值 ①收缩压：心室收缩期动脉血压升高达到的最高值，正常值为100~120mmHg。②舒张压：心室舒张期动脉血压降低达到的最低值，正常值为60~80mmHg。③脉压：收缩压与舒张压的差值，正常值为30~40mmHg。④平均动脉压：一个心动周期中，每一瞬间的动脉血压的平均值，在数值上等于舒张压加1/3脉压。正常值约为100mmHg。 |

| 要点 | 内容 |
|---|---|
| 动脉血压的概念、正常值、形成因素及影响因素 | （3）形成机制　①循环系统平均充盈压：血液停止流动，此时所测得的压力即为循环系统平均充盈压。正常成年人的循环系统平均充盈压约为7mmHg。②心脏射血：心室肌收缩所释放的能量，一部分用于推动血液流动，成为血液的动能；另一部分形成对血管壁的侧压力，并使血管壁扩张，而转换为势能。③外周阻力：主要是指小动脉和微动脉。④弹性贮器血管的回缩作用：一方面可使心室间断的射血变为动脉内持续的血液流动；另一方面，缓冲血压的波动。<br>（4）影响因素　①每搏输出量：动脉血压与每搏输出量成正比。收缩压高低主要反映每搏输出量的多少。②心率：在一定范围内，动脉血压与心率成正比。③外周阻力：动脉血压与外周阻力成正比，舒张压高低主要反映外周阻力的大小。④大动脉管壁的弹性：大动脉管壁的弹性具有缓冲动脉血压变化的作用，可使脉压减小。老年人可表现为收缩压升高、舒张压降低、脉压增大。⑤循环血量与血管容量关系：循环血量与血管容量相适应，才能使血管有足够的血量充盈，这是形成动脉血压的物质基础。 |
| 微循环血流通路、生理特点、作用及血流量的调节 | 1.概念　是指微动脉和微静脉之间的血液循环。<br>2.血流通路<br>（1）直捷通路　①通路：血液从微动脉→后微动脉→通血毛细血管→微静脉，在骨骼肌中这类通路分布较多。②特点：经常处于开放状态。③作用：促使血液迅速通过微循环由静脉回流入心。<br>（2）迂回通路　①通路：血液从微动脉→后微动脉→毛细血管前括约肌→真毛细血管网→微静脉。②特点：交替开放。③作用：是血液与组织细胞进行物质交换的主要场所，故又称营养通路。<br>（3）动静脉短路　①通路：血液从微动脉→动静脉吻合支→微静脉，在人的皮肤，特别是手掌、足底、耳郭等处分布较多。②特点：通常处于关闭状态。③作用：具有体温调节作用。<br>（4）血流量的调节　①几个闸门：微动脉是微循环的总闸门，后微动脉和毛细血管前括约肌是微循环的分闸门，微静脉和小静脉是微循环的后闸门。②局部代谢产物调节：局部代谢产物（如腺苷、乳酸、$CO_2$、组胺等）增多，后微动脉和毛细血管前括约肌舒张，微循环血流量增多；局部代谢产物减少，后微动脉和毛细血管前括约肌收缩，微循环血流量减少。③神经和体液因素调节：交感神经兴奋，微动脉和微静脉收缩，且微动脉收缩程度大于微静脉，微循环血流量减少；交感神经抑制，微动脉和微静脉舒张，微循环血流量增加。 |
| 组织液的生成与回流 | 1.概念　组织液是由血浆通过毛细血管滤过而形成，存在于组织细胞间隙内的细胞外液。<br>2.组织液的生成与回流<br>（1）前提　毛细血管壁对液体的通透性是滤过前提。<br>（2）动力　有效滤过压=（毛细血管血压+组织液胶体渗透压）-（血浆胶体渗透压+组织液静水压）。毛细血管动脉端有效滤过压大于零，组织液生成；毛细血管静脉端有效滤过压小于零，组织液回流，除此之外还有大约10%的组织液经淋巴回流。<br>（3）影响因素　①毛细血管血压：炎症、右心衰竭等发生时，毛细血管血压增高，有效滤过压增大，组织液生成增多，从而引起水肿。②血浆胶体渗透压：某些肾脏疾病（由于大量蛋白随尿排出）或肝脏疾病时（肝合成血浆蛋白减少），都可导致血浆胶体渗透压降低，有效滤过压增大，组织液生成增多，造成全身性水肿。③毛细血管壁的通透性：在烧伤、过敏反应时，组织释放大量组胺，使毛细血管壁通透性显著升高，部分血浆蛋白渗出毛细血管，使病变部位组织液胶体渗透压升高，组织液生成增多而回流减少，导致局部水肿。④淋巴回流：如果淋巴回流受阻，在受阻淋巴管远心端的组织液回流受阻而积聚，也可引起局部浮肿，如丝虫病引起的下肢水肿等。 |

# 第四节　心血管活动的调节

| 要点 | 内容 |
|---|---|
| 心脏和血管的神经支配及其作用 | 1.心脏的神经支配　　心脏接受心交感神经和心迷走神经的双重支配。<br>（1）心交感神经及其作用　　心交感神经节后纤维末梢释放的递质为去甲肾上腺素，与心肌细胞膜上的 $\beta_1$ 受体结合，细胞内 cAMP 水平升高，使心肌细胞膜上的 $Ca^{2+}$ 通道激活，$Ca^{2+}$ 内流增加，心率加快（正性变时作用）、心缩力加强（正性变力作用）、房室交界传导性加强（正性变传导作用）。心交感神经对心脏的兴奋作用可被 $\beta$ 受体阻断剂普萘洛尔（心得安）等药物阻断。<br>（2）心迷走神经及其作用　　心迷走神经节后纤维末梢释放的神经递质为乙酰胆碱，与心肌细胞膜上 M 型受体结合，细胞内 cAMP 水平降低，使细胞膜对 $K^+$ 的通透性增大，$K^+$ 外流增多，并降低了对 $Ca^{2+}$ 的通透性，$Ca^{2+}$ 内流减少，从而导致心率减慢（负性变时作用）、房室传导速度减慢（负性变传导作用）、心房肌收缩力减弱（负性变力作用）。心迷走神经对心脏的作用可被 M 受体阻断剂阿托品等药物阻断。<br>2.血管的神经支配及其作用<br>人体大多数血管只受交感缩血管神经的单一支配，只有一小部分血管兼受缩血管和舒血管神经的双重支配。<br>（1）交感缩血管神经　　发出的节后纤维分布到除真毛细血管以外的所有血管平滑肌，其节后纤维释放的递质是去甲肾上腺素，它主要与血管平滑肌细胞膜上的 $\alpha$ 受体结合，产生缩血管效应。$\alpha$ 受体阻断剂是酚妥拉明。<br>（2）舒血管神经　　①交感舒血管神经，主要分布于骨骼肌血管。其节后纤维释放的递质是乙酰胆碱，与血管平滑肌的 M 受体结合，使血管舒张。②副交感舒血管神经，作用范围较局限。其末梢释放的递质是乙酰胆碱，与血管平滑肌细胞上 M 受体结合，引起血管舒张。 |
| 心血管中枢 | 1.延髓心血管中枢<br>延髓是调节心血管活动的最基本中枢，包括心交感中枢、心迷走中枢和交感缩血管中枢。<br>2.延髓以上的心血管中枢<br>在延髓以上的脑干、小脑、下丘脑乃至大脑皮层都存在与心血管活动有关的神经元。 |
| 颈动脉窦和主动脉弓压力感受器反射 | 1.反射弧<br>（1）感受器　　颈动脉窦和主动脉弓。并不是直接感受血压的变化，而是感受血管壁受机械牵张的程度。<br>（2）传入神经　　颈动脉窦压力感受器传入神经为窦神经，它与舌咽神经合并进入延髓；主动脉弓压力感受器的传入神经为主动脉神经，走行于迷走神经而后进入延髓。<br>（3）反射中枢　　延髓。<br>（4）传出神经　　心迷走神经、心交感神经和交感缩血管神经。<br>（5）效应器　　心脏和血管。<br>2.反射的效应<br>当动脉血压突然升高时，颈动脉窦和主动脉弓压力感受器受到的牵张刺激加强，使其发放冲动的频率增高，分别经窦神经与主动脉神经传至延髓心血管中枢，使心迷走中枢紧张性增强，心交感中枢和交感缩血管中枢紧张性减弱，分别通过各自的传出神经作用于心脏和血管，使心率减慢、心缩力减弱、心输出量减少；同时使血管舒张、外周阻力下降。由于心输出量减少和外周阻力下降，因而动脉血压降低。<br>反之，当动脉血压降低时，则发生相反的效应，使心率加快，心缩力加强，心输出量增加；血管收缩，外周阻力增加，则使动脉血压回升。 |

| 要点 | 内容 |
|---|---|
| 颈动脉窦和主动脉弓压力感受器反射 | 3.反射的特点<br>（1）当窦内压在60~180mmHg范围之间，压力感受器的传入冲动频率与动脉管壁的扩张程度成正比，且对搏动性的压力变化要比稳定的压力变化更为敏感。<br>（2）当窦内压在100mmHg左右时，窦内压的轻微变化即可引起主动脉血压的明显改变。<br>（3）压力感受器对血压的缓慢变化并不敏感。<br>4.反射的生理意义<br>压力感受性反射是一种负反馈调节机制，具有双向调节能力，维持动脉血压的相对稳定。 |
| 心血管活动的体液调节 | **1.肾上腺素和去甲肾上腺素**<br>（1）对心脏的作用　①直接作用：在心肌细胞膜上分布有 $\beta_1$ 受体，肾上腺素和去甲肾上腺素都可与它结合，使心率加快，心缩力加强，心输出量增加。②间接作用：在整体内，静脉注射去甲肾上腺素常出现心率减慢，这是通过颈动脉窦和主动脉弓压力感受器反射使心率减慢，从而掩盖了去甲肾上腺素对心脏的直接兴奋效应。<br>（2）对血管的作用　①血管上儿茶酚胺的受体：在血管平滑肌上分布有 $\alpha$ 受体（主要分布在皮肤、黏膜、肾脏、胃肠道等器官的血管平滑肌）和 $\beta_2$ 受体（主要分布在骨骼肌、肝脏和冠状血管平滑肌），兴奋 $\alpha$ 受体可使血管收缩，兴奋 $\beta_2$ 受体则使血管舒张。②效应：肾上腺素与 $\alpha$ 受体和 $\beta_2$ 受体的结合能力都很强。所以肾上腺素对血管的作用主要在于重新分配血量，而无明显改变外周阻力和升压作用。去甲肾上腺素与 $\alpha$ 受体结合能力较强，可使全身各器官的血管广泛收缩，外周阻力明显加大，动脉血压升高。<br>鉴于肾上腺素有明显的强心作用，故临床常作为强心急救药。去甲肾上腺素有明显的升压作用，临床上常用作升压药。<br>**2.肾－血管紧张素系统**<br>（1）血管紧张素Ⅱ作用机制　①强力收缩全身小动脉和静脉。②促进肾上腺皮质分泌醛固酮。③促进交感神经末梢释放递质，提高交感缩血管中枢紧张性作用。<br>（2）血管紧张素Ⅲ　缩血管作用只有血管紧张素Ⅱ的1/5左右，但它刺激肾上腺皮质合成和释放醛固酮的作用较强。<br>**3.激肽释放酶－激肽系统**<br>缓激肽和血管舒张素是已知最强烈的舒血管物质，可使局部血管舒张，毛细血管的通透性增大，但对其他部位的平滑肌则引起收缩效应。<br>**4.血管升压素**<br>在禁水、失水、大失血等情况下，血管升压素作用于血管平滑肌 $V_1$ 受体，引起血管强烈收缩，血压升高。<br>**5.心房钠尿肽**<br>具有强烈的利尿排钠的作用，并使血管平滑肌舒张，外周阻力降低，使心率减慢，每搏输出量减少，心输出量减少，血压降低。此外，它还有抑制肾素－血管紧张素－醛固酮系统的作用。<br>**6.血管内皮细胞生成的血管活性物质**<br>（1）内皮舒张因子　一氧化氮（NO）可使血管平滑肌细胞内 $Ca^{2+}$ 浓度降低，导致血管舒张。<br>（2）内皮缩血管因子　内皮素是目前已知血管活性物质中最强的缩血管物质。<br>**7.其他调节物质**<br>（1）组胺　具有强烈的舒血管作用，并能使毛细血管和微静脉的管壁通透性增强，血浆漏入组织，形成局部组织水肿。<br>（2）前列腺素　①对心脏的作用：使心输出量增加。②对血管的作用：前列腺素主要是使血管舒张，只有前列腺素F通常引起血管收缩。 |

# 第五章　呼　吸

## 第一节　肺通气

| 要点 | 内容 |
|---|---|
| 肺泡表面活性物质的作用 | 1.来源　肺泡表面活性物质由肺泡Ⅱ型细胞分泌。<br>2.主要成分　二棕榈酰卵磷脂和表面活性物质结合蛋白。<br>3.生理作用　降低肺泡表面张力。<br>4.降低肺泡表面张力的生理意义<br>（1）维持其肺泡容积的相对稳定。<br>（2）防止肺水肿。<br>（3）降低吸气阻力，减少吸气作功。 |
| 呼吸运动；肺内压；胸膜腔内压 | 肺通气的直接动力是肺泡气与外界大气之间的压力差。肺通气的原动力是呼吸运动。<br>1.呼吸运动<br>（1）过程　以平静呼吸为例　①吸气：肋间外肌和膈肌收缩→肋骨、胸骨上抬、肋骨下缘略外展，膈肌中心下移→胸廓前后径、左右径、上下径↑→胸廓容积↑→肺内压降低＜大气压→气体入肺（主动）。②呼气：肋间外肌和膈肌舒张→肋骨、胸骨回位、肋骨下缘内收，膈肌回位→胸廓前后径、左右径、上下径↓→胸廓容积↓→肺内压升高＞大气压，气体从肺内排出（被动）。<br>（2）用力呼吸　参与呼吸运动的肌群多于平静呼吸，吸气和呼气动作均为主动过程。<br>（3）类型　以膈肌舒缩伴随腹部起伏为主的呼吸运动称为腹式呼吸，多见于儿童；以肋间肌舒缩、胸部起伏为主的呼吸运动称为胸式呼吸，多见于孕妇或腹腔有占位病变的人；混合式呼吸，正常成年人的呼吸类型。<br>2.肺内压<br>（1）概念　是指肺泡内的压力。<br>（2）数值　以平静呼吸为例，吸气时，肺内压低于大气压1~2mmHg；呼气时，肺内压高于大气压1~2mmHg。平静吸（呼）气末肺内压与大气压相等。用力呼吸时肺内压变化幅度更大。<br>（3）应用　人工呼吸。<br>3.胸膜腔内压<br>（1）概念　是指胸膜腔内的压力。<br>（2）数值　与大气压相比，生理情况下，胸膜腔内压无论在吸气过程还是呼气过程，均低于大气压。若规定大气压为0，胸膜腔内压为负值，故称胸膜腔负压。<br>（3）生理意义　①保持肺扩张状态，利于肺通气和肺换气。②有助于静脉血和淋巴回流。 |
| 肺通气的阻力 | 1.弹性阻力<br>（1）来源　①肺弹性阻力："（占总阻力70%）"2/3来自肺泡表面张力，1/3来自肺的回缩力。实质上弹性阻力为吸气阻力，却为呼气动力。②胸廓的弹性阻力：既可能是吸气的弹性阻力，也可能是吸气的动力，视胸廓的位置而定。<br>（2）评价指标　顺应性是指在外力作用下弹性组织的可扩张性。顺应性与弹性阻力成反比。<br>2.非弹性阻力（占总阻力30%）　来源：呼吸道阻力（占非弹性阻力80%~90%）、惯性阻力和黏滞阻力。 |

| 要点 | 内容 |
|---|---|
| 肺容积；肺容量；肺通气量 | 1.肺容积<br>（1）潮气量　每次呼吸时吸入或呼出的气量为潮气量。平静呼吸时，一般以500ml计算。运动时，潮气量将增大。<br>（2）补吸气量　平静吸气末，再尽力吸气所能吸入的气量为补吸气量，也称吸气贮备，正常成年人约为1500~200ml。<br>（3）补呼气量　平静呼气末，再尽力呼气所能呼出的气量为补呼气量，也称呼气贮备量，正常成年人约为900~1200ml。<br>（4）残气量　最大呼气末尚存留于肺中不能再呼出的气量为残气量。正常成人约为1000~1500ml。<br>2.肺容量<br>（1）深吸气量　从平静呼气末作最大吸气时所能吸入的气量为深吸气量，它也是潮气量和补吸气量之和，是衡量最大通气潜力的一个重要指示。<br>（2）功能残气量　平静呼气末尚存留于肺内的气量为功能余气量，是残气量和补呼气量之和。其生理意义是缓冲呼吸过程中肺泡气氧和二氧化碳分压的过度变化。<br>（3）肺活量和用力呼气量　最大吸气后，从肺内所能呼出的最大气量称作肺活量，是潮气量、补吸气量和补呼气量之和。正常成年男性平均约为3500ml，女性为2500ml。<br>（4）用力呼气量　是指尽力最大吸气后，尽力尽快呼气所能呼出的最大气量，再分别计算第1、2、3s末所呼气体量以及所占肺活量的百分数。正常成年人分别为83%、96%和99%。又称时间肺活量，是一项动态指标，是评价肺通气功能较好的指标。<br>（5）肺总容量　肺所能容纳的最大气量为肺总量，是肺活量和余气量之和。成年男性平均为5000ml，女性3500ml。<br>3.肺通气量<br>（1）肺通气量　指每分钟进或出肺的气体总量，每分通气量=潮气量×呼吸频率。<br>（2）无效腔和肺泡通气量　①解剖无效腔：是指从上呼吸道至呼吸性细支气管之间不参与肺泡与血液之间气体交换的传导性呼吸道容积。②肺泡无效腔：是指未能发生气体交换的肺泡容量。③生理无效腔：是指肺泡无效腔与解剖无效腔之和。健康人平卧时生理无效腔等于或接近于解剖无效腔，其容积约为150ml。④肺泡通气量是指每分钟吸入肺泡的新鲜空气量。肺泡通气量=（潮气量−无效腔气量）×呼吸频率。 |

# 第二节　呼吸气体的交换

| 要点 | 内容 |
|---|---|
| 气体交换的原理和过程 | 1.气体交换的原理　扩散<br>（1）气体扩散的动力　气体分压差。①分压（P）是指在混合气体中，某一种气体所具有的压力。②气体分压计算公式：气体分压=总压力×该气体的容积百分比。<br>（2）气体扩散速率　①概念　单位时间内气体扩散的容积为气体扩散速率（D）。②影响因素　气体的分压差；气体的分子量（MW）；气体的溶解度（S）；扩散面积（A）；气体距离（d）；温度（T）。<br>气体扩散速率与上述诸因素的关系是 $D \propto \dfrac{\Delta P \times T \times A \times S}{d \times \sqrt{MW}}$ |

| 要点 | 内容 |
| --- | --- |
| 气体交换的原理和过程 | 2.气体交换过程<br>（1）肺泡气体交换过程　①$O_2$：肺泡→肺泡周围毛细血管。②$CO_2$：肺泡周围毛细血管→肺泡。<br>（2）组织气体交换过程　①$O_2$：组织内的毛细血管→组织、细胞。②$CO_2$：组织、细胞→组织内的毛细血管。 |
| 影响肺泡气体交换的 | 1.呼吸膜的面积　气体扩散速率与扩散面积成正比。<br>2.呼吸膜的厚度　气体扩散速率与呼吸膜厚度成反比关系。<br>3.通气/血流<br>（1）概念　指每分肺通气量（$V_A$）和每分肺血流量（Q）之间的比值（$V_A$/Q）。<br>（2）正常值　正常成年人安静时约为4.2/5=0.84。<br>（3）与体位关系　正常人平卧位状态下，全肺的比值是0.84。在直立位由于重力的影响，肺尖部比值大于0.84，肺底部小于0.84。 |

# 第三节　气体在血液中的运输

| 要点 | 内容 |
| --- | --- |
| 氧的运输 | 1.氧的运输形式　化学结合（98.5%），物理溶解（1.5%）。<br>2.相关概念<br>（1）Hb氧容量　每百毫升血液中，Hb所能结合的最大$O_2$量。<br>（2）Hb氧含量　每百毫升血液中，Hb实际结合的$O_2$量。<br>（3）Hb氧饱和度　氧含量占氧容量的百分比。<br>3.血红蛋白与氧的化学结合<br>（1）方程式<br>$$Hb+O_2 \xrightarrow[PO_2低（组织）]{PO_2高（肺部）} HbO_2$$<br>（2）特点　①此反应快速、可逆、不需酶催化，主要受$PO_2$影响。②此反应为氧合反应。③一分子血红蛋白可以运输4分子氧。<br>4.氧解离曲线<br>（1）概念　$PO_2$与氧饱和度之间的关系曲线，呈"S"形曲线。<br>（2）曲线分三段　①曲线上段$PO_2$在60~100mmHg时，曲线坡度小。虽然此时肺泡气中$PO_2$下降，但动脉血中氧饱和度仍较高，使机体能获得较多的$O_2$。②曲线中段$PO_2$在40~60mmHg时，曲线坡度较陡，即随着$PO_2$下降，氧饱和度明显降低，以促使大量$O_2$解离。③曲线下段$PO_2$在15~40mmHg时，曲线坡度最陡，即当$PO_2$稍有下降，则氧饱和度急剧下降，释放大量$O_2$。<br>5.影响氧解离曲线的因素<br>（1）pH和$CO_2$的影响　pH值降低和$PCO_2$升高，都可使Hb与$O_2$的亲和力降低，曲线右移；相反，pH升高，$PCO_2$降低，Hb与$O_2$的亲和力增加，曲线左移。<br>（2）温度的影响　温度升高，曲线右移；反之，则左移。<br>（3）2，3二磷酸甘油酸（2，3-DPG）2，3-DPG增加时，曲线发生右移；反之，则左移。 |
| 二氧化碳的运输 | 1.二氧化碳的运输形式　物理溶解占5%，化学性结合占95%。<br>2.化学结合的两种类型<br>（1）碳酸氢盐，约占88%。<br>（2）氨基甲酰血红蛋白，约占7%。<br>3.二氧化碳解离曲线<br>血液中$CO_2$含量与$PCO_2$关系的曲线。该曲线呈直线，即血液$CO_2$含量与$PCO_2$之间几乎呈线性关系，随着$PCO_2$增高，血液中$CO_2$含量也增加。 |

# 第四节 呼吸运动的调节

| 要点 | 内容 |
|---|---|
| 呼吸中枢与呼吸节律的形成 | 1.呼吸中枢 分布在大脑皮层、间脑、脑桥、延髓和脊髓等部位。脑的各级部位在呼吸节律产生和调节中所起作用不同。<br>（1）脊髓 支配呼吸肌的运动神经元位于第3~5颈段（支配膈肌）和胸段（支配肌间肌和腹肌等）前角。<br>（2）低位脑干脑桥和延髓。①延髓：产生基本节律。②脑桥：呼吸调整中枢。<br>（3）大脑皮层控制随意呼吸。<br>2.呼吸节律的形成 起步细胞学说和神经元网络学说。 |
| 肺牵张反射 | 1.概念 由肺扩张或肺缩小引起的吸气抑制或兴奋的反射，又称黑－伯反射。<br>2.分类 肺扩张反射和肺萎陷反射。①肺扩张反射是肺充气或扩张时抑制吸气的反射。②肺萎陷反射是肺缩小萎陷时引起吸气的反射。 |
| 化学感受性呼吸反射 | 1.外周和中枢化学感受器<br>（1）外周化学感受器 颈动脉体和主动脉体。动脉血$PO_2$降低、$PCO_2$或$H^+$浓度升高时受到刺激。<br>（2）中枢化学感受器 延髓腹外侧浅表部位。中枢化学感受器的生理刺激是脑脊液和局部细胞外液的$H^+$。<br>2.$PCO_2$、$H^+$和$PO_2$对呼吸的影响<br>（1）$PCO_2$对呼吸的影响 $CO_2$是呼吸的生理性刺激物，是调节呼吸最重要的体液因素。主要通过对中枢化学感受器的刺激成为驱动呼吸的主要刺激。<br>（2）低$O_2$对呼吸的影响 血液中$O_2$浓度降低时，肺泡气、动脉血$PO_2$都随之降低，呼吸加深、加快，肺通气增加。低$O_2$对外周化学感受器的刺激成为驱动呼吸的主要刺激。<br>（3）$H^+$对呼吸的影响 当血液中$H^+$浓度升高时，呼吸加强，肺通气量增大；反之，血液中$H^+$浓度降低时，呼吸抑制，肺通气量减少。$H^+$对呼吸的影响主要通过外周化学感受器。 |

# 第六章 消化与吸收

# 第一节 概 述

| 要点 | 内容 |
|---|---|
| 消化和吸收的概念、消化道平滑肌的一般特性 | 1.消化和吸收的概念<br>（1）消化 食物在消化道内被分解为小分子物质的过程，包括化学性消化和机械性消化。<br>（2）吸收 食物经消化后，经过消化道黏膜进入血液和淋巴液的过程。<br>2.消化道平滑肌的一般特性<br>（1）对化学、机械牵张和温度等刺激较敏感。<br>（2）自动节律性，但其节律慢。<br>（3）紧张性收缩。<br>（4）富有伸展性。<br>（5）兴奋性低。 |

| 要点 | 内容 |
|---|---|
| 消化腺的分泌功能 | 1.消化液的总量　每日由各种消化腺分泌的消化液总量可达6~8L。<br>2.消化液的成分　主要由有机物、离子和水组成。<br>3.消化液的功能<br>（1）稀释食物。<br>（2）为消化酶提供适宜的pH环境。<br>（3）分解食物成分。<br>（4）保护消化道黏膜。 |

# 第二节　口腔内消化

| 要点 | 内容 |
|---|---|
| 唾液的成分、作用 | 1.唾液成分　唾液中水分约占99%，有机物主要为黏蛋白，还有唾液淀粉酶和溶菌酶等，无机物有钠、钾、钙、氯、碳酸氢盐等。<br>2.唾液作用<br>（1）湿润与溶解食物。<br>（2）分解淀粉。<br>（3）清洁口腔。<br>（4）排泄作用。 |

# 第三节　胃内消化

| 要点 | 内容 |
|---|---|
| 胃液的性质、成分和作用 | 1.胃液性质　无色、酸性液体。<br>2.胃液成分　盐酸、胃蛋白酶原、内因子、黏液、碳酸氢盐等。<br>3.胃液作用<br>（1）盐酸作用　①可杀菌抑菌。②激活胃蛋白酶原、并为胃蛋白酶提供必要的酸性环境。③引起促胰液素等胃肠激素的释放，从而促进胰液、胆汁和小肠液的分泌。④有助于小肠对铁和钙的吸收。<br>（2）胃蛋白酶作用　能水解食物中的蛋白质。<br>（3）内因子作用　促进维生素$B_{12}$在回肠的吸收。<br>（4）黏液和碳酸氢盐作用　形成化学性屏障，保护胃黏膜免受胃酸和胃蛋白酶的侵蚀。 |
| 胃液分泌的调节 | 1.调节胃酸分泌的内源性物质　乙酰胆碱（＋），促胃液素（＋），组胺（＋），生长抑素（－）<br>2.消化期的胃液分泌<br>（1）头期胃液分泌　①概念：指食物刺激头面部的感受器所引起的胃液分泌。②机制：包括神经调节（迷走神经）和体液调节（促胃液素）。③特点：分泌量较大，酸度较高，胃蛋白酶含量丰富。分泌量与情绪、食欲有很大关系，头期刺激停止后，分泌仍能持续一段时间。<br>（2）胃期胃液分泌　①概念：指食物进入胃后可进一步刺激胃液的分泌。②机制：包括神经调节（迷走-迷走长反射和壁内神经丛）和体液调节（促胃液素）。③特点：分泌量大，酸度很高，但胃蛋白酶原的含量较头期少些。<br>（3）肠期胃液分泌　①指食物的扩张和化学刺激直接作用于十二指肠和空肠上部，引起胃液的分泌。②机制：主要是体液因素，促胃液素可能是该期重要的调节物之一。③特点：分泌量较少，约占进餐后胃液分泌总量的1/10。<br>3.胃液分泌的抑制性调节　盐酸、脂肪、高张溶液。 |

| 要点 | 内容 |
|---|---|
| 胃运动的主要形式 | 1.容受性舒张　是通过迷走–迷走反射实现的。<br>2.紧张性收缩。<br>3.蠕动。 |
| 胃排空及其控制 | 1.概念　食物由胃排入十二指肠的过程。<br>2.动力　胃内压与十二指肠内压之差。<br>3.速度　糖>蛋白质>脂肪；稀的、流体食物比稠的、固体食物排空快；混合食物需要4~6小时排空。<br>4.胃排空的控制<br>（1）胃内因素促进胃排空。<br>（2）十二指肠因素抑制胃排空。 |

# 第四节　小肠内消化

| 要点 | 内容 |
|---|---|
| 胰液的性质、成分和作用 | 1.胰液性质　无色无嗅碱性液体。<br>2.胰液成分　无机成分包括碳酸氢盐、$Cl^-$、$Na^+$、$K^+$、$Ca^{2+}$等，有机成分包括胰淀粉酶、胰脂肪酶、蛋白水解酶原等。<br>3.胰液作用<br>（1）碳酸氢盐　可中和胃酸，并为胰液中的酶提供合适的pH值环境。<br>（2）胰淀粉酶　将淀粉、糖原及大多数其他碳水化合物水解为糊精、麦芽糖和麦芽寡糖。<br>（3）胰脂肪酶　分解甘油三酯为脂肪酸、甘油一酯和甘油。<br>（4）蛋白水解酶原主要有胰蛋白酶原和糜蛋白酶原，胰蛋白酶原的激活物是小肠液中的肠激酶和胰蛋白酶自身，糜蛋白酶原的激活物是胰蛋白酶。两种酶单独作用水解蛋白质为蛋白胨和蛋白胨，两种共同作用水解蛋白质为氨基酸。<br>胰液中含有水解三种主要食物的消化酶（原），因而是所有消化液中最重要的一种。 |
| 胰液分泌的调节 | 1.神经调节　迷走神经兴奋引起胰液分泌的特点是水分和碳酸氢盐含量较少，酶含量丰富。<br>2.体液调节　促胰液素引起胰液分泌的特点是使胰液的分泌量显著增加（水分和碳酸氢盐），酶含量却很低。胆囊收缩素促进胰液中各种酶的分泌。 |
| 胆汁的性质、成分和作用 | 1.胆汁性质　较浓的、有苦味的、有色液体。肝胆汁呈金黄色、弱碱性，胆囊胆汁呈弱酸性、颜色较深。<br>2.胆汁成分　无机成分主要有碳酸氢盐、$Cl^-$、$Na^+$、$K^+$、$Ca^{2+}$等，有机成分包括胆盐、胆色素、脂肪酸、胆固醇、卵磷脂和黏蛋白等。<br>3.胆汁作用　（1）胆汁中的胆盐、胆固醇和卵磷脂等都作为乳化剂，乳化脂肪，促进脂肪的分解；（2）胆盐促进脂肪消化产物和脂溶性维生素的吸收。 |
| 胆汁分泌的调节 | 1.神经调节　神经对胆汁分泌和胆囊收缩的作用较弱，迷走神经兴奋引起胆汁分泌和胆囊收缩轻度加强。<br>2.体液调节<br>（1）促胰液素　引起胆汁分泌的量和碳酸氢盐增多，而胆盐的分泌并不增加。<br>（2）胆囊收缩素　引起胆囊强烈收缩，并降低Oddi括约肌的紧张性，使胆囊胆汁大量排放。<br>（3）促胃液素　刺激肝胆汁的分泌及胆囊平滑肌的收缩。<br>（4）胆盐　有强烈的利胆作用。 |

| 要点 | 内容 |
|---|---|
| 小肠液 | 1.成分　弱碱性液体，内含肠激酶。<br>2.作用　肠激酶能激活胰蛋白酶原为有活性的胰蛋白酶。 |
| 小肠的运动 | 1.紧张性收缩<br>2.分节运动　是小肠特有的运动形式。<br>3.蠕动 |

## 第五节　大肠的功能

| 要点 | 内容 |
|---|---|
| 排便反射 | 1.感受器　直肠壁内<br>2.传入神经　盆神经、腹下神经<br>3.反射中枢　脊髓腰骶段（初级中枢），大脑皮层（高级中枢）<br>4.传出神经和效应器　盆神经的传出冲动使降结肠、乙状结肠及直肠收缩，肛门内括约肌舒张；阴部神经的冲动减少，肛门外括约肌舒张，使粪便排出体外。 |

## 第六节　吸　收

| 要点 | 内容 |
|---|---|
| 吸收的部位和途径 | 1.吸收的主要部位是小肠，主要原因为<br>（1）小肠吸收面积巨大，可达200m²左右。<br>（2）食物在小肠内已被消化为适于吸收的小分子物质。<br>（3）食物在小肠内停留的时间较长，可达3~8小时。<br>（4）小肠上皮细胞绒毛的摆动，促进吸收。<br>总结　大、小、长、摆动。<br>2.途径　跨细胞途径和细胞旁途径 |
| 主要营养物质的吸收 | 1.无机盐的吸收<br>（1）钠的吸收　肠内的钠绝大部分被吸收（95%~99%），该过程逆电−化学梯度进行，是需要钠泵参与的主动过程。<br>（2）铁的吸收　主要在小肠上部进行，主动转运；食物中的铁仅有一小部分被吸收；铁的吸收与机体对铁的需要呈正相关；主要以亚铁形式吸收，维生素C、胃酸促进铁的吸收。<br>（3）钙的吸收　食物中的钙仅有一小部分被吸收；主要影响钙吸收的因素是维生素D和机体对钙的需要；胃酸、脂肪食物促进钙的吸收。<br>2.糖的吸收　只有分解为单糖才能被小肠上皮细胞吸收；己糖吸收速度快，戊糖速度慢；单糖的吸收属于继发性主动转运。<br>3.蛋白质的吸收以氨基酸形式进行；继发性主动转运。<br>4.脂肪的吸收以淋巴途径为主。 |

# 第七章　能量代谢和体温

## 第一节　能量代谢

| 要点 | 内容 |
|---|---|
| 能量代谢的概念及机体能量的来源和利用 | **1.能量代谢的概念**　生物体内物质代谢过程中所伴随的能量释放、转移储存和利用等。<br>**2.机体能量的来源和利用**<br>（1）来源　食物（糖、脂肪和蛋白质）中蕴含的化学能，其中糖的供能约占70%，其次是脂肪。<br>（2）释放　50%以上能量直接以热量形式释放，维持体温，小于50%的能量以化学能形式储存。<br>（3）储存　ATP和磷酸肌酸（ATP的储存库）。ATP既是体内重要的储能物质又是重要的供能物质。<br>（4）利用　除骨骼肌运动时所完成的机械功（外功）外，其余的能量最后都转变为热能。 |
| 基础代谢与基础代谢率 | **1.基础代谢**<br>（1）基础状态　①清晨、清醒、安静状态。②避免肌肉活动及精神紧张。③环境温度保持在20℃~30℃。④空腹12小时以上。<br>（2）基础代谢的概念　基础状态下的能量代谢。<br>**2.基础代谢率**<br>（1）概念　单位时间的基础代谢。<br>（2）正常值　是一个相对值，±10%~15%。<br>（3）意义　反映甲状腺功能。小于-20%，提示甲减；大于20%~40%，提示甲亢。<br>（4）影响因素　基础代谢率的高低与体重并无比例关系，而与体表面积基本呈正比。影响因素还包括甲状腺的功能、体温等。 |

## 第二节　体温及其调节

| 要点 | 内容 |
|---|---|
| 体温的概念、正常值及生理波动 | **1.概念**　机体深部的平均温度。<br>**2.正常值**　腋下36.0℃~37.4℃；口腔36.7℃~37.7℃；直肠36.9℃~37.9℃<br>**3.生理波动**<br>（1）昼夜变化（夜间低，午后高）。<br>（2）性别（女性略高于男性，女性排卵日体温最低）。<br>（3）年龄（小儿体温较高但不稳定）。<br>（4）肌肉活动（剧烈运动后体温升高） |
| 机体的产热和散热 | **1.产热**<br>（1）主要器官　①安静时是内脏（主要是肝脏）。②运动时是骨骼肌。<br>（2）形式　①战栗产热：骨骼肌不随意的节律性收缩舒张，屈肌和伸肌同时活动，不做外功。②非战栗产热：又称代谢产热，以褐色脂肪分解为主。<br>（3）调节　①神经调节：交感神经兴奋产热增多。②体液调节：甲状腺激素、肾上腺髓质激素等增多，产热量增多。 |

| 要点 | 内容 |
|------|------|
| 机体的产热和散热 | 2.散热<br>（1）主要器官　皮肤<br>（2）形式　①辐射散热：常温下主要的散热形式，散热量的多少主要取决于皮肤与环境间的温度差及机体有效辐射面积。②传导散热：散热量的多少取决于皮肤与环境间的温度差及导热性。临床应用　高热病人利用冰帽、冰袋进行物理降温。③对流散热：是传导散热的一种特殊形式，散热量的多少受风速影响极大。④蒸发散热：包括不感蒸发和发汗，是环境温度等于或高于皮肤温度时成为唯一的散热形式。临床应用　用酒精或温水擦浴高热病人的皮肤以降低体温。<br>（3）调节　发汗和皮肤血流量的增加。 |
| 体温调节方式 | 1.体温调节的类型<br>（1）行为性体温调节　为维持体温进行增减衣物等有意识的行为。<br>（2）自主性体温调节　调节产热和散热的器官，维持产热和散热动态平衡。<br>2.自主性体温调节的基本中枢　下丘脑<br>3.体温调定点学说　体温的调节类似于恒温器的调节，视前区－下丘脑前部（PO/AH）中有个调定点，即规定数值（如37℃）。如偏离此规定数值，则由反馈系统将偏离信息输送到控制系统，通过对受控系统的调整来维持体温的恒定。通常认为，PO/AH中的温度敏感神经元可能在体温调节中起着调定点的作用。 |

# 第八章　尿的生成与排出

## 第一节　肾脏的功能结构和血液循环

| 要点 | 内容 |
|------|------|
| 排泄 | 概念　是指机体将新陈代谢的终产物、过剩的物质以及进入机体的各种异物通过血液循环由排泄器官排出体外的过程。但食物残渣的排出不属于排泄。 |
| 肾脏的功能 | 1.排泄代谢产物　肾脏是体内最重要的排泄器官，在维持内环境稳态中发挥重要作用。<br>2.调节水、电解质和酸碱平衡　肾脏对水的调节依赖于抗利尿激素，而血$Na^+$、$K^+$水平的调节主要受醛固酮的影响。<br>3.内分泌功能　肾脏能产生多种生物活性物质，如肾素、促红细胞生成素、羟化的维生素$D_3$和前列腺素等。 |
| 肾脏的结构和血液循环特点 | 1.肾脏的结构<br>（1）肾单位　肾的基本结构与功能单位。每个肾单位包括肾小体和肾小管部分。肾小体包括肾小球和肾小囊两部分。肾小管由近曲小管、髓袢和远曲小管三部分组成。<br>（2）球旁器　由入球小动脉的球旁细胞、间质细胞、远曲小管起始部的致密斑组成。球旁细胞分泌肾素，致密斑能感受小管液中$Na^+$含量变化，进而调节肾素的释放，间质细胞具有吞噬功能。<br>2.肾脏的血液循环特点<br>（1）血流量丰富，占心输出量的1/5~1/4，分布不均，90%以上分布在皮质。<br>（2）两套毛细血管　①肾小球毛细血管血压较高，有利于滤过。②肾小管周围毛细血管内血压较低，有利于肾小管的重吸收作用。 |

## 第二节　肾小球的滤过功能

| 要点 | 内容 |
|---|---|
| 滤过膜及其通透性 | 1.滤过膜的构成　肾小球毛细血管内皮细胞、基膜和肾小囊脏层上皮细胞。<br>2.滤过膜的通透性　构成滤过膜的肾小球毛细血管内皮细胞、基膜和肾小囊脏层上皮细胞上有大小不同的孔道或裂隙，血细胞和大分子物质（如大分子蛋白质）不能通过孔道滤过，形成滤过膜的机械屏障；滤过膜各层含有带负电荷的物质，主要为糖蛋白，能阻止血浆中带负电荷的物质的通过，形成滤过膜的电学屏障。 |
| 有效滤过压 | 1.概念　促进超滤的动力和对抗超滤的阻力之间的差值。<br>2.公式　有效滤过压＝肾小球毛细血管血压−（血浆胶体渗透压＋肾小囊内压） |
| 影响肾小球滤过的因素 | 1.滤过膜的面积和通透性<br>（1）面积　与肾小球滤过率呈正相关。<br>（2）通透性　与肾小球滤过率呈正相关。<br>2.有效滤过压<br>（1）肾小球毛细血管血压　与肾小球滤过率呈正相关。<br>（2）血浆胶体渗透压　与肾小球滤过率呈负相关。<br>（3）囊内压　与肾小球滤过率呈负相关。<br>3.肾血浆流量　正常情况下肾小球的血浆流量较为稳定（自身调节），如果肾小球血浆流量显著增加时，肾小球滤过率增大。 |

## 第三节　肾小管和集合管的重吸收功能

| 要点 | 内容 |
|---|---|
| 重吸收的方式与途径 | 1.方式　被动或主动。<br>2.途径　跨细胞途径或细胞旁途径。<br>（1）$Na^+$、$K^+$等阳离子主要是跨细胞途径主动重吸收（$Na^+$在近端小管后半段以及髓袢升支粗段可通过细胞旁途径被动重吸收）。<br>（2）$HCO_3^-$、$Cl^-$等阴离子被动重吸收（$Cl^-$在髓袢升支粗段除外）。<br>（3）葡萄糖、氨基酸等有机小分子在近端小管（尤其是前半段）继发性主动重吸收（与$Na^+$的重吸收相关联）。 |
| 重吸收的特点 | 1.差异性　不同节段肾小管重吸收能力不同，近端小管最强，葡萄糖和氨基酸仅在近端小管完成重吸收。<br>2.选择性　保留对机体有用物质，有效清除有害或过剩物质。如小管液中葡萄糖、氨基酸全部被重吸收，$Na^+$、水大部分被重吸收，肌酐则不被重吸收。<br>3.有限性　因转运体数量有限，重吸收的量是有最大限度的。当血液中葡萄糖浓度超过160~180mg/100ml时，有一部分肾小管对葡萄糖的吸收已达到极限，尿中开始出现葡萄糖，此时的血浆葡萄糖浓度称为肾糖阈，即尿中开始出现葡萄糖时的最低血糖浓度。 |

# 第四节　尿生成的调节

| 要点 | 内容 |
|------|------|
| 肾内自身调节 | 1.小管液溶质的浓度对肾小管功能的调节<br>（1）渗透性利尿　小管液中溶质所形成的渗透压，可阻碍肾小管对$Na^+$和水的重吸收，而使尿量增多的现象。<br>（2）举例　临床上甘露醇、山梨醇等通过渗透性利尿，使患者消肿。血糖升高是糖尿病病人多尿原因。<br>2.球管平衡<br>（1）概念　不论肾小球滤过率增或减，近端小管的重吸收率始终占肾小球滤过率的65%~70%。<br>（2）生理意义　使尿中排出的溶质和水不致因肾小球滤过率的增减而出现大幅度变动。<br>（3）机制　滤过率变化引起管周毛细血管血压、血浆胶体渗透压改变所致。 |
| 神经体液调节 | 1.神经调节　肾仅受交感神经支配，交感神经兴奋可减少尿的生成。<br>2.体液调节<br>（1）血管升压素由下丘脑视上核、室旁核神经元分泌。主要作用是提高远曲小管和集合管对水的通透性，水的重吸收增多，最终使尿量减少。<br>**其分泌受以下因素调节**　①血浆晶体渗透压的改变：血浆晶体渗透压升高，刺激下丘脑渗透压感受器，引起血管升压素分泌增加，远曲小管和集合管对水的通透性增大，水的重吸收增多，尿量减少。例如，夏天大量出汗、严重的腹泻等。相反，大量饮清水后，血浆晶体渗透压降低，使血管升压素分泌减少，远曲小管和集合管对水的通透性降低，水的重吸收减少，尿量增多。尿液稀释，称为水利尿。②血容量的改变：当血量减少时，心肺感受器所受的刺激减弱，经迷走神经传入至下丘脑的信号减少，对血管升压素释放的抑制作用减弱或取消，血管升压素的释放增加。③其他因素：动脉血压降低、血管紧张素Ⅱ、精神紧张、术后疼痛等可刺激血管升压素的释放；心房钠尿肽、寒冷刺激等可抑制血管升压素的分泌。<br>（2）醛固酮　由肾上腺皮质球状带分泌。主要作用是促进远曲小管和集合管的主细胞重吸收$Na^+$，同时促进$K^+$的排出，即"保钠排钾"作用。其分泌受以下因素调节　①肾素–血管紧张素–醛固酮系统。②血$K^+$浓度升高或血$Na^+$浓度降低，均可刺激醛固酮分泌。<br>（3）心房钠尿肽　①来源：由心房肌细胞合成并释放的肽类激素。②主要作用：是使血管平滑肌舒张和促进肾脏排钠、排水。 |

# 第五节　排尿活动

| 要点 | 内容 |
|------|------|
| 排尿反射 | 1.感受器　膀胱壁、尿道<br>2.传入神经　盆神经、腹下神经<br>3.反射中枢　脊髓骶段（初级中枢），大脑皮层（高级中枢）<br>4.传出神经和效应器　盆神经的传出冲动使膀胱逼尿肌收缩、内括约肌松弛；腹下神经的兴奋则使逼尿肌松弛、内括约肌收缩，阻抑尿的排放。阴部神经的冲动减少可使尿道外括约肌舒张。 |

# 第九章 内分泌

## 第一节 下丘脑与垂体

| 要点 | 内容 |
|------|------|
| 下丘脑的内分泌功能，下丘脑与垂体的功能联系 | 1.下丘脑的内分泌功能<br>（1）下丘脑促垂体区肽能神经元<br>①分泌激素：促甲状腺激素释放激素（TRH）、促性腺激素释放激素（GnRH）、促肾上腺皮质激素释放激素（CRH）、生长激素释放激素（GHRH）、生长抑素（GHIH）、促黑激素释放因子（MRF）、促黑激素释放抑制因子（MIF）、催乳素释放因子（PRF）和催乳素释放抑制因子（PIF）。<br>②作用：调节腺垂体的活动。<br>（2）下丘脑的视上核和室旁核 分泌血管升压素与缩宫素，贮存在神经垂体内。<br>（3）缩宫素作用 ①对乳腺的作用：哺乳期促进乳汁的排出。②对子宫的作用：分娩时促进子宫的强烈收缩，但对非孕子宫的敏感性很低。<br>2.下丘脑与垂体的联系<br>（1）与神经垂体联系 下丘脑–神经垂体系统。<br>（2）与腺垂体联系 下丘脑–腺垂体系统。 |
| 腺垂体激素的种类 | 1.腺垂体分泌的激素<br>生长激素（GH）、促甲状腺激素（TSH）、促肾上腺皮质激素（ACTH）、促黑激素（MSH）、促卵泡激素（FSH）、黄体生成素（LH）、催乳素（PRL）。<br>2.生长激素<br>（1）作用 ①促进生长发育尤其是骨骼、肌肉及内脏器官的作用更为显著。幼年时期缺乏GH，则患侏儒症；如GH分泌过多则患巨人症。成年后GH过多，则患肢端肥大症。②促进代谢的作用：促进蛋白质合成，促进脂肪分解，升高血糖作用。③调节免疫作用。<br>（2）分泌的调节 ①下丘脑对GH分泌的双重调节：受下丘脑GHRH与GHIH的双重调控。②反馈调节：GH可对下丘脑和腺垂体产生负反馈调节作用。③影响GH分泌的其他因素：睡眠；代谢因素；运动、应激刺激、甲状腺激素、雌激素与睾酮均能促进GH分泌。<br>3.催乳素<br>（1）作用 ①对乳腺及泌乳的作用：分娩后，发动并维持泌乳，也可促进乳腺发育。②对性腺的作用：在女性，其与LH配合，促进黄体生成并维持雌激素和孕激素的分泌；在男性，促进前列腺和精囊腺的生长，也促进睾酮的合成。③在应急反应中的作用。④调节免疫。<br>（2）分泌的调节 受下丘脑分泌的PRF与PIF的双重控制。 |

## 第二节 甲状腺

| 要点 | 内容 |
|------|------|
| 甲状腺激素的合成 | 1.甲状腺腺泡聚碘 是一种主动转运。<br>2.碘的活化<br>3.酪氨酸碘化与碘化酪氨酸的耦联<br>甲状腺过氧化物酶（TPO）促进碘的活化、酪氨酸碘化与碘化酪氨酸的耦联。临床用硫氧嘧啶类和硫脲类药物抑制TPO的活性，治疗甲亢。 |

| 要点 | 内容 |
|------|------|
| 甲状腺激素的作用与分泌调节 | **1.生理作用**<br>（1）**促进物质和能量代谢** ①促进能量代谢：提高基础代谢率，具有显著的产热效应。②对物质代谢的影响：生理剂量促进蛋白质合成，大剂量促进蛋白质分解。生理剂量促进糖原合成、加速外周组织对糖的利用，降低血糖；大剂量促进肝糖原分解及糖异生、同时促进小肠对葡萄糖的吸收，使血糖升高。既促进胆固醇的合成，又可通过肝加速胆固醇的降解，但分解的速度超过合成的速度，因此甲状腺激素能够降低血清胆固醇。<br>（2）**促进生长与发育** 特别是对骨和脑的发育尤为重要，胚胎期甲状腺功能低下的婴儿出现克汀病也称呆小症。<br>（3）**对神经系统的影响** 促进胚胎期脑的发育，对已分化成熟的神经系统能够提高其兴奋性。<br>**2.分泌的调节**<br>（1）**下丘脑–腺垂体–甲状腺轴的调节** ①下丘脑–腺垂体系统的调节：下丘脑促甲状腺激素释放激素（TRH）促进腺垂体促甲状腺激素（TSH）的释放，调节 TSH 促进甲状腺激素的合成与分泌，并刺激甲状腺滤泡增生。②甲状腺激素的反馈调节：当血液中 $T_3$ 和 $T_4$ 达到一定水平产生负反馈调节作用，抑制 TSH 和 TRH 分泌。<br>（2）**自主神经对甲状腺功能的调节** 交感神经兴奋促进 $T_3$ 和 $T_4$ 的分泌。<br>（3）**甲状腺的自身调节** |

# 第三节 肾上腺

| 要点 | 内容 |
|------|------|
| 糖皮质激素的生理作用与分泌调节 | **1.生理作用**<br>（1）**对物质代谢的影响** ①糖代谢显著升高血糖。主要通过减少外周组织对糖的利用和加速肝糖异生实现。②蛋白质代谢抑制肝外组织细胞蛋白质合成，促进分解；促进肝内蛋白质合成。③脂肪代谢促进四肢脂肪酶活性，从而使四肢脂肪分解；糖皮质激素引起的高血糖致胰岛素分泌增加，促进脂肪沉积。故患者肾上腺皮质功能亢进或大剂量应用糖皮质激素患者出现"向心性肥胖"体征。<br>（2）**对水盐代谢的影响** 总的效应是有利于肾排水。故当机体"水中毒"时，应用糖皮质激素能缓解症状。<br>（3）**允许作用** 能增强血管平滑肌对儿茶酚胺的敏感性。<br>（4）**在应激反应中的作用** 当机体受到伤害性刺激时（如低氧、创伤、感染、手术、饥饿、疼痛、寒冷以及精神紧张等），血中的促肾上腺皮质激素（ACTH）和糖皮质激素增加，出现非特异性的防御反应。<br>（5）**抑制炎症反应和免疫反应**<br>（6）**对血细胞的影响** 使血中红细胞、血小板和中性粒细胞的数量增加；淋巴细胞和嗜酸性粒细胞减少。<br>**2.分泌的调节**<br>（1）**下丘脑–腺垂体系统的调节** 促肾上腺皮质激素释放激素（CRH）促进腺垂体分泌 ACTH；ACTH 能促进肾上腺皮质的生长发育和刺激糖皮质激素的合成和分泌。<br>（2）**反馈调节** 血中糖皮质激素可通过负反馈调节 CRH 和 ACTH 的分泌。故长期大量应用糖皮质激素的患者，停药要逐渐减量，防止肾上腺皮质萎缩。 |

| 要点 | 内容 |
| --- | --- |
| 肾上腺素与去甲肾上腺素的生理作用与分泌调节 | 1.生理作用<br>参与应急反应　当机体遇到紧急情况时，交感–肾上腺髓质系统被调动起来，肾上腺素和去甲肾上腺素分泌大大增加，发挥如下作用。<br>（1）提高中枢系统的兴奋性，使机体处于警觉状态，反应灵敏。<br>（2）呼吸功能加强，肺通气量增加。<br>（3）心血管活动加强，输出量增加，血压升高，循环加快。<br>（4）加强能量代谢，增加供能。糖原分解使血糖升高，脂肪分解加速。<br>2.肾上腺素与去甲肾上腺素的分泌调节<br>（1）交感神经引起肾上腺素与去甲肾上腺素的分泌。<br>（2）ACTH与糖皮质激素可直接或者间接促进肾上腺素与去甲肾上腺素的分泌。<br>（3）自身反馈调节 |

# 第四节　胰　岛

| 要点 | 内容 |
| --- | --- |
| 胰岛素 | 1.生理作用<br>（1）调节物质代谢　①是体内唯一能降低血糖的激素。促进组织细胞对糖的摄取和利用；促进糖原的合成，抑制糖原的分解；抑制糖的异生；促进糖转变为脂肪酸。②促进脂肪合成。③促进蛋白质合成。④促进$K^+$、$Mg^{2+}$及磷酸盐进入细胞。<br>（2）对生长及其他方面的影响　重要的促生长因子，可与胰岛素受体结合促进生长，也可促进生长激素作用促进生长。胰岛素也有类瘦素的作用。<br>2.胰岛素分泌的调节<br>（1）血糖和氨基酸的调节　血糖浓度是调节胰岛素分泌的最重要因素，二者呈正相关；血中氨基酸增加时刺激胰岛素分泌。<br>（2）激素的调节　胃肠激素，生长激素，甲状腺激素等促进胰岛素分泌，胰高血糖素，生长抑素等抑制胰岛素分泌。<br>（3）自主神经调节　交感神经兴奋，抑制胰岛素分泌；迷走神经兴奋，促进胰岛素分泌。 |
| 胰高血糖素 | 1.胰高血糖素作用<br>（1）糖代谢　升高血糖。通过促进糖原的分解、糖的异生、脂肪的分解和生酮作用，升高血糖。<br>（2）脂肪代谢　促进脂肪分解。<br>（3）蛋白质代谢　促进蛋白质分解。<br>2.胰高血糖素分泌的调节<br>（1）血糖和氨基酸的调节　血糖浓度是重要的调节因素，与胰高血糖素分泌呈负相关，血中氨基酸增加，刺激高血糖素分泌。<br>（2）激素的调节　胰岛素可通过降低血糖间接刺激胰高血糖素分泌。缩胆囊素和促胃液素可刺激胰高血糖素分泌，促胰液素可抑制胰高血糖素分泌。<br>（3）神经调节　交感神经兴奋，促进胰高血糖素分泌；迷走神经兴奋，抑制胰高血糖素分泌。 |

# 第十章　生　殖

## 第一节　男性生殖

| 要点 | 内容 |
|---|---|
| 雄激素与睾酮的生理作用 | 1.雄激素　由睾丸的间质细胞合成，主要有睾酮、双氢睾酮、脱氢表雄酮和雄烯二酮。睾酮主要在肝内灭活。<br>2.睾酮的生理作用<br>（1）促进男性生殖器官的生长发育，促进男性第二性征的出现并维持其正常状态。<br>（2）维持生精。<br>（3）维持性欲。<br>（4）对代谢的影响　促进蛋白质合成并抑制其分解。 |
| 睾丸功能的调节 | 1.下丘脑-腺垂体对睾丸活动的调节<br>下丘脑的肽能神经元释放的促性腺激素释放激素（GnRH）促进腺垂体分泌卵泡刺激素（FSH）和黄体生成素（LH）。FSH启动生精过程，并增强LH的作用；LH促进间质细胞合成与分泌睾酮。<br>2.睾丸激素对下丘脑-腺垂体的反馈调节<br>（1）雄激素睾酮可作用于下丘脑和腺垂体，通过负反馈机制抑制GnRH和LH的分泌。<br>（2）抑制素FSH可促进抑制素的分泌，而抑制素又可对腺垂体FSH的合成和分泌起选择性的抑制作用。 |

## 第二节　女性生殖

| 要点 | 内容 |
|---|---|
| 卵巢激素的作用 | 1.雌激素的生理作用<br>（1）促进女性生殖器官的发育　①促进子宫增长发育，使子宫内膜呈现增生期改变，增加子宫颈黏液的分泌。②协同FSH促进卵泡发育，诱导排卵前LH高峰的出现，从而促进排卵。③促进输卵管上皮细胞增生，增强输卵管的分泌和运动，以利于精子和卵子的运行。④使阴道黏膜上皮细胞增生角化。⑤在月经期和妊娠期内，与孕激素配合，维持正常月经与妊娠的发展。<br>（2）促进女性第二性征和性欲的产生。<br>（3）对代谢的影响　①促进成骨细胞活动，抑制破骨细胞活动，促进钙盐沉积，加速骨的生长，促进骨骺闭合。②降低血浆胆固醇水平。③保钠、保水作用。④促进蛋白质的合成，促进生殖器官细胞增殖、分化，促进生长发育。<br>2.孕酮的主要生理作用<br>（1）对子宫的作用　①在雌激素作用基础上，孕酮使子宫内膜进一步增厚，利于孕卵在子宫内的生存和着床。②在妊娠期，抑制平滑肌收缩，安胎效应。③降低母体对胎儿的排斥反应。<br>（2）促进乳腺腺泡的发育和成熟，为泌乳作好准备。<br>（3）升高女性基础体温。<br>（4）降低血管和消化道平滑肌紧张性。<br>3.雄激素　主要由卵泡内膜细胞和肾上腺皮质网状带细胞产生，女性体内量少。 |

| 要点 | 内容 |
|---|---|
| 卵巢内分泌与月经周期 | 1.卵巢的内分泌功能<br>卵巢主要分泌雌激素和孕激素，还分泌抑制素、少量雄激素及多种肽类激素。**雌激素包括雌二醇（活性最强）、雌酮（活性为雌二醇的10%）和雌三醇（活性最低）。**<br>2.月经周期<br>（1）概念　成年女性周期性的子宫内膜剥脱流血的现象。<br>（2）过程　①卵泡期：是指月经开始至排卵的阶段，约14天。卵泡期开始，血中雌激素与孕激素均处于低水平，雌激素由于局部正反馈作用，在排卵前一天左右形成一个雌激素与LH峰。②排卵期：LH峰是引起排卵的关键因素。排卵前期女子体温最低。③黄体期：是指排卵开始至下次月经出现的阶段，历时14天。成熟卵泡黄体化，并分泌大量孕激素和雌激素，血中雌激素和孕激素浓度明显升高，形成孕激素的高峰和雌激素的第二次高峰。 |

# 第十一章　神经系统的功能

## 第一节　神经系统的基本结构与功能

| 要点 | 内容 |
|---|---|
| 神经元的基本结构和功能 | 1.神经元的基本结构　包括胞体（物质合成、代谢中心）和突起（树突和轴突）。树突有1至多个；轴突仅有1个。<br>2.神经元的基本功能<br>（1）与受体结合的能力。<br>（2）产生动作电位的能力。<br>（3）传导神经冲动。<br>（4）释放神经递质。 |
| 神经纤维兴奋传导的特征 | 1.生理完整性<br>2.双向性<br>3.相对不疲劳性<br>4.绝缘性 |

## 第二节　突触传递

| 要点 | 内容 |
|---|---|
| 突触的分类 | 1.突触的概念　突触是神经元与神经元之间、神经元与效应器之间发生功能接触的部位，是传递信息的重要结构。<br>2.突触的结构　突触由突触前膜、突触间隙和突触后膜构成，突触前膜内侧有大量线粒体和囊泡（小体或小泡），突触后膜上有递质作用的受体。<br>3.突触的分类<br>（1）根据相互接触部位分为　①轴－树突触。②轴－体突触。③轴－轴突触。④树－树突触。⑤体－体突触等。<br>（2）根据传递过程分为　①电突触。②化学性突触。<br>（3）根据对后继神经元效应分为　①兴奋性突触。②抑制性突触。 |

| 要点 | 内容 |
|---|---|
| 突触传递的基本过程 | 1.经典的突触传递过程　神经冲动→突触前膜→钙离子的通透性↑、钙离子内流→突触小体前移→释放递质到突触间隙→递质与后膜上特异受体相结合→改变后膜对离子的通透性→突触后膜电位发生变化（去极化或超极化）。<br>2.突触后电位　突触后膜发生的电位变化称为突触后电位。突触前神经元释放不同的递质，导致突触后膜发生不同的电位变化，形成两种不同的突触后电位即兴奋性突触后电位和抑制性突触后电位。 |
| 神经递质与受体 | 1.神经递质的概念<br>（1）概念　神经递质是指由突触前神经元合成并在末梢处释放，能特异性作用于突触后神经元或效应细胞的受体，并使突触后神经元或效应细胞产生一定效应的信息传递物质。<br>（2）分类　按产生的部位分为外周神经递质和中枢神经递质。<br>（3）胆碱能纤维　末梢释放乙酰胆碱作为神经递质的神经纤维（自主神经节前纤维、副交感神经节后纤维、少部分交感神经节后纤维、躯体运动神经纤维）称为胆碱能纤维。<br>（4）肾上腺素能纤维　末梢释放去甲肾上腺素作为神经递质的神经纤维（大部分交感神经节后纤维）称为肾上腺素能纤维。<br>2.受体<br>（1）概念　细胞膜或细胞内能与某些化学物质（递质、调质、激素等）特异性结合并诱发生物效应的特殊生物分子（蛋白质）。<br>（2）胆碱能受体　能与乙酰胆碱结合的受体称为胆碱能受体，分为毒蕈碱受体和烟碱受体。①毒蕈碱受体（M受体）：当乙酰胆碱与这类受体结合后就产生一系列副交感神经末梢兴奋的效应，包括心脏活动的抑制、支气管平滑肌的收缩、胃肠平滑肌的收缩、膀胱逼尿肌的收缩、虹膜环形肌的收缩、消化腺分泌的增加等。把这种效应称为毒蕈碱样作用（M样作用）。阿托品是M型受体阻断剂。②烟碱受体（N受体）：当乙酰胆碱与这类受体结合后就产生兴奋性突触后电位或终板电位，导致节后神经元或骨骼肌的兴奋。这种效应称为烟碱样作用（N样作用）。筒箭毒是N型受体阻断剂。<br>（3）肾上腺素能受体　能与去甲肾上腺素结合的受体称为肾上腺素能受体。主要分为 $\alpha$ 受体和 $\beta$ 受体。① $\alpha$ 受体：主要是 $\alpha_1$ 受体，产生的效应主要是兴奋性的。阻断剂：酚妥拉明（主要是 $\alpha_1$ 受体），育亨宾（ $\alpha_2$ 受体）。② $\beta$ 受体：主要是 $\beta_2$ 受体，产生的效应主要是抑制性的。阻断剂：普萘洛尔（ $\beta_1$ 、 $\beta_2$ 受体），阿替洛尔（ $\beta_1$ 受体），丁氧胺（ $\beta_2$ 受体）。 |

# 第三节　中枢活动的一般规律

| 要点 | 内容 |
|---|---|
| 反射中枢 | 1.概念　中枢神经系统内调节某一特定生理功能的神经元群。<br>2.反射弧　反射活动的结构基础称为反射弧，包括感受器、传入神经、神经中枢、传出神经和效应器。<br>3.单突触反射　在传入神经元和传出神经元之间，即在中枢只经过一次突触传递的反射，称为单突触反射。体内唯一的单突触反射是腱反射。<br>4.多突触反射　在中枢经过多次突触传递的反射，则称为多突触反射。人和高等动物体内的大部分反射都属于多突触反射。 |

| 要点 | 内容 |
|---|---|
| 中枢神经元的联系方式 | 1.辐散式　多见于感觉传入通路。<br>（1）结构形式　一个神经元的轴突分支与多个神经元发生突触联系。<br>（2）意义　一个神经元的兴奋可引起许多神经元同时兴奋或抑制。<br>2.聚合式　多见于运动传出通路。<br>（1）结构形式　多个神经元与少数或一个神经元发生联系。<br>（2）意义　①使中枢神经系统内神经元活动能够集中。②使兴奋或抑制能在后一个神经元上发生总和而及时加强或减弱。<br>3.链锁式　中间神经元多以此联系。<br>（1）结构形式　一个神经元的轴突分支与多个神经元联系。<br>（2）意义　扩大兴奋；贮存信息。<br>4.环式　中间神经元多以此联系。<br>（1）结构形式　神经元间构成环路。<br>（2）意义　①反馈的结构基础。②后发放的结构基础。<br>5.反射中枢内兴奋传递的特征<br>（1）单向传递。<br>（2）中枢延搁。<br>（3）总和。时间总和与空间总和。<br>（4）对内环境变化的敏感性和易疲劳性。<br>（5）兴奋节律改变。<br>（6）后放。 |
| 中枢抑制 | 1.概念　神经中枢内的抑制活动称为中枢抑制。分为突触后抑制和突触前抑制两类。<br>2.类型<br>（1）突触后抑制　抑制性中间神经元参与，释放抑制性递质，突触后膜超极化，抑制性后电位。抑制效应。<br>（2）突触前抑制　突触前神经元在受刺激前先有去极化变化，静息电位值减小，受刺激后动作电位幅度减小，释放兴奋性递质减少，突触后膜去极化，产生兴奋性后电位，但后电位幅度减小。抑制效应。 |

# 第四节　神经系统的感觉分析功能

| 要点 | 内容 |
|---|---|
| 脊髓的感觉传导功能 | 1.浅感觉传导<br>（1）传导路径　感受器（痛觉、温度觉、粗略触-压觉）→传入纤维→背根神经节换元→脊髓后角神经元→上行1~2个脊髓节段→交叉到对侧→脊髓丘脑前束、脊髓丘脑侧束→丘脑换元→中央后回感觉代表区。<br>（2）传导特点　先交叉后上行。<br>2.深感觉传导<br>（1）传导路径　感受器（本体感觉、压觉和精细触觉）→传入纤维→背根神经节换元→脊髓后索上行→延髓薄束核和楔束核换元→交叉到对侧→内侧丘系→丘脑换元→中央后回感觉代表区。<br>（2）传导特点　先上行后交叉。 |

| 要点 | 内容 |
|---|---|
| 丘脑感觉投射系统 | 1.特异投射系统<br>（1）概念　丘脑特异感觉接替核及其投射至大脑皮层的神经通路称为特异投射系统。<br>（2）功能　①引起特定的感觉。②激发皮层发出神经冲动。<br>（3）特点　①三次更换神经元。②投射区窄小（点对点关系）。③功能依赖于非特异性投射系统的上行激醒作用。<br>2.非特异投射系统<br>（1）概念　丘脑非特异投射核及其投射至大脑皮层的神经通路称为非特异投射系统。<br>（2）功能　维持和改变大脑皮层的兴奋状态（上行激醒作用）。<br>（3）特点　①多次更换神经元。②投射区广泛（非点对点关系）。③易受药物影响（巴比妥类催眠药物的作用原理）。 |
| 大脑皮层的感觉分析功能 | 1.体表感觉区　分为第一感觉区和第二感觉区。其中第一感觉区更为重要，位于中央后回。<br>2.第一感觉区的功能特点<br>（1）交叉投射，但头面部是双侧的。<br>（2）倒置投射，但头面部是正立的。<br>（3）投射范围与外周感受器的灵敏成正比关系。<br>（4）对感觉有精细的分析功能，能定位。 |
| 痛觉 | 1.概念　痛觉是机体受到伤害性刺激时引起的不愉快感觉和情感性体验，常伴有自主神经系统反应。是一种保护性反应。<br>2.分类<br>（1）按性质　①快痛产生快，消失快；定位精确、感觉鲜明；主要由 $A_\delta$ 传导；②慢痛产生和消失慢；定位不明确、感觉不鲜明；常伴有情绪和心血管、呼吸等内脏功能变化；主要由C类纤维传导。<br>（2）按部位　①浅表痛（皮肤和黏膜）。②深部痛（关节、内脏等）。<br>3.内脏痛的特征<br>（1）缓慢持久、定位不准、对刺激分辨能力差。<br>（2）对机械牵拉、缺血、痉挛和炎症等刺激敏感。<br>（3）某些疾病常引起体表特定部位发生疼痛或痛觉过敏，称为牵涉痛。<br>4.常见的牵涉痛<br>（1）心肌缺血　常见左肩、左臂内侧和心前区疼痛。<br>（2）胆囊炎、胆结石　常见右肩部疼痛。<br>（3）肾结石　常引起腹股沟区疼痛。 |

# 第五节　神经系统对躯体运动的调节

| 要点 | 内容 |
|---|---|
| 脊髓对躯体运动的调节 | 1.运动单位　脊髓前角存在 α 和 γ 运动神经元。由一个 α 运动神经元及其所支配的全部肌纤维组成的功能单位，称为运动单位。<br>2.脊休克<br>（1）概念　脊髓与高位中枢离断后，断面以下的脊髓暂丧失反射活动的能力，进入无反应状态的现象，称为脊休克。<br>（2）主要表现　离断面以下的脊髓所支配的骨骼肌紧张减低或消失；外周血管扩张，血压下降，发汗反射不能出现，尿粪潴留等。<br>（3）发生的原因　脊髓突然失去高位中枢的易化调节。 |

| 要点 | 内容 |
|---|---|
| 脊髓对躯体运动的调节 | （4）恢复特点　①动物愈高等，脊休克的时间愈长。②简单的反射恢复快，复杂的反射恢复慢。<br>3.牵张反射<br>（1）概念　有神经支配的骨骼肌在受到外力牵拉而伸长时，反射性地引起受牵拉的同一块肌肉发生收缩，这种反射活动称为牵张反射。<br>（2）类型　①腱反射：指快速牵拉肌腱时发生的牵张反射，如膝跳反射等。腱反射的减弱或消失常提示反射弧的传入、传出通路或脊髓反射中枢的损害或中断。腱反射的亢进则常提示高位中枢的病变。②肌紧张：是指缓慢牵拉肌腱时发生的牵张反射。它是维持姿势的最基本的反射活动，是姿势反射的基础。<br>4　屈肌反射与对侧伸肌反射<br>（1）屈肌反射　①概念：在脊动物的皮肤接受伤害性刺激时，受刺激一侧的肢体出现屈曲的反应，关节的屈肌收缩而伸肌弛缓，称为屈肌反射。②意义：屈肌反射是一种防御性反射，具有躲避伤害刺激的保护意义。<br>（2）对侧伸肌反射　①概念：随着屈肌反射刺激强度的不断加大，则可以在同侧肢体发生屈肌反射的基础上出现对侧肢体伸直的反射活动，称为对侧伸肌反射。②意义：对侧伸肌反射是姿势反射之一，具有维持姿势的生理意义。 |
| 脑干对肌紧张的调节 | 1.脑干网状结构易化区对脊髓的牵张反射有加强作用。<br>2.脑干网状结构抑制区　具有抑制肌紧张的作用。<br>3.去大脑僵直　在动物的中脑上、下丘间横断后，由于中断了大脑皮层运动区和纹状体等部位对脑干网状结构抑制区的作用，使抑制区的活动减弱，易化区的活动相对增强，可出现伸肌紧张性亢进的现象，称为去大脑僵直。去大脑僵直分为 α 僵直和 γ 僵直两种类型。<br>4.姿势反射　中枢神经系统调节骨骼肌的肌紧张或产生相应的运动，以保持或改正身体空间的姿势，这种反射活动总称为姿势反射。例如状态反射、翻正反射、直线或旋转加速运动反射等。 |
| 小脑对躯体运动的调节 | 1.前庭小脑　与身体平衡功能有密切关系。其反射进行的途径为：前庭器官→前庭核→绒球小结叶→前庭核→脊髓运动神经元→肌肉装置。<br>2.脊髓小脑　与肌紧张调节有关。损伤后往往出现小脑性共济失调。<br>3.皮层小脑　与协调随意运动有关。 |
| 基底神经节对躯体运动的调节 | 1.基底神经节的组成　主要包括纹状体、丘脑底核、黑质和红核等。<br>2.基底神经节主要功能　它与随意运动的稳定、肌紧张的控制、本体感觉传入冲动信息的处理等有密切关系。<br>3.基底神经节损害的主要临床表现<br>（1）舞蹈病与手足徐动症　是运动过多而肌紧张不全的综合征，病变主要位于纹状体，新纹状体内GABA能神经元变性或遗传缺失。<br>（2）震颤麻痹（帕金森病）　是运动过少而肌紧张过强的综合征。病变主要位于黑质，多巴胺能神经元变性或受损。 |
| 大脑皮层对躯体运动的调节 | 1.大脑皮层主要运动区　包括中央前回和运动前区。是控制躯体运动最重要的区域。<br>2.功能特点<br>（1）交叉支配。<br>（2）代表区的大小与运动的精细和复杂程度呈正相关。<br>（3）运动区定位从上到下的安排是倒置的。<br>3.锥体系和锥体外系大脑皮层运动区对躯体运动的调节是通过锥体系和锥体外系实现的。<br>（1）锥体系　包括皮质脊髓束和皮质核束。主要功能是发动随意运动，调节精细动作，保持运动的协调性，是皮层下行控制躯体运动最直接的路径。<br>（2）锥体外系　是锥体系之外调节躯体运动的下行传导纤维，对脊髓运动神经元的控制是双侧性的。主要功能是调节肌紧张，维持一定的姿势和完成肌群之间的协调活动。 |

## 第六节　神经系统对内脏活动的调节

| 要点 | 内容 |
|---|---|
| 自主神经系统的功能特点 | 1.双重神经支配　多数组织器官受交感和副交感神经的双重支配，由于副交感神经作用的局限性，如骨骼肌舒血管、汗腺、竖毛肌、肾上腺髓质、肾等内脏器官仅受交感神经的单一支配。<br>2.具有紧张性作用<br>3.功能相互拮抗　交感神经和副交感神经对同一器官的作用往往相互拮抗。<br>4.受效应器功能状态的影响。<br>5.整体功能影响。 |
| 自主神经系统各级中枢对内脏活动的调节（低位脑干、下丘脑） | 1.脊髓　是心血管运动，排尿、排便、发汗、勃起等反射的初级中枢，但其功能受高位中枢调控。在没有高位中枢调控时，远不能适应正常机体功能的需要。<br>2.脑干<br>（1）延髓存在心血管运动，呼吸运动等的基本中枢。<br>（2）脑桥内有呼吸调整中枢。<br>（3）中脑是瞳孔对光反射的基本中枢。<br>3.下丘脑　是调节机体内脏活动的较高级中枢。<br>（1）摄食行为调节。<br>（2）水平衡调节。<br>（3）体温调节。<br>（4）对情绪生理反应的影响。<br>（5）对腺垂体激素分泌的调节。<br>（6）对生物节律的控制。<br>4.大脑皮层　边缘系统是与内脏活动密切相关的皮层结构，是各种内脏的较重要中枢，并与情绪、食欲、性欲、生殖、防御、记忆等活动有关。 |

# 第十二章　感觉器官的功能

## 第一节　视觉器官

| 要点 | 内容 |
|---|---|
| 眼的折光功能 | 1.眼的折光成像<br>（1）折光系统　主要由角膜、房水、晶状体、玻璃体组成，入眼光线的折射主要发生在角膜。<br>（2）简化眼　①概念：根据眼的实际光学特性设计的与正常眼折光效果等效的光学系统模型。②参数：单球面前后径20mm，折射率1.333，曲率半径5mm。<br>2.眼的调节<br>（1）晶状体调节　①调节过程：视近物→睫状肌收缩→悬韧带松弛→晶状体变凸→折光能力增强。②近点：是指眼做充分调节时所能看清楚的眼前物体的最近距离。能够反映晶状体最大调节能力。8岁左右近点约为8.6cm，20岁左右约为10.4cm，60岁左右约为83.3cm。 |

| 要点 | 内容 |
|---|---|
| 眼的折光功能 | （2）瞳孔调节　①瞳孔近反射：是指视近物时，反射性引起双侧瞳孔缩小。②瞳孔对光反射：是指瞳孔在强光照射时缩小而在光线变弱时散大，该反射效应是双侧性的，反射中枢在中脑。<br>（3）眼球会聚　是指视近物时，两眼视轴向鼻侧会聚的现象，也称视轴会聚或辐辏反射。<br>**3.眼的折光异常**<br>（1）近视　①原因：眼球前后径过长或折光力过强，成像在视网膜之前。②矫正：凹透镜。<br>（2）远视　①原因：眼球前后径过短或折光力过弱，成像在视网膜之后。②矫正：凸透镜。<br>（3）散光　①原因：角膜表面不同方位曲率半径不同，光线不能同时聚焦于视网膜上。②矫正：圆柱形透镜。 |
| 视网膜的感光功能 | **1.视网膜的结构**<br>由外向内分四层　色素细胞层、感光细胞层、双极细胞层和神经节细胞层。<br>**2.视网膜两种感光换能系统**<br>（1）视杆细胞的感光换能机制　①视色素：视紫红质。光照下分解，暗处合成。维生素A是合成的重要物质，缺乏维生素A，引起夜盲症。②视杆系统（晚光觉系统）特点：对光的敏感性高，能感受弱光刺激而引起暗视觉，但无色觉，对细节的分辨能力较低。<br>（2）视锥细胞的感光换能和颜色视觉　①视色素：红、绿和蓝三种。某一波长光线会以一定比例使三种感光色素产生不同的兴奋，产生不同色觉。因遗传因素，视网膜缺乏相应视锥细胞，引起色盲症，红绿色盲比较常见。②视锥系统（昼光觉系统）特点：对光的敏感性低，只有在强光下才能被激活，可辨别颜色，对细节的分辨能力较高。<br>**3.暗适应与明适应**<br>（1）暗适应：指从明处进入暗处，最初看不清，逐渐恢复视觉的过程。<br>（2）明适应：从暗处→明处，最初看不清→片刻后恢复明视觉的过程。 |

# 第二节　听觉器官

| 要点 | 内容 |
|---|---|
| 人耳的听阈 | 1.人耳的适宜刺激　空气振动的疏密波。<br>2.人耳感受疏密波范围　振动频率范围20~20000Hz，强度范围0.0002~1000dyn/cm$^2$。人耳最敏感频率1000~3000Hz。<br>3.概念　是指某一种频率的声波刚能引起听觉的最小强度。 |
| 声波传入内耳的途径 | 1.气传导　声波→外耳道→鼓膜→听骨链→前庭窗膜→耳蜗（主要途径）。<br>2.骨传导　声波→颅骨骨质→耳蜗内淋巴振动（敏感性低）。 |

# 第三节 前庭器官

| 要点 | 内容 |
|---|---|
| 前庭器官的感受装置和适宜刺激 | 1.组成 由三个半规管及椭圆囊和球囊组成。<br>2.作用 维持正常姿势和平衡。<br>3.感受装置 毛细胞。<br>4.适宜刺激 半规管是身体旋转变速运动，椭圆囊和球囊是直线加速运动。 |
| 前庭反应 | 1.前庭姿势调节反射<br>2.自主神经反应<br>3.眼震颤 |

# 第一章　疾病概论

## 第一节　健康与疾病的概念

| 要点 | 内容 |
|---|---|
| 健康 | 健康不仅是没有疾病和衰弱现象，而且是一种躯体上、精神上和社会适应上处于完好的一种状态。 |
| 疾病 | 1.疾病概念　是机体在一定病因和条件作用下，因机体稳态破坏而导致的异常生命活动，表现为组织和细胞代谢功能和形态结构的变化，并引起各种症状、体征和社会行为异常。<br>2.病理过程　是指存在于不同疾病中所共同的、具有内在联系的代谢功能和形态结构变化的综合过程。<br>3.病理状态　是指发展极慢或相对稳定的局部形态变化，常为病理过程的后果。 |
| 亚健康 | 1.概念　亚健康是指介于健康与疾病之间的生理功能低下状态。<br>2.特点　这种状态可体现在躯体、心理及人际交往各方面，其临床有疲乏无力、精神不振、焦虑、烦躁、易怒、失眠；产生被抛弃和遗忘的孤独感，与社会成员关系不稳定等表现；但临床检查却没有明显的病理变化。 |
| 老化或衰老 | 1.概念　老化或衰老是机体在增龄过程中由于形态改变、功能减退、代谢失调而导致机体内环境紊乱和对外部环境适应力下降的综合状态。<br>2.特点　老化倾向于描述生理性增龄过程，而衰老则指伴有严重退行性变的、快速的病理性老化。 |

## 第二节　病因学

| 要点 | 内容 |
|---|---|
| 疾病发生的原因 | 1.病因的概念　疾病发生的原因称为致病因素，简称病因，是指能引起某种疾病发生的特定因素，即引起疾病的必不可少的、决定疾病特异性的因素，没有病因就不可能发生相应的疾病。<br>2.常见病因种类<br>（1）生物性因素　最常见的病因。<br>（2）理化性因素。<br>（3）遗传性因素　主要是通过基因突变和染色体畸变而发生；基因突变引起分子病，如白化病、血友病等；染色体畸变引起染色体病，如先天愚型。<br>（4）先天性因素　指能够损害正在发育胎儿的有害因素。<br>（5）免疫性因素　指异常的免疫反应。如超敏反应、自身免疫反应、免疫缺陷性疾病等。<br>（6）营养、精神、心理和社会因素等。 |
| 疾病发生的条件 | 1.概念　主要是指在病因作用于机体的前提下，能影响疾病发生的各种机体内外因素。<br>2.诱因　能加强病因作用并促进疾病或病理过程发生的条件性因素称为诱因。<br>3.危险因素　当某些疾病的病因、条件分不清楚时，可笼统地将促进该疾病发生的因素称为危险因素。 |

| 要点 | 内容 |
|---|---|
| 疾病发生的条件 | 4.疾病发生条件的类别　分为内部条件和外部条件。内部条件包括年龄、性别、免疫力等个体差异，外部条件包括自然、地域、生活环境等。 |

## 第三节　疾病的经过及转归

| 要点 | 内容 |
|---|---|
| 疾病的经过 | 1.概念　是指疾病发生发展的过程。<br>2.分期　通常分为四期（急性传染病中表现比较明显）。潜伏期；前驱期；临床症状明显期；转归期。 |
| 疾病的转归 | 1.康复<br>（1）完全康复　指疾病的损伤性变化完全消失，其结构得以修复，功能代谢得以恢复，机体重新恢复稳态。<br>（2）不完全康复　指疾病时机体所发生的损伤性变化虽未完全消失，但已经得到控制，机体通过各种代偿机制可以维持相对正常的生命活动，主要症状消失，有时可遗留后遗症。<br>2.死亡<br>（1）概念　是指机体作为整体功能的永久性停止。<br>（2）原因　死亡分生理性和病理性死亡，前者少见。病理性死亡原因　①生命重要器官如脑、心、肾、肺、肝等发生不可恢复的损伤；②慢性消耗性疾病引起全身的极度衰竭；③某些意外原因引起呼吸、循环功能急剧障碍而发生急性死亡。<br>（3）死亡过程　一般分为三期　①濒死期；②临床死亡期；③生物学死亡期。<br>（4）脑死亡　指全脑功能不可逆的永久性停止。主要特征　①自主呼吸停止，是脑死亡的首要指征；②不可逆性深昏迷和对外界刺激无反应性；③瞳孔散大或固定；④脑干反射消失；⑤脑电波消失；⑥脑血管灌流停止。<br>植物状态是指脑认知功能和意识的丧失，但有睡眠–觉醒周期，有自主呼吸，有脑干反射，因此有恢复的可能，故不可将植物状态与脑死亡混淆。<br>（5）临终关怀和安乐死 |

# 第二章　细胞和组织的适应、损伤与修复

## 概　述

| 要点 | 内容 |
|---|---|
| 概要 | 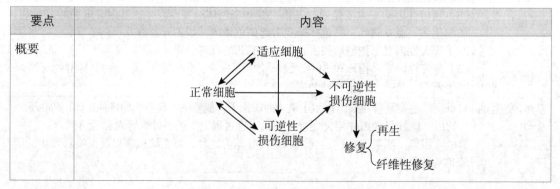 |

# 第一节　细胞和组织的适应

| 要点 | 内容 |
|---|---|
| 概念 | 细胞、组织和器官耐受内、外环境中各种因子的刺激作用而得以存活的过程称为适应。在形态上表现为萎缩、肥大、增生、化生。 |
| 萎缩 | 1.概念　发育正常的实质细胞体积缩小导致组织或器官的体积缩小。萎缩的组织器官常伴有实质细胞数量减少。<br>2.类型<br><br>萎缩 { 生理性萎缩 / 病理性萎缩 { 全身性萎缩 / 局部性萎缩 { 营养不良性萎缩 / 压迫性萎缩 / 废用性萎缩 / 去神经性萎缩 / 内分泌性萎缩 } } }<br><br>3.病理变化<br>（1）肉眼观　萎缩器官体积↓、重量↓、色深、质韧。<br>（2）光镜下　萎缩器官实质细胞体积变小或伴数量减少，间质结缔组织增生。代谢活跃的细胞萎缩时其胞质内可见脂褐素。<br>（3）电镜下　萎缩细胞的线粒体、内质网减少，但自噬泡增多。可见细胞器碎片形成的残体，即光镜下的脂褐素。<br>4.影响及结局　萎缩的器官功能降低。轻度萎缩去除病因后，萎缩的细胞可恢复正常；如病因持续存在，萎缩的细胞最终死亡。 |
| 肥大 | 1.概念　由于实质细胞体积增大引起组织和器官的体积增大。<br>2.类型　按性质分为生理性肥大和病理性肥大；按原因分为代偿性肥大和内分泌性肥大。<br>3.病理变化<br>肉眼观　器官体积↑、重量↑。<br>光镜下　实质细胞体积↑。<br>4.影响及结局　肥大的器官功能增强，通常具有功能代偿意义，属于代偿性肥大；当代偿而肥大的器官超过其代偿限度时便会失代偿。 |
| 增生 | 1.概念　器官或组织的细胞数目增多。<br>2.类型　按性质分为生理性和病理性增生；按原因分为代偿性和内分泌性增生。<br>3.病理变化<br>肉眼观　器官体积↑、重量↑。<br>光镜下　细胞数量增多。<br>增殖能力强的细胞，常见增生与肥大并存。 |
| 化生 | 1.概念　一种分化成熟的细胞转化为另一种分化成熟的细胞类型的过程。<br>2.类型　上皮组织化生（鳞状上皮化生、肠上皮化生）；间叶组织化生（软骨化生、骨化生）。<br>3.意义　利害兼有。 |

# 第二节 细胞和组织的损伤

| 要点 | 内容 |
|------|------|
| 概念 | 细胞和组织遭受不能耐受的有害因子刺激时，则可引起损伤，轻则发生可逆性损伤，重则发生不可逆性损伤，表现出代谢功能和形态结构的改变。 |
| 变性（可逆性损伤） | 因物质代谢障碍所致细胞内或间质中出现异常物质或正常物质的异常蓄积，称为变性。常见类型如下<br>1.细胞水肿 细胞质内钠水潴留而致细胞体积增大，是实质细胞损伤中最早出现的变化。<br>（1）好发部位 肝、心、肾等实质器官的实质细胞。<br>（2）原因及机制 缺氧、感染、中毒等→线粒体受损→ATP生成↓→$Na^+$-$K^+$泵功能↓→细胞内钠水潴留。<br>（3）病理变化<br>肉眼观 病变器官体积↑，重量↑，包膜紧张，边缘外翻，色白浑浊。<br>光镜下 水肿细胞体积↑，胞浆染色变淡。以其轻重程度和形态变化有颗粒变性、气球样变之称。<br>电镜下 线粒体、内质网等肿大呈囊泡状。<br>（4）影响及结局 功能降低。及时去除病因可以恢复正常；病因持续存在，可致细胞死亡。<br>2.脂肪变 指非脂肪细胞胞质内出现明显脂滴。<br>（1）好发部位 肝、心、肾等实质器官的实质细胞。尤其好发于肝。<br>（2）原因 营养障碍、感染、中毒、缺氧等。<br>（3）病理变化 ①电镜下：细胞质内出现脂质小体，进而融合成脂滴。②光镜下：HE切片中，脂滴为圆形、大小不等的空泡。冰冻切片中，脂滴被苏丹Ⅲ染成橘红色，被锇酸染成黑色。③肉眼观：脂肪变肝脏体积增大，边缘钝，色淡黄，质软，切面油腻感。严重心肌脂肪变，可出现"虎斑心"。<br>（4）机制 以肝脂肪变为例 ①肝细胞胞质内脂肪酸增多；②脂蛋白、载脂蛋白合成减少；③甘油三酯合成增多。<br>（5）影响及结局 功能降低。及时去除病因病变可以消退；病因持续过长或加重，可导致细胞死亡。<br>3.玻璃样变 又称透明变，是指细胞内、结缔组织、细动脉壁在HE切片中出现均质、红染、半透明状的蛋白质蓄积。依据发生部位，分为以下三型：<br>（1）结缔组织玻璃样变 多见。可见于瘢痕、动脉粥样硬化斑块等。<br>（2）细动脉壁玻璃样变 可见于缓进型高血压、糖尿病等。<br>（3）细胞内玻璃样变 可见于酒精性肝病时肝细胞、蛋白尿时肾小管上皮细胞等。<br>4.黏液样变 指细胞间质内出现黏多糖和蛋白质的蓄积。<br>（1）好发部位 间叶组织肿瘤、风湿病、动脉粥样硬化和营养不良时的骨髓和脂肪组织等。<br>（2）病理变化 光镜下可见疏松间质中有多突起的星芒状纤维细胞散在于灰蓝色黏液样基质中。<br>5.病理性钙化 在骨和牙齿之外的组织内有固体钙盐沉积。<br>（1）病理变化 ①肉眼观：灰白色颗粒状或团块状坚硬质块，触之有砂砾感或硬石感。②光镜下：钙盐呈蓝色颗粒状、片块状。<br>（2）类型 ①营养不良性钙化：体内钙磷代谢正常，发生于局部变性、坏死组织或其他异物。②转移性钙化：体内钙磷代谢障碍所致肾小管、肺泡壁、胃黏膜等处的异常钙盐沉积。可影响细胞、组织的功能。 |

| 要点 | 内容 |
|---|---|
| 细胞死亡（不可逆性损伤） | 细胞遭受严重损伤时，发生代谢停止、结构破坏和功能丧失等不可逆性变化。分坏死和凋亡。<br>1.坏死　活体内局部组织、细胞的死亡。坏死不同于死后自溶。<br>（1）病理变化　光镜下，细胞核的变化是坏死的标志性改变，表现为：①核固缩；②核碎裂；③核溶解。<br>（2）坏死的类型　依据形态表现，可分为 |

凝固性坏死　多见于脾、心、肾等的梗死。肉眼观，固体、灰白、干燥，周围有暗红色充血、出血带。光镜下，坏死区细胞结构消失，但组织结构轮廓依稀可见。

液化性坏死　多见于脑组织的坏死。坏死区呈液体状。

干酪样坏死　是特殊类型的凝固性坏死，主要见于结核病。肉眼观，坏死组织淡黄、松软、细腻，状似干酪。光镜下，原有的组织结构完全消失。

坏疽（指大面积坏死伴腐败菌感染，使坏死组织呈黑褐色）

干性坏疽　多发生于四肢末端。由于动脉阻塞、静脉回流通畅所致。肉眼观，干燥、黑色、与周围组织分界清楚，腐败现象轻。

湿性坏疽　多见于与外界相通的内脏，淤血的四肢。肉眼观，水分多、黑色或暗绿色、与健康组织无明显分界；腐败现象严重，有恶臭。伴全身中毒症状。

气性坏疽　特殊类型的湿性坏疽，常继发于深部肌肉的开放性创伤合并厌氧菌感染。肉眼观，局部高度肿胀，棕黑色，奇臭，按之有捻发音；伴全身中毒症状。

纤维素样坏死　发生于结缔组织和小血管壁。见于风湿病、系统性红斑狼疮、急进型高血压病等。光镜下，坏死组织呈细丝或颗粒状无结构的红染物质。

脂肪坏死　特殊类型的液化性坏死，常见于急性胰腺炎等。光镜下，可见坏死细胞模糊轮廓、泡沫细胞和异物巨细胞。

| | （3）坏死的结局　①溶解吸收；②分离排出；③机化；④包裹、钙化。<br>（4）坏死的影响　与坏死细胞数量、生理重要性、所在器官的再生能力及储备代偿能力、继发变化等有关。<br>2.凋亡　在生理或病理状态下，由体内外因素触发细胞内预存的死亡程序而导致的细胞主动性死亡方式。 |

# 第三节　损伤的修复

| 要点 | 内容 |
|---|---|
| 修复的概念 | 组织缺损后，由邻近健康组织的细胞分裂、增生进行修补恢复的过程称为修复。其过程包括两种形式：①再生；②纤维性修复。 |
| 再生 | 1.概念　在损伤修复过程中，缺损周围同类细胞在局部分裂增殖的现象，称为再生。<br>2.类型　生理性和病理性再生。<br>3.组织细胞的再生能力<br>（1）不稳定细胞　再生能力相当强。此类细胞生理情况下就可不断增生。如表皮细胞、黏膜上皮、淋巴及造血组织、间皮细胞等。<br>（2）稳定细胞　再生能力较强。生理情况下，细胞增殖现象不明显，只有在遭受损伤或某种刺激时才表现出较强的再生能力。如肝、胰、涎腺、内分泌腺、汗腺、皮脂腺、肾小管上皮、成纤维细胞、内皮细胞、原始的间叶细胞等。<br>（3）永久性细胞　缺乏再生能力。包括神经细胞、骨骼肌细胞、心肌细胞。 |

| 要点 | 内容 |
|---|---|
| 肉芽组织 | 1.概念 指由新生的毛细血管及成纤维细胞构成的幼稚结缔组织，并伴有炎细胞浸润。肉眼观，鲜红色、颗粒状、柔软湿润，形似鲜嫩的肉芽。<br>2.结构 光镜下，可见大量新生毛细血管（以小动脉为轴心向着创面垂直生长）、成纤维细胞（含肌成纤维细胞）、炎细胞。<br>3.作用及结局<br>（1）作用 ①抗感染保护创面；②填补创口及其他组织缺损；③机化或包裹坏死组织、血栓、炎性渗出物及其他异物。<br>（2）结局 约一周开始，肉芽组织按其生长的先后顺序逐渐成熟为纤维结缔组织，并老化为瘢痕组织。<br>4.瘢痕组织 肉芽组织成熟、老化形成的纤维结缔组织。<br>（1）结构 肉眼观，灰白、半透明、硬韧、缺乏弹性，呈收缩状态。光镜下，由大量平行或交错分布的胶原纤维束组成，常伴玻璃样变；纤维细胞少，毛细血管少。<br>（2）对机体的影响 ①保持组织器官的完整性、坚固性；②瘢痕收缩、粘连可影响器官的功能；③可导致器官硬化；④形成肥大性瘢痕。 |
| 创伤愈合 | 1.概念 指机体遭受外力作用，使组织出现缺损后的修复过程。<br>2.皮肤创伤愈合<br>（1）皮肤创伤愈合的基本过程 ①伤口早期的炎性渗出；②伤口收缩；③肉芽组织增生和瘢痕形成；④表皮及其他组织再生。<br>（2）皮肤创伤愈合的类型 根据损伤程度及有无感染，分两型<br>①一期愈合：见于组织缺损少、创缘整齐、无感染、经黏合或缝合后创面对合严密的手术伤口。<br>②二期愈合：见于组织缺损大、创缘不整、哆开、无法整齐对合，或伴有感染的伤口。<br>3.骨折愈合 骨折愈合过程如下<br>（1）血肿形成；（2）纤维性骨痂形成；（3）骨性骨痂形成；（4）骨痂改建或再塑。<br>4.影响创伤愈合的因素<br>（1）全身因素 年龄、营养、激素及药物。<br>（2）局部因素 感染与异物、局部血液循环障碍、神经支配。 |

# 第三章 局部血液循环障碍

## 概 述

| 要点 | 内容 |
|---|---|
| 概要 | 充血；出血；血栓形成；栓塞；梗死 |

## 充 血

| 要点 | 内容 |
|---|---|
| 充血 | 局部组织或器官的血管内含血量增多称为充血。按发生原因和机制，分为动脉性充血和静脉性充血。 |

| 要点 | 内容 |
|---|---|
| 充血 | 1.动脉性充血<br>（1）概念  动脉血液流入↑→（小动脉和毛细血管内）含血量↑，称动脉性充血或主动性充血，简称充血。<br>（2）原因及类型  凡能引起细小动脉扩张的任何原因，都可引起局部组织或器官的充血。<br>神经-体液因素→血管舒张神经兴奋性↑或血管收缩神经兴奋性↓→细小动脉扩张。<br><br>分类    生理性充血<br>           病理性充血    炎性充血  见于炎症早期<br>                        减压后充血<br><br>（3）病理变化  ①肉眼观：大、重、红、热。②光镜下：细小动脉和毛细血管扩张充血。<br>（4）后果  原因消除后，可恢复正常，一般不引起不良后果。动脉性充血时，氧及营养物质供给增多，通常对机体有利。但对于已有损伤的动脉，充血时可引起血管破裂出血，导致严重后果。<br>2.静脉性充血<br>（1）概念  局部静脉回流↓→（小静脉和毛细血管内）含血量↑，称为静脉性充血，又称被动性充血，简称淤血。<br>（2）原因  ①静脉受压；②静脉腔阻塞；③心力衰竭。<br>（3）病理变化  ①肉眼观：大、重、紫、凉。②光镜下：小静脉和毛细血管扩张。<br>（4）影响和结局  其影响取决于静脉阻塞的速度、阻塞的程度、淤血的部位及淤血持续的时间等。如果静脉阻塞是逐渐发生的，可不发生淤血或淤血较轻。较长时间淤血可引起：①淤血性水肿；②淤血性出血；③实质细胞萎缩、变性、坏死；④淤血性硬化。<br>（5）重要器官的淤血<br>①慢性肺淤血：常由左心衰竭所致。<br>肉眼观  肺体积↑，重量↑，色暗红，质地变实，切面可见暗红色泡沫状液体。<br>光镜下  早期肺泡间隔毛细血管扩张充血，间隔增宽，肺泡腔内可见淡红色的水肿液；进一步发展，肺泡腔内可见红细胞和心力衰竭细胞，晚期肺泡间隔纤维组织增生。此时，肺质地变硬，颜色呈棕褐色，称为肺褐色硬化。<br>②慢性肝淤血：常由右心衰竭引起。<br>肉眼观  肝体积↑，重量↑，包膜紧张且略增厚，质较实，色暗红，在肝切面上可见红黄相间的网络状花纹（称为槟榔肝）。<br>光镜下  肝小叶中央静脉及其周围的血窦高度扩张充血，小叶中央区的肝细胞发生萎缩甚至消失，小叶周边区的肝细胞因缺氧而发生脂肪变性。长期慢性肝淤血时，可形成淤血性肝硬化。 |
| 出血 | 1.概念  血液自心血管腔溢出到体外、体腔或组织间隙，称为出血。流出体外称外出血，流入体腔或组织间隙称内出血。<br>2.类型和原因<br>（1）破裂性出血  ①血管壁机械性损伤；②侵蚀性病变破坏血管壁；③心血管壁本身病变。<br>（2）漏出性出血  ①血管壁损害；②血小板减少和血小板功能障碍；③凝血因子缺乏。<br>3.病理变化<br>（1）肉眼观  新鲜出血呈红色，随红细胞降解形成含铁血黄素而呈棕黄色。 |

| 要点 | 内容 |
|---|---|
| 出血 | （2）光镜下　组织间可见红细胞，或含铁血黄素颗粒或吞噬有含铁血黄素颗粒的巨噬细胞。<br>（3）外出血的表现　瘀点、瘀斑、紫癜、咯血、呕血、鼻衄、尿血、血崩、便血等。黑便则是上消化道出血，血液中血红蛋白在肠道分解后与硫化物形成硫化铁所致。<br>（4）内出血的表现　血肿、积血等。<br>4.后果<br>出血对机体的影响取决于出血量、出血速度和出血部位。短时间小量出血，一般不会引起严重后果；但小量持续或反复的出血，可导致缺铁性贫血；急性大量出血，可引起失血性休克；发生在重要器官的出血，即使出血量不多，亦可致命，如脑干出血。 |
| 血栓形成 | 1.概念　在活体的心脏或血管内，血液有形成分形成固体质块的过程，称为血栓形成，所形成的固体质块称为血栓。<br>2.血栓形成的条件<br>（1）心血管内膜的损伤　是血栓形成最重要和最常见的因素。<br>（2）血流状态的改变。<br>（3）血液的高凝状态。<br>上述三个条件，往往合并存在，并在某一阶段常以某一条件为主。<br>3.　血栓的类型<br>（1）白色血栓　光镜下，主要由血小板及少量纤维素构成。常位于血流较快的受损心瓣膜、心腔、动脉内，静脉内构成延续性血栓的头部。<br>（2）混合血栓　常见于静脉内，构成延续性血栓的体部。单一的混合血栓见于动脉瘤、室壁瘤的附壁血栓及扩张的左心房内的球形血栓。<br>（3）红色血栓　易碎，易脱落造成栓塞。光镜下，主要为大量的红细胞，可见少量纤维素及分散于其中的血小板。主要见于静脉，构成延续性血栓的尾部。<br>（4）透明血栓　主要由纤维素构成，只能在显微镜下看到，又称微血栓。见于微循环的毛细血管及小静脉。<br>4.血栓的结局<br>（1）溶解吸收或脱落；（2）机化与再通；（3）钙化。<br>5.血栓对机体的影响<br>（1）利　①可封闭伤口，具有止血作用；②防止局部感染沿血道蔓延。<br>（2）弊　①阻塞血管；②栓塞；③心瓣膜变形；④出血或休克。 |
| 栓塞 | 1.概念　循环血液中出现的不溶于血液的异物，随血液流动阻塞血管腔的现象称为栓塞，造成栓塞的异常物质称为栓子。<br>2.栓子的运行途径　通常与血流方向一致，阻塞在口径与其相当的血管。<br>（1）正向性栓塞　①右心或体静脉的栓子→嵌塞肺动脉主干或其分支→肺动脉系统栓塞；②左心和动脉系统的栓子→栓塞脾、肾、脑、下肢等体循环动脉分支；③门静脉系统的栓子→入肝→栓塞肝内门静脉分支。<br>（2）交叉性栓塞　较少见。<br>（3）逆行性栓塞　罕见。<br>此外，右心或体静脉的栓子，有些体积甚小，又富于弹性，如气泡、羊水或脂肪等，可以通过肺间隔毛细血管进入肺静脉系统，回流至左心，再进入体循环，引起动脉分支的栓塞。<br>3.栓塞的类型和对机体的影响　根据栓子的种类可将栓塞分为不同的类型，栓塞对机体的影响则因栓塞的部位、栓子的类型和大小及侧支循环建立的状况而异。<br>（1）血栓栓塞　由于血栓脱落而引起，是栓塞中最常见的类型。栓子的来源、大小、数量和栓塞部位不同，对机体的影响各异。①肺动脉栓塞：约95%来自下肢深部静脉，特别是腘静脉、股静脉和髂静脉。肺动脉栓塞的后果有以下几种情况：较小的栓子栓塞肺 |

| 要点 | 内容 |
|---|---|
| 栓塞 | 小动脉分支，一般不产生严重后果；肺动脉高压症可见于持续反复发生的肺小动脉栓塞；肺出血性梗死发生于栓塞前肺已有严重淤血，吻合支不能起代偿作用时；如许多较小的血栓广泛栓塞肺动脉分支，或者大栓子栓塞肺动脉主干或大分支，可使肺循环受阻，肺动脉压急剧增高，引起急性循环呼吸衰竭而猝死，称为肺动脉栓塞症。②体循环动脉栓塞：常栓塞在下肢、脑、脾、肾等处。其影响与栓子的大小、栓塞的部位等因素有关。<br>（2）脂肪栓塞 循环血流中出现游离脂肪滴并阻塞血管，称为脂肪栓塞。可因外伤致储存脂肪进入血液、血脂乳化状态失去稳定性等因素而发生。<br>脂肪栓塞常见于肺、脑等器官。肺内少量的脂肪栓塞对机体无明显影响；当进入肺动脉的脂肪量达9~20g时，患者可因肺水肿、肺出血及肺不张而死于窒息或急性右心衰竭；直径小于$20\mu m$的栓子通过肺静脉至左心到体循环的动脉分支，可引起多器官栓塞。<br>（3）气体栓塞 气体阻塞血管或心腔的过程，称为气体栓塞。①空气栓塞：多由于静脉损伤破裂，外界空气由静脉缺损处进入血流所致。少量空气入血，可被溶解或吸收，一般不引起严重后果；若进入空气量超过100ml左右时，空气随血流进入右心后，可造成急性循环呼吸衰竭而猝死。②氮气栓塞：当体外大气压力骤降时，原来溶解于血液中的大量气体迅速游离出来，氧和二氧化碳可重新溶于血液内而被吸收，氮气在血液内溶解迟缓，导致在血液内形成无数小气泡或融合成大气泡，造成气体栓塞，又称为减压病或沉箱病。轻度表现为皮肤症状，如瘙痒、丘疹、刺痛等；中度表现为肌肉关节的疼痛；重度导致多系统功能障碍，甚至造成死亡。<br>（4）其他类型的栓塞 临床上，羊水栓塞多见于高龄产妇，多数导致死亡；瘤细胞栓塞可造成远处器官肿瘤转移；寄生虫及其虫卵、细菌或真菌团栓塞，可引起感染的播散。 |
| 梗死 | 1.概念 局部组织、器官由于血流迅速中断而引起的缺氧性坏死，称为梗死。其形成过程称为梗死形成。<br>2.梗死形成的原因和条件<br>（1）梗死形成的原因 血管阻塞尤其是动脉阻塞引起的梗死多见而严重，是梗死发生的主要因素。具体原因有 ①血栓形成；②动脉栓塞；③动脉痉挛；④血管腔受压闭塞。<br>（2）梗死形成的条件 ①供血血管的类型；②血流阻断的速度；③组织对缺氧的耐受性及血液的含氧量。<br>3.梗死的类型及病理变化 根据梗死区血液含量多少可将梗死分为贫血性梗死和出血性梗死。<br>（1）贫血性梗死 又称白色梗死，常发生于组织结构较致密、侧支循环不丰富并由终末动脉供血的器官，如心、肾、脾、脑等。<br>病理变化 ①肉眼观：梗死灶的形状与动脉分支的分布有关。脾、肾等梗死呈锥体形；心肌梗死呈不规则或地图形；脑梗死区常呈不规则状。新鲜梗死灶常肿胀、隆起；经数日后则变干、变硬、凹陷；最终被肉芽组织取代而形成瘢痕。②光镜下：梗死区多数呈凝固性坏死（脑梗死为液化性坏死），新鲜梗死灶与正常组织交界处常见炎症反应带。<br>（2）出血性梗死 又称为红色梗死，常发生于组织疏松且具有双重血液循环的器官，如肺、肠等。此种梗死的形成除有动脉阻塞外，还须具备下列条件 ①严重淤血；②双重血液循环；③组织疏松。<br>病理变化 肺出血性梗死多发生于肺下叶，呈锥体形；肠出血性梗死常发生于小肠，呈节段状。光镜下，梗死区组织坏死，结构消失，组织间弥漫大量红细胞。未崩解破坏的血管则呈扩张充血状态。<br>此外，梗死区内伴有细菌感染者，称为败血性梗死。<br>4.梗死的结局及影响<br>（1）结局 机化；包裹；钙化；囊腔形成。<br>（2）影响 与梗死发生的部位、范围大小及有无细菌感染有关。 |

# 第四章　炎　症

## 概　述

| 要点 | 内容 |
|---|---|
| 概要 | 炎症概述；炎症的基本病理变化；急性炎症；慢性炎症；炎症的临床表现和结局。 |

## 第一节　概　述

| 要点 | 内容 |
|---|---|
| 炎症的概念 | 炎症是具有血管系统的活体组织对损伤因子的刺激所发生的以防御为主的反应。炎症局部的基本病理变化为变质、渗出、增生。临床上，炎症局部表现为红、肿、热、痛及功能障碍，并有发热、白细胞增多等全身反应。<br>血管反应是炎症过程的中心环节。炎症是损伤因子导致的机体组织损伤和抗损伤反应两方面矛盾斗争过程的综合表现。损伤和抗损伤反应双方力量的强弱决定炎症的经过和结局。<br>依据病理变化，炎症可分为变质性炎、渗出性炎和增生性炎；依据发病缓急和持续时间的长短，主要分为急性炎症和慢性炎症。 |
| 炎症的原因 | 1.生物性因子；<br>2.理化性因子；<br>3.异常免疫反应；<br>4.异物。<br>上述各种损伤因子作用于机体是否引起炎症以及炎症反应的强弱程度，既与致炎因子的性质、强度和持续时间有关，也与机体的防御功能和对致炎因子的反应性有关。 |

## 第二节　炎症的基本病理变化

| 要点 | 内容 |
|---|---|
| 变质 | 变质是指炎症局部组织、细胞发生的各种变性和坏死。变质属于损伤。<br>1.形态变化　实质细胞：细胞水肿、脂肪变性、凝固性坏死、液化性坏死等；间质：黏液样变性、纤维素性坏死等。<br>2.代谢变化<br>（1）局部酸中毒；<br>（2）渗透压升高。 |
| 渗出 | 1.概念　渗出是指炎症局部组织血管内的液体、蛋白和各种炎症细胞通过血管壁进入组织间隙、体腔、体表和黏膜表面的过程。渗出的成分称渗出液。渗出液积聚于组织间隙可形成炎性水肿；积聚到浆膜腔则形成炎性积液。渗出是炎症最具特征性的变化，是机体抵抗损伤因子的主要防御手段。<br>炎症的渗出过程是在局部血流动力学变化、血管壁通透性增高的基础上发生发展的，炎症介质在渗出过程中发挥重要作用。<br>2.血流动力学变化　损伤因子→局部组织→细动脉迅速短暂痉挛→动脉性充血→静脉性充血。 |

| 要点 | 内容 |
|------|------|
| 渗出 | 3.液体渗出 引起液体渗出的机制较为复杂，血管壁通透性增高是其主要因素。<br>（1）血管壁通透性增高 形成机制：①内皮细胞收缩；②内皮细胞损伤；③穿胞作用增强；④新生毛细血管壁的高通透性。<br>（2）渗出液的成分 与损伤因子、炎症部位和血管壁损伤程度等因素有关。当血管壁受损较轻时，渗出液中主要为水、盐类和分子较小的白蛋白；当血管壁受损较重时，分子量较大的球蛋白，甚至纤维蛋白原也能渗出。<br>（3）渗出液与漏出液的区别 |

|  | 渗出液 | 漏出液 |
|------|------|------|
| 原因 | 炎症 | 非炎症 |
| 蛋白量 | 30g/L以上 | 30g/L以下 |
| 相对密度 | >1.018 | <1.018 |
| 有核细胞数 | $>500 \times 10^6$/L | $<100 \times 10^6$/L |
| Rivalta试验* | 阳性 | 阴性 |
| 凝固性 | 能自凝 | 不自凝 |
| 外观 | 浑浊 | 澄清 |

（4）渗出液在炎症中的作用

保护意义 ①渗出液可以稀释毒素和有害物质，减轻毒素对组织的损伤；②渗出液中含有大量的抗体、补体及溶菌物质，有利于杀灭病原微生物；③渗出物中的纤维蛋白原所形成的纤维蛋白（纤维素）交织成网，不仅可限制病原微生物的扩散，还有利于白细胞吞噬消灭病原微生物，并在炎症后期成为修复的支架。

但过多的液体渗出，可压迫并妨碍脏器的正常活动；过多的纤维素渗出，可引起器官粘连。

4.白细胞渗出 炎症时血液中各种白细胞通过血管壁游到血管外的现象，称为白细胞渗出。渗出的白细胞聚集于炎症局部组织间隙内，称为炎细胞浸润。是炎症反应的重要形态特征，也是白细胞在损伤部位发挥吞噬作用并构成炎症防御反应的主要环节。

白细胞渗出是一个主动、耗能、复杂的连续过程，包括以下步骤

（1）白细胞边集和附壁；

（2）白细胞黏着；

（3）白细胞游出 黏着的白细胞逐步游出血管壁（主要是毛细血管后小静脉及毛细血管）的过程，称为白细胞游出。

各种白细胞都以阿米巴运动的方式游出，但致炎因子不同及炎症的不同阶段，游出的白细胞种类有所差别 ①中性粒细胞游走能力最强，游出最早，移动最快，而淋巴细胞最弱；②急性炎症或炎症早期中性粒细胞首先游出，24~48小时后由单核细胞取代；③损伤因子不同游出的白细胞种类也不同。化脓性感染以中性粒细胞浸润为主，病毒感染以淋巴细胞浸润为主，寄生虫病及过敏反应以嗜酸性粒细胞浸润为主。

（4）趋化作用 指渗出的白细胞向炎症灶定向游走集中的现象。

（5）白细胞在炎症局部的作用

①吞噬作用：中性粒细胞和单核巨噬细胞是人体最主要的吞噬细胞。吞噬过程：识别和黏着→吞入→杀伤或降解。通过吞噬作用，大多数病原微生物被杀灭、降解，但有些病原微生物（如结核杆菌、伤寒杆菌）虽被吞噬却不一定被杀灭，反而在吞噬细胞内生长繁殖，并可能随吞噬细胞的游走而在患者体内播散。②免疫作用：参与免疫作用的细胞主要包括巨噬细胞、淋巴细胞和浆细胞。③组织损伤作用。

白细胞在机体的防御反应中起重要作用，当机体白细胞数量不足或功能障碍时，则可导致严重和反复的感染。

| 要点 | 内容 |
|------|------|
| 渗出 | 5.炎症介质　指炎症过程中产生并参与引起炎症反应的化学物质。依据来源不同分为两类。<br>（1）细胞释放的炎症介质　①血管活性胺：包括组胺（HA）和5-羟色胺（5-HT）；②花生四烯酸的代谢产物：包括前列腺素（PG）、白细胞三烯（LT）、脂质素（LX）；③白细胞产物及溶酶体成分：包括氧自由基、溶酶体成分；④细胞因子：主要由激活的淋巴细胞、单核巨噬细胞、内皮细胞、上皮细胞和结缔组织细胞等产生，IL-1、TNF是其中最重要的两个因子；⑤血小板活化因子（PAF）；⑥一氧化氮（NO）；⑦神经肽：如P物质。<br>（2）血浆源性炎症介质　①激肽系统：在炎症反应中起作用的主要是缓激肽；②补体系统：参与炎症反应的主要是C3a、C5a、C3b；③凝血系统和纤维蛋白溶解系统。<br>主要炎症介质及其功能<br><br>表格见下 |

| 功能 | 主要炎症介质 |
|------|--------------|
| 血管扩张 | 组胺，缓激肽，前列腺素（$PGI_2$，$PGE_2$，$PGD_2$），NO |
| 血管通透性升高 | 组胺，缓激肽，$C3_a$和$C5_a$，白三烯$C_4$、$D_4$、$E_4$，PAF，P物质 |
| 趋化作用 | $LTB_4$，$C5_a$，细菌产物，阳离子蛋白，化学因子 |
| 发热 | IL-1，TNF-$\alpha$，$PGE_2$ |
| 疼痛 | $PGE_2$，缓激肽 |
| 组织损伤 | 氧自由基，溶酶体酶，NO |

| 要点 | 内容 |
|------|------|
| 增生 | 增生的细胞主要为巨噬细胞、成纤维细胞和毛细血管内皮细胞，炎症灶中的被覆上皮、腺上皮及其他实质细胞也可发生增生。一般情况下，在炎症后期和慢性炎症时增生较明显。<br>炎性增生是一种防御反应，但过度的组织增生可使原有组织遭受破坏，影响器官的功能。<br>总之，不同类型的炎症尽管临床表现千差万别，其基本病理变化都是变质、渗出和增生，但不同类型的炎症或某一种炎症的不同时期，以某种或几种病理变化为主。一般而言，在炎症早期和急性炎症以变质和渗出为主，而炎症后期和慢性炎症以增生为主。变质是损伤性变化，而渗出和增生是以抗损伤为主的防御反应和修复过程。 |

# 第三节　急性炎症

| 要点 | 内容 |
|------|------|
| 概念 | 急性炎症　起病急骤，持续时间短，一般仅几天或几周，多数不超过1个月。急性炎症的主要病变特点是以变质及渗出性变化为主，渗出的白细胞以中性粒细胞为主。依据急性炎症的主要病理变化可将其分为变质性炎、渗出性炎。 |
| 变质性炎 | 1.概念　以变质性病变为主的炎症称变质性炎。常发生于心、肝、脑等实质器官。<br>2.病因　重症感染、细菌毒素及病毒等；由于病变器官的实质细胞发生严重变性和坏死，常造成相应器官功能障碍。 |
| 渗出性炎 | 1.概念　以渗出性病变为主的炎症称渗出性炎。最为常见。<br>2.类型　根据渗出物成分的不同，可分为以下几种<br>（1）浆液性炎　以大量浆液渗出为特征。<br>①原因：高温、毒蛇咬伤、蚊蜂叮咬及病毒、细菌感染等。<br>②好发部位：疏松结缔组织和浆膜、黏膜、皮肤等处。<br>③病变：大量浆液，少量纤维蛋白、中性粒细胞及脱落的上皮细胞。 |

| 要点 | 内容 |
|---|---|
| 渗出性炎 | ④结局：浆液性炎的病变一般较轻，易于消散。但如浆膜腔内炎性积水过多，可引起明显的器官功能障碍；如渗出的液体未被及时吸收，可引起轻度粘连。<br>（2）纤维素性炎　以渗出物中含有大量纤维素为特征。<br>①原因：内、外源性的毒素或某些细菌感染等。<br>②好发部位：常见于黏膜、浆膜和肺脏。<br>③病变：纤维素性炎发生在黏膜时，渗出的纤维素、白细胞和其下的坏死黏膜组织形成一层灰白色的膜状物，称为假膜，这种炎症又称为假膜性炎。发生在心包膜的纤维素性炎可形成绒毛心。<br>④经过和结局：纤维素性渗出物被蛋白水解酶溶解、液化后吸收。如果白细胞渗出少，纤维素不能被蛋白水解酶完全溶解吸收，则可发生机化，引起浆膜增厚和粘连。<br>（3）化脓性炎　以中性粒细胞渗出为主，并伴不同程度的组织坏死和脓液形成为特征的一类炎症。<br>①原因：主要是化脓菌感染。由化学物质和坏死组织引起的化脓性炎称为无菌性化脓。<br>②病变：变性、坏死中性粒细胞释放蛋白水解酶，使坏死组织液化，形成灰黄色或黄绿色浑浊、黏稠的液体，称为脓液。脓液形成的过程称为化脓；变性、坏死的中性粒细胞称为脓细胞。脓液是由大量脓细胞、坏死组织、不等量的细菌和少量渗出的浆液组成。<br>③分类：依病因、发生部位及病变特点的不同，可分为以下三类：<br>蜂窝织炎　指发生在疏松结缔组织的弥漫性化脓性炎。常发生于皮肤、肌肉和阑尾等处。主要由溶血性链球菌引起。病变表现为疏松结缔组织内明显水肿及大量中性粒细胞弥漫性浸润，与周围组织无明显分界。轻者可完全吸收消散，重者可经淋巴道扩散而致局部淋巴结肿大及全身中毒症状。<br>脓肿　指局限性化脓性炎伴脓腔形成。常发生于皮下和内脏等处。主要由金黄色葡萄球菌感染引起。病变较局限，仅在局部形成一个圆形或不规则的脓腔，脓肿壁由肉芽组织构成。小脓肿可吸收消散，较大脓肿需要切开排脓或穿刺排脓，继而形成瘢痕修复。也可发展或蔓延形成溃疡、窦道、瘘管。溃疡是皮肤黏膜的脓肿向表面破溃而形成的组织缺损；窦道是指深部的脓肿向体表或自然管道穿破，形成有一个排脓的盲端通道；若深部脓肿的一端向体表或体腔穿破，另一端向自然管道穿破或在两个有腔器官之间形成贯通两侧的通道称为瘘管。　疖是单个毛囊及其所属皮脂腺和周围组织的化脓性炎，病原菌多为金黄色葡萄球菌。当部分患者抵抗力较低，或伴有营养不良、糖尿病时，许多疖可同时或先后发生，称为疖病。多个疖的在深部组织相互融合沟通，则称为痈。<br>表面化脓和积脓　指发生在黏膜和浆膜的化脓性炎，其特点是中性粒细胞主要向黏膜、浆膜表面渗出，深部组织无明显炎细胞浸润。当化脓性炎发生于浆膜、胆囊和输卵管时，脓液则在浆膜腔、胆囊和输卵管腔内积存，称为积脓。<br>（4）出血性炎　渗出物中含有大量红细胞，称为出血性炎。常和其他类型炎症混合存在，如出血性纤维素性炎等，主要由某些毒力很强的病原微生物引起。<br>此外，卡他性炎也属于一种渗出性炎。卡他性炎是指发生在呼吸道、胃肠道等处黏膜较轻的渗出性炎，常由病毒、细菌及慢性刺激等引起。<br>上述渗出性炎的分类并不是绝对的，有时两种不同类型可以并存，如浆液性纤维素性炎、化脓性出血性炎等。在炎症发展过程中，不同类型之间还可互相转化。 |

# 第四节　慢性炎症

| 要点 | 内容 |
| --- | --- |
| 概念 | 慢性炎症病程较长，常达数月至数年以上。其局部病变多以增生为主，变质和渗出较轻；局部浸润的炎细胞多以淋巴细胞、巨噬细胞和浆细胞为主。依据增生成分的不同将其分为非特异性、特异性增生性炎。 |
| 非特异性增生性炎 | 多表现为慢性炎症。其形态特点是炎症灶内浸润的细胞主要为淋巴细胞、浆细胞和单核细胞；常伴有明显毛细血管内皮细胞及成纤维细胞增生，有时黏膜上皮、腺上皮和某些实质细胞同时增生。<br>如发生在黏膜局部，黏膜上皮、腺上皮和肉芽组织增生可形成向外表突出的带蒂肿物，称为炎性息肉。如果炎性增生形成一个境界清楚的肿瘤样团块，则称为炎性假瘤，好发于肺及眼眶。 |
| 特异性增生性炎 | 指炎症局部以巨噬细胞及其演化的细胞增生为主，并形成境界清楚的结节状病灶，又称为肉芽肿性炎或炎性肉芽肿。<br>1.分类　根据其病原性质不同，可分为以下两类<br>（1）感染性肉芽肿　指由生物性病原如结核杆菌、伤寒杆菌等感染引起的肉芽肿，其增生的细胞成分在形态学上常具有一定的特殊性，对诊断有一定的意义，如"结核性肉芽肿"，由大量上皮样细胞、朗汉斯巨细胞及淋巴细胞组成；风湿病时形成的风湿性肉芽肿，由风湿细胞及淋巴细胞等组成。<br>（2）异物性肉芽肿　指由外科缝线、粉尘等异物引起的肉芽肿。病变以异物为中心，周围有大量巨噬细胞、异物巨细胞和成纤维细胞包绕，形成结节状病灶。<br>2.形成因素<br>（1）生物性因素；（2）异物。<br>3.肉芽肿的主要细胞成分　上皮样细胞和多核巨细胞。<br>需要说明的是，急性炎症与慢性炎症的病变区分并不是绝对的。例如，在急性肾小球肾炎则是以肾小球毛细血管内皮细胞和系膜细胞增生为其主要病理特点。 |

# 第五节　炎症的临床表现和结局

| 要点 | 内容 |
| --- | --- |
| 炎症的临床表现 | 1.局部表现<br>（1）红　炎症局部血管扩张、血流加快。<br>（2）肿　局部炎性充血、血液成分渗出引起，慢性炎症时与局部增生有关。<br>（3）热　局部血管扩张、血流加快，代谢增强，产热增多所致。<br>（4）痛　渗出物压迫和某些炎症介质等直接作用于神经末梢引起疼痛。<br>（5）功能障碍　炎症时由于变性、坏死、代谢障碍、炎性渗出物的压迫等因素，引起实质细胞不同程度的功能障碍。<br>2.全身反应<br>（1）发热　由内源性和外源性致热原所致。<br>（2）外周血白细胞增多　在急性炎症，特别是感染性炎症，外周血白细胞数量常有明显增多。一般急性化脓性炎症以中性粒细胞增多为主，慢性肉芽肿性炎以单核细胞增多为主，寄生虫感染和过敏反应时嗜酸性粒细胞增多。白细胞增多具有重要防御意义。<br>（3）单核巨噬细胞系统增生。 |

| 要点 | 内容 |
|------|------|
| 炎症的结局 | 1.痊愈<br>（1）完全痊愈 完全恢复病变组织、器官的正常结构和功能。<br>（2）不完全痊愈 如果机体的抗病能力较弱，炎症病灶变质和渗出较严重而广泛时形成瘢痕，以致不能完全恢复原组织器官的正常结构和功能。<br>2.迁延为慢性<br>3.蔓延扩散 当患者抵抗力弱、病原微生物在体内大量繁殖时，炎症可向周围扩散，经血管、淋巴管和自然管道播散。<br>（1）局部蔓延；<br>（2）淋巴道播散；<br>（3）血道播散 指炎症灶的病原微生物侵入血液循环或其毒素被吸收入血而引起的播散。①菌血症：指细菌在局部病灶生长繁殖，并经血管或淋巴管入血，血液中可查到细菌，但患者全身症状不明显。血液细菌培养阳性。②毒血症：指大量细菌毒素或毒性代谢产物被吸收入血，并引起高热、寒战等全身中毒症状。严重时患者可出现中毒性休克，心、肝、肾的实质细胞发生变性或坏死。血液细菌培养阴性。③败血症：指细菌入血，并在血中大量生长繁殖及产生毒素，患者常有寒战、高热、皮肤黏膜多发性出血点、脾肿大及全身淋巴结肿大等临床表现，严重者可并发中毒性休克。血培养常可查到病原菌。血液细菌培养阳性。④脓毒败血症：指化脓菌入血，不仅在血中繁殖，而且随血流播散，并在身体其他部位发生多个继发性脓肿。临床上除有败血症的表现外，还有多发性迁移性脓肿形成。又称栓塞性脓肿或转移性脓肿。 |

# 第五章 肿 瘤

## 概 述

| 要点 | 内容 |
|------|------|
| 肿瘤病理学基本概念 | 肿瘤的概念；命名原则；组织结构、异型性；肿瘤的生长和扩散方式；良、恶性肿瘤的区别；癌与肉瘤的区别 |

## 第一节 肿瘤的概念

| 要点 | 内容 |
|------|------|
| 概念 | 肿瘤是机体在各种致瘤因素作用下，局部组织细胞在基因水平上失去对其生长的正常调控，导致克隆性异常增生而形成的新生物，常表现为局部肿块。 |
| 肿瘤性增生的特点 | 1.肿瘤性增生是单克隆性的，与机体不协调，生长旺盛。<br>2.肿瘤细胞具有异常的形态结构、功能和代谢，即具异常分化的特点。<br>3.肿瘤细胞在基因水平上的改变可以传给子代细胞。 |

## 第二节 肿瘤的命名和分类

| 要点 | 内容 |
|------|------|
| 命名原则 | 1.表明肿瘤的组织来源。<br>2.表明其生物学特性（良性或恶性）。 |

| 要点 | 内容 |
|---|---|
| 肿瘤命名方式 | 1.良性肿瘤　来源组织名称后加"瘤"，如腺上皮瘤，脂肪瘤等。<br>2.恶性肿瘤<br>（1）癌　指上皮组织来源的恶性肿瘤。其命名是在来源的上皮组织名称后加"癌"，如"腺上皮癌"。<br>（2）肉瘤　指间叶组织来源的恶性肿瘤。其命名是在来源的间叶组织名称后加"肉瘤"，如"血管肉瘤"。 |
| 分类 | 1.上皮组织来源肿瘤<br>（1）良性肿瘤　如乳头状瘤、腺瘤等。<br>（2）恶性肿瘤　如鳞癌、腺癌等。<br>2.间叶组织来源肿瘤<br>（1）良性肿瘤　如脂肪瘤、纤维瘤、平滑肌瘤等。<br>（2）恶性肿瘤　如脂肪肉瘤、纤维肉瘤、平滑肌肉瘤等。<br>3.淋巴造血组织来源肿瘤<br>（1）淋巴组织　如恶性淋巴瘤。<br>（2）造血组织　如白血病。 |

## 第三节　肿瘤的基本特征

| 要点 | 内容 |
|---|---|
| 一般形态 | 肿瘤的形状与生长部位和良、恶性有关；数目既可单发，也可多发，大小差别很大，有的只能在显微镜下才能发现；颜色与起源组织相似，癌一般为灰白色；硬度取决于来源组织、实质与间质的比例以及有无变性、坏死等。 |
| 组织结构 | 任何一种肿瘤组织成分都可分为实质和间质两部分。肿瘤实质是肿瘤细胞的总称，它决定肿瘤的生物学特点和各种肿瘤的特殊性；间质由结缔组织和血管组成，对实质有支持和营养作用。 |
| 异型性 | 1.概念　肿瘤组织无论在细胞形态和组织结构上，都与其来源的正常组织有不同程度的差异，这种差异称为异型性。肿瘤的异型性大小反映了肿瘤组织的分化程度。<br>2.恶性肿瘤异型性的表现　恶性肿瘤在组织结构和细胞形态方面具有明显的异型性，在组织结构方面恶性肿瘤的空间排列方式失去正常的结构和层次；在细胞形态方面存在明显的异型性，主要表现为<br>（1）瘤细胞多形性，大小不一。<br>（2）瘤细胞核多形性，核浆比例增大，核大，染色加深，特别是出现病理性核分裂象对诊断恶性肿瘤具有重要意义。<br>（3）瘤细胞胞质多呈嗜碱性染色。 |

## 第四节　肿瘤的生长和扩散

| 要点 | 内容 |
|---|---|
| 肿瘤的生长 | 1.生长速度　肿瘤的生长速度有很大的差别，主要取决于肿瘤的分化程度。良性肿瘤生长速度较慢，恶性肿瘤生长速度较快。<br>2.生长方式<br>（1）膨胀性生长　是大多数良性肿瘤的生长方式，形成结节状、分叶状肿物，常有完整包膜。 |

| 要点 | 内容 |
|---|---|
| 肿瘤的生长 | （2）浸润性生长　又称为侵袭性生长，为大多数恶性肿瘤特有的生长方式。侵入并破坏周围组织，形成不规则包块；一般无包膜，与邻近组织紧密连接而界限不清。<br>（3）外生性生长　生长在体表、体腔或自然管道表面的肿瘤，良、恶性肿瘤均可存在此种生长方式，形成乳头状、菜花状等外形肿物。 |
| 肿瘤的扩散 | 1.直接蔓延　随着恶性肿瘤不断长大，瘤细胞可连续不断地沿着组织间隙、淋巴管、血管或神经束衣侵入并破坏邻近正常组织或器官继续生长，称为直接蔓延。<br>2.转移　恶性肿瘤细胞从原发部位侵入淋巴管、血管或体腔，迁徙到身体其他部位继续生长，形成与原发瘤同类型的肿瘤，这个过程称为转移，所形成的肿瘤称为继发瘤或转移瘤。其转移途径有：<br>（1）淋巴道转移　是癌最常见的转移途径，到达淋巴结的瘤细胞先聚集在边缘窦，然后生长累及整个淋巴结，造成淋巴结肿大变硬。<br>（2）血道转移　是肉瘤最常见的转移途径，肿瘤细胞多经毛细血管或静脉血管壁入血，形成肿瘤性细胞栓子随血液运行而发生转移。血道转移的继发性肿瘤多个散在分布、呈圆形结节状。<br>（3）种植性转移　体腔内器官的恶性肿瘤蔓延至器官表面时，瘤细胞可脱落并种植在体腔内其他器官表面，形成多个转移瘤，浆膜腔内的种植性转移瘤常伴有血性积液。 |

## 第五节　肿瘤对机体的影响及良恶性肿瘤的区别

| 要点 | 内容 | |
|---|---|---|
| 良性肿瘤对机体的影响 | 对机体影响较小，主要为局部压迫或阻塞、继发性病变及激素分泌过多。内分泌系统来源的肿瘤可出现激素分泌过多的症状。 | |
| 恶性肿瘤对机体的影响 | 对机体影响严重，恶性肿瘤细胞在原发部位及侵袭转移部位浸润生长，造成组织器官结构和功能的破坏，此外还有并发症、异位内分泌综合征及副肿瘤综合征对机体的影响，晚期可引起恶病质及导致机体死亡。 | |

| 良、恶性肿瘤的区别 | | 良性肿瘤 | 恶性肿瘤 |
|---|---|---|---|
| | 分化程度 | 高，异型性小 | 分化程度低，异型性大 |
| | 核分裂象 | 无或少，不见病理性核分裂象 | 多见，可见病理性核分裂象 |
| | 生长速度 | 缓慢 | 较快 |
| | 生长方式 | 膨胀性或外生性生长，常有包膜与周围组织分界清楚 | 浸润性或外生性生长方式无包膜，与周围组织分界不清 |
| | 继发改变 | 一般较少见 | 常发生出血、坏死、溃疡 |
| | 转移 | 不发生转移 | 常有转移 |
| | 复发 | 不复发或很少复发 | 手术等治疗后易复发 |
| | 对机体影响 | 较小，主要为局部压迫或阻塞 | 对机体影响严重，可引起恶病质及导致患者死亡 |

## 第六节 癌前病变、非典型性增生、原位癌、上皮内瘤变

| 要点 | 内容 |
|---|---|
| 癌前病变 | 1.概念 是指某些具有癌变潜在可能性的良性病变，如长期存在，则有少数可能转变为癌。<br>2.常见的癌前病变 黏膜白斑、乳腺增生性纤维囊性变、大肠腺瘤、慢性萎缩性胃炎、皮肤慢性溃疡等。 |
| 非典型性增生 | 1.概念 指增生的上皮细胞出现一定的异型性，但还不足以诊断为癌。<br>2.光镜下 见增生的细胞层次增多，排列紊乱，极向消失；细胞大小不一，形态多样，核大浓染，核浆比增高，核分裂增多，但多为正常核分裂象。从累及上皮基底层开始依次分为轻、中、重三个级别。 |
| 原位癌 | 指基因发生突变的异型增生的细胞累及上皮全层，但尚未突破基膜而向下浸润性生长，称为原位癌。 |
| 上皮内瘤变 | 指上皮从非典型性增生到原位癌这一连续的过程，可分为上皮内瘤变Ⅰ级、Ⅱ级和Ⅲ级。重度非典型性增生及原位癌称为上皮内瘤变Ⅲ级。 |

## 第七节 常见肿瘤举例

| 要点 | 内容 |
|---|---|
| 上皮组织来源肿瘤 | 1.良性肿瘤<br>（1）乳头状瘤 由被覆上皮发生的良性肿瘤，向表面外生性生长，形成许多手指样或乳头状突起。如发生在皮肤、尿道等的乳头状瘤。<br>（2）腺瘤 是由腺上皮发生的良性肿瘤，多见于甲状腺、卵巢、乳腺等。发生在腺器官或黏膜腺上皮的腺瘤多成结节状或息肉状突起。常见的腺瘤有囊腺瘤、纤维腺瘤、多形性腺瘤、管状腺瘤。<br>2.恶性肿瘤<br>（1）鳞状细胞癌 常发生于上皮覆盖的部位，如皮肤、口腔、食道、阴道等处，如皮肤鳞癌；亦见于可发生鳞状上皮化生的部位，如肺鳞癌。角化型的鳞状细胞间可见细胞间桥，在癌巢中央可见红染同心圆状排列的角化物，称为角化珠或癌珠。非角化型的鳞癌无角化珠形成，亦无细胞间桥。<br>（2）腺癌 由腺上皮来源的恶性肿瘤，常见于胃肠道、肺、乳腺等处。肉眼形态呈不规则结节状、菜花状肿物。组织学形态复杂，有不同亚型，如管状腺癌、乳头状腺癌、囊腺癌和乳头状囊腺癌等，有时低分化腺癌可无腺样结构而形成实体癌巢。 |
| 间叶组织来源肿瘤 | 1.良性肿瘤<br>（1）脂肪瘤 是最常见的良性间叶组织肿瘤。好发于肩、颈、背及四肢等处的皮下组织，很少恶变。<br>（2）血管瘤 多为先天性，多见于儿童的头面部皮肤。内脏血管瘤以肝脏多见，无包膜。<br>（3）淋巴管瘤 多见于小儿头颈部、腋下等处。无包膜，瘤内淋巴管囊性融合可形成囊状水瘤。<br>（4）平滑肌瘤 最多见于子宫，胃肠道次之。<br>2.恶性肿瘤<br>（1）纤维肉瘤 较少见。好发于成年人，多见于四肢。 |

| 要点 | 内容 |
|---|---|
| 间叶组织来源肿瘤 | （2）脂肪肉瘤　较常见的类型，多发生于大腿深部的软组织。<br>（3）平滑肌肉瘤　好发于子宫，亦可发生于腹膜后、大网膜等处，中老年人多见。<br>（4）骨肉瘤　来源于骨母细胞，常见于青少年。好发于四肢长骨的干骺端，局部有肿块及疼痛。 |
| 淋巴造血组织肿瘤 | 1.淋巴瘤<br>（1）非霍奇金淋巴瘤　占80%~90%。2/3原发于淋巴结，1/3原发于淋巴结以外的淋巴组织，光镜下正常的淋巴组织结构破坏，异型淋巴细胞可弥漫性或结节状、滤泡性生长。<br>（2）霍奇金淋巴瘤，占10%~20%，最常累及颈部和锁骨上淋巴结，光学显微镜下以出现R-S细胞及其变异性细胞为特征。<br>2.髓系肿瘤<br>是骨髓内具有多向分化潜能的造血干细胞克隆性增生形成的肿瘤，根据受累细胞系的不同，有粒细胞、单核细胞、红细胞和巨核细胞来源的肿瘤。 |
| 其他组织肿瘤 | 畸胎瘤　来源于原始具有多向分化潜能生殖细胞的肿瘤，肿瘤组织多由2或3个胚层成分混杂组成。成熟型畸胎瘤，肿瘤常为囊性，镜下所见各种组织成分分化成熟，又称为良性畸胎瘤；未成熟畸胎瘤为恶性的生殖细胞肿瘤，镜下可见幼稚未成熟胚胎组织，尤其是见到原始神经管和菊形团样结构。 |

| 癌与肉瘤的区别 | | 癌 | 肉瘤 |
|---|---|---|---|
| | 组织来源 | 上皮组织 | 间叶组织 |
| | 发病率 | 较高，约为肉瘤的9倍，多见于40岁以后成人 | 较低，多见于青少年 |
| | 肉眼特点 | 灰白色、质硬、粗糙、干燥 | 灰红色、质软、湿润、细腻、鱼肉状 |
| | 组织学特点 | 癌细胞多成巢，实质与间质分界清楚 | 肉瘤细胞多弥漫分布，实质与间质分界不清、间质内血管丰富，纤维组织少 |
| | 网状纤维染色 | 在癌巢周围可有网状纤维，癌细胞间无网状纤维 | 在肉瘤细胞间多有网状纤维 |
| | 转移 | 多经淋巴道转移 | 多经血道转移 |
| | 免疫组化 | 表达上皮组织标记（如细胞角蛋白） | 表达间叶组织标记（波形蛋白） |

# 第六章　缺　氧

## 概　述

| 要点 | 内容 |
|---|---|
| 缺氧的概念、类型 | 缺氧的概念；各型缺氧的病因和发病机制；血氧指标变化特点 |

# 第一节 缺氧的概念

| 要点 | 内容 |
|------|------|
| 概念 | 因组织和细胞氧供应减少，或不能充分利用氧而致代谢、功能和形态结构异常变化的病理过程称为缺氧。 |

# 第二节 缺氧的类型、原因和发病机制

| 要点 | 内容 |
|------|------|
| 低张性缺氧 | 1.概念 又称乏氧性缺氧，是指由于氧进入血液不足，使动脉血氧分压降低，供应组织的氧减少而引起的缺氧。<br>2.原因及机制 主要由吸入气氧分压过低（大气性缺氧）、外呼吸功能障碍（呼吸性缺氧）和静脉血分流入动脉等引起。<br>3.血氧变化特点 由于血液的氧量减少，导致动脉血氧分压降低，这是低张性缺氧的主要特征。当 $PaO_2$ 在 60mmHg 以上时血氧含量及血氧饱和度变化不明显，当 $PaO_2$ 降至 60mmHg 以下时血氧含量、血氧饱和度降低。动—静脉血氧含量差（是反映组织细胞对氧的消耗量的指标）减小，血氧容量一般正常。低张性缺氧时脱氧血红蛋白浓度增加，达到 5g/dl 时，常导致发绀。 |
| 血液型缺氧 | 1.概念 又称等张性缺氧，是指由于血红蛋白数量减少或性质改变，使血液携带氧的能力降低，或 Hb 结合的氧不易释出所引起的组织缺氧，其动脉血氧含量降低而血氧分压正常。<br>2.原因及机制 主要由各种原因引起的严重贫血、一氧化碳中毒、高铁血红蛋白血症、血红蛋白与氧的亲和力异常增强等引起。当食物中含有氧化剂，如食入硝酸盐腌制的食品或变质蔬菜时，经代谢转化成亚硝酸盐被吸收后，可将血红蛋白上的二价铁氧化成三价铁，使血红蛋白丧失携带氧的能力，导致高铁血红蛋白血症，称为肠源性紫绀。<br>3.血氧变化特点 动脉血氧分压及血氧饱和度正常，血氧含量及动—静脉血氧含量差一般降低，血氧容量正常或降低。一氧化碳中毒时因碳氧血红蛋白的颜色鲜红，患者的皮肤黏膜呈现樱桃红色；高铁血红蛋白血症患者皮肤黏膜呈现咖啡色或青石板色。 |
| 循环性缺氧 | 1.概念 又称低动力性缺氧，主因血液循环障碍，组织血流量减少引起的组织供氧不足。<br>2.原因及机制 主要由于全身性和局部性血液循环障碍引起组织供氧不足。<br>3.血氧变化特点 动脉血氧分压、血氧容量、血氧含量及血氧饱和度均正常，由于血液流经毛细血管时间延长，导致静脉血氧含量低于正常，使动—静脉血氧含量差升高。 |
| 组织性缺氧 | 1.概念 组织性缺氧是指各种原因引起细胞生物氧化障碍，使组织、细胞利用氧的能力降低而引起的缺氧。<br>2.原因及机制 主要由组织中毒、线粒体损伤、维生素缺乏引起。<br>3.血氧变化特点 动脉血氧分压、血氧容量、血氧含量及血氧饱和度均正常，但由于静脉血氧含量高于正常，导致动—静脉血氧含量差降低。 |

# 第七章 发 热

## 概 述

| 要点 | 内容 |
|---|---|
| 发热的概念、环节 | 发热的概念、与过热的区别；发热的原因和机制；发热的时相和热代谢特点。 |

## 第一节 发热的概念

| 要点 | 内容 |
|---|---|
| 发热的概念 | 在致热原的作用下，机体体温调节中枢的调定点上移而引起的调节性体温升高，体温上升超过正常值0.5℃。 |
| 与过热的区别 | 1.发热 致热原作用下，体温调节中枢调定点上移，引起的体温主动性调节性升高。<br>2.过热 是由于各种原因导致体温调节障碍而引起的被动性体温升高，属于非调节性体温升高。与发热的区别在于过热的调定点水平不变，可由体温调控障碍（体温调节中枢受损）、散热障碍（皮肤鱼鳞病、中暑）及产热过多（甲亢）等引起。 |

## 第二节 发热的原因和机制

| 要点 | 内容 |
|---|---|
| 发热激活物 | 1.概念 来自体外或体内，能刺激机体产生内生致热原的物质，又称EP诱导物。<br>2.种类<br>（1）体外发热激活物 ①细菌 革兰阴性菌胞壁裂解产物内毒素及主要成分含有脂多糖LPS，是血液制品和输液过程引起发热的主要污染物。②病毒。③真菌及其他。<br>（2）体内发热激活物 ①致热性类固醇。②抗原–抗体复合物。③致炎因子。④组织损伤或坏死产物。 |
| 内生致热原 | 1.概念 在发热激活物的作用下，体内某些细胞（产内生致热原细胞）被激活，产生并释放的致热物质。<br>2.来源 能产生和释放内生致热原的细胞有三类，其中单核巨噬细胞类是其主要来源细胞。<br>3.种类 白细胞介素–1、肿瘤坏死因子、干扰素、白细胞介素–6等，均为不耐热的小分子蛋白质，具有致热性。<br>4.产生和释放 涉及复杂的细胞内信息传递和基因表达过程。在细胞内合成后即可释放入血。 |
| 发热时体温调节机制 | 1.体温调节中枢 正调节中枢，位于下丘脑，特别是视前区–下丘脑前部，该区含有温度敏感神经元，对来自外周和深部的温度信息起整合作用；负调节中枢，位于中杏仁核、腹中膈和弓状核等处，对发热时的体温产生负向影响，可能是发热时体温上升高度被限制在一定范围（热限）产生的基本机制。正、负调节中枢的相互作用决定了体温调定点上移的水平、发热的幅度和病程。<br>2.致热信号进入中枢的可能机制 可能有三种途径<br>（1）通过下丘脑终板血管器。<br>（2）通过血脑屏障。 |

| 要点 | 内容 |
|---|---|
| 发热时体温调节机制 | （3）通过迷走神经。<br>3.发热中枢调节介质　体温的正调节介质有前列腺素E、环磷酸腺苷等，体温的负调节介质有精氨酸加压素、黑素细胞刺激素，发热时体温升高的水平受中枢性的正、负调节介质的协同作用。 |

## 第三节　发热的时相和热代谢特点

| 要点 | 内容 |
|---|---|
| 发热的时相 | 多数急性传染性疾病和感染性疾病引起的发热可有三个时相的变化，分别为体温上升期、高温持续期和体温下降期。 |
| 各时相热代谢特点 | 1.体温上升期　因体温调定点上移，中心体温低于调定点水平，中枢对"冷"信息作出反应，此时产热器官引起寒战和物质代谢增强，产热增加；皮肤血管收缩散热减少，产热大于散热，体温升高。<br>2.高温持续期　体温上升到与新调定点水平相适应的高度，并波动于较高水平，产热与散热在较高的水平保持相对平衡。<br>3.体温下降期　上升的体温调定点回落到正常水平，此时体温高于调定点，于是产生散热增加，产热减少，散热大于产热，体温开始下降，逐渐恢复到正常水平。 |

# 第八章　应　激

## 概　述

| 要点 | 内容 |
|---|---|
| 应激的概念，分期，神经内分泌反应机制 | 应激的概念、应激原与应激分期；应激反应的神经内分泌反应及细胞体液反应。 |

## 第一节　应激原与应激分期

| 要点 | 内容 |
|---|---|
| 概念 | 应激　是指机体受到各种强烈或有害刺激后出现的非特异性全身反应。<br>应激原　凡能引起机体发生应激反应的刺激因素称为应激原。 |
| 应激分期（全身适应综合征分期） | 1.警觉期　应激原作用迅速出现，交感–肾上腺髓质兴奋为特点，机体防御保护机制处于最佳动员状态，表现为血压升高，心跳呼吸较快，心、脑和骨骼肌血流量增加。<br>2.抵抗期　应激原持续作用下机体处于适应或抵抗阶段，此时肾上腺皮质激素分泌增加，表现为机体代谢率增加，炎症与免疫反应减弱。<br>3.衰竭期　强而有害的刺激持续作用下，肾上腺皮质激素持续增高，但肾上腺皮质受体的数量和亲和力下降，此时机体内环境失衡，出现应激性疾病或应激相关性疾病。 |

# 第二节 应激反应的发生机制

| 应激的神经内分泌反应 ||
| 要点 | 内容 |
| --- | --- |
| 蓝斑交感肾上腺髓质系统 | 1.组成<br>（1）中枢整合部位 脑干蓝斑及相关去甲肾上腺素能神经元。<br>（2）外周效应部位 交感神经–肾上腺髓质系统。<br>2.效应<br>（1）中枢效应 该部位去甲肾上腺素水平升高，引起警觉、兴奋、紧张和焦虑等中枢效应，下行纤维调控交感神经和肾上腺髓质系统功能。<br>（2）外周效应 交感神经兴奋释放去甲肾上腺素，肾上腺髓质兴奋释放大量肾上腺素，导致血液中儿茶酚胺浓度迅速升高。<br>3.意义<br>（1）积极意义 ①提高中枢神经系统的兴奋性，使机体警觉性提高。②心率加快，心输出量增加，改善组织器官血液供应。③收缩皮肤、内脏血管，扩张冠状动脉血管，血液重新分配保证重要脏器血供。④扩张支气管，改善肺通气，使氧供满足应激时机体需要。⑤促进糖原和脂肪分解，满足应激时机体对能量增加的需求等等。<br>（2）消极意义 引起紧张焦虑抑郁愤怒等情绪反应；心肌耗氧增加、血压升高；能量消耗过多、脂质过氧化增强；皮肤与腹腔脏器缺血、消化道黏膜糜烂、出血等。 |
| 下丘脑–垂体–肾上腺皮质激素系统 | 1.组成<br>（1）中枢组成 部位为下丘脑室旁核和腺垂体。<br>（2）外周组成 部位为肾上腺皮质。<br>2.效应<br>（1）中枢效应 室旁核分泌促肾上腺皮质激素释放激素（CRH）。上行纤维投射到大脑边缘系统、海马及杏仁复合体等脑区，引起情绪行为反应，下行纤维调控腺垂体和肾上腺皮质激素的释放。<br>（2）外周效应 糖皮质激素（GC）分泌增加，为应激最重要的反应。<br>3.意义<br>（1）积极意义 ①促进蛋白质分解和糖原异生，保证供能。②提高循环系统对儿茶酚胺的敏感性。③稳定溶酶体膜，减轻组织损伤。④减轻炎症反应等。应激时糖皮质激素分泌增加对机体抵抗有害刺激起着广泛的极为重要的作用。<br>（2）消极意义 ①引起物质代谢障碍。②导致机体抵抗力降低。③生长发育缓慢，行为改变等。 |
| 其他激素 | 1.胰高血糖素和胰岛素 引起应激性高血糖。<br>2.β–内啡肽 由腺垂体合成，具有应激镇痛作用。<br>3.醛固酮和抗利尿激素 有利于应激时血容量的恒定。<br>4.生长激素 慢性应激时可导致生长发育迟缓。 |
| 应激时细胞体液反应 ||
| 要点 | 内容 |
| 急性期反应蛋白 | 主要由肝细胞合成，属于分泌型蛋白质，主要类型有<br>1.抑制蛋白酶 抑制蛋白酶的分解作用，避免蛋白酶对组织的过度损伤。 |

| 应激的神经内分泌反应 | |
|---|---|
| 要点 | 内容 |
| 急性期反应蛋白 | 2.凝血与抗凝血蛋白 促进凝血与纤溶，有利于阻止病原微生物及毒性产物的扩散。<br>3.运输蛋白 运输$Cu^{2+}$和血红素，铜蓝蛋白可清除氧自由基，减少组织损伤。<br>4.补体 增强机体抗感染能力。<br>5.其他 C反应蛋白、纤维连接蛋白、血清淀粉酶A蛋白等清除异物和坏死组织。 |
| 热休克蛋白 | 1.概念 又称应激蛋白，为非分泌型蛋白，也被形象地称为"分子伴娘"。<br>2.功能 帮助蛋白质折叠、移位、复性和降解。HSP70是一类重要的热休克蛋白，与应激时受损蛋白质的修复或移除有关，在蛋白水平起到保护和防御作用。 |

# 第九章 休 克

## 概 述

| 要点 | 内容 |
|---|---|
| 休克的概念，分期 | 休克的概念、原因和分类；休克的分期和发生机制。 |

## 第一节 休克的概念

| 要点 | 内容 |
|---|---|
| 概念 | 指机体受到各种强烈损伤因子作用后出现的以组织微循环灌流量急剧减少为主要特征的急性血液循环障碍，由此导致细胞和各重要器官功能代谢发生严重障碍及结构损害的全身性病理过程。<br>休克不同于晕厥，后者是一种短暂的心血管系统反射性调节障碍，主要是由于血压突然降低，脑部突然缺血而引起的暂时性意识丧失。平卧休息或采取头低位即可恢复。 |

## 第二节 休克的原因和分类

| 要点 | 内容 |
|---|---|
| 原因 | 1.失血与失液 引起失血失液性休克，常见于外伤出血，当失血量超过全身血量20%左右时，即可引起休克。<br>2.烧伤 大面积烧伤可引起烧伤性休克。<br>3.创伤 骨折或挤压伤可造成创伤性休克。<br>4.感染 各种严重的病原微生物感染可引起感染性休克。<br>5.过敏 某些药物、血清制品或疫苗使用可能造成过敏体质发生过敏性休克。<br>6.急性心力衰竭 大面积心肌梗死、心包填塞、严重心肌炎等可引起心源性休克。<br>7.强烈神经刺激 剧烈疼痛、高位脊髓麻醉、脑干损伤等可引起神经源性休克。 |

| 要点 | 内容 |
|------|------|
| 分类 | 1.按病因分类　为最常用的方法，如失血失液性休克、感染性休克等。按病因学分类有利于针对病因进行抢救性治疗。<br>2.按休克发生的起始环节分类　血容量减少、心输出量急剧降低、外周血管容量扩大均可导致有效循环血量减少，为休克发生的起始环节，按照起始环节可将休克分为三类<br>（1）低血容量性休克。<br>（2）心源性休克。<br>（3）血管源性休克。<br>3.按休克时血流动力学特点分类<br>（1）低排高阻型休克，又称"冷休克"，为临床最常见类型。<br>（2）高排低阻型休克，又称"暖休克"，见于部分感染性休克。<br>（3）低排低阻型休克，常见于各型休克晚期。 |

# 第三节　休克的分期及发病机制

| 要点 | 内容 | | |
|------|------|---|---|
| 分期 | 尽管各种休克的病因不同，但有效循环血量减少导致的微循环障碍是多数休克的共同发病基础，以失血性休克为例，微循环障碍分期为<br>1.休克早期　又称休克代偿期、微循环缺血性缺氧期。机体通过各种代偿机制维持血压和重要器官的血液灌注。<br>2.休克中期　又称休克进展期、微循环淤血性缺氧期、可逆性失代偿期。由于失代偿，血压进行性下降，重要器官供血不足，出现心音低钝、反应迟钝，甚至昏迷。<br>3.休克晚期　又称微循环衰竭期、休克难治期、不可逆期。此时可并发多器官功能严重障碍及DIC，病情危重，常导致死亡。 | | |
| | 休克早期 | 休克中期 | 休克晚期 |
| 微循环变化特点 | 皮肤及内脏微循环的微动脉、后微动脉、毛细血管前括约肌发生持续性痉挛，大量真毛细血管网关闭，血液经动、静脉吻合支直接回流到小静脉，微循环灌流量急剧减少，出现少灌少流、灌少于流或无灌的现象，局部组织缺血、缺氧。 | 微动脉、后微动脉及毛细血管前括约肌由收缩转为舒张，而此时微静脉仍处于收缩状态，致使毛细血管后阻力增加，微循环内血液淤滞，出现灌多流少，灌大于流现象，微循环显著淤血缺氧。 | 微循环平滑肌麻痹扩张，微循环内广泛微血栓形成，血液不灌不流，甚至出现毛细血管无复流现象。 |
| 发生机制 | 交感-肾上腺髓质系统兴奋，使儿茶酚胺大量释放，同时具缩血管作用的体液因子的大量释放（如血栓素、血管紧张素Ⅱ、加压素等）。 | 局部酸中毒，扩血管性的代谢产物大量堆积，血液流变学变化引发血液淤滞以及内毒素吸收入血等在造成微循环淤血方面也起了关键作用。 | 血液处于高凝状态；凝血系统被激活；促凝物质增多。 |
| 对机体的影响 | 为积极的代偿作用<br>1.通过容量血管收缩（自身输血）以及组织液回流增多（自身输液），使回心血量增加，有利于维持动脉血压；<br>2.通过血液重新分布，保证心脑重要脏器血液供应。 | 血液淤积于微循环使回心血量急剧减少，有效循环血量无法维持，动脉血压显著下降。重要器官血液灌流量不足，出现皮肤花斑、心音低钝、反应迟钝甚至昏迷。 | 重要器官组织发生不可逆性损伤、器官功能障碍。常并发DIC及多器官功能衰竭，病情危重。 |

# 第十章 心血管系统疾病

## 概 述

| 要点 | 内容 |
|------|------|
| 常见疾病 | 动脉粥样硬化；冠心病；高血压病；慢性心瓣膜病 |

## 第一节 动脉粥样硬化

| 要点 | 内容 |
|------|------|
| 概念 | 主要累及大、中型动脉，病变特点为血中脂质沉积在动脉内膜，导致内膜灶性纤维性增厚及其深部成分的坏死、崩解，形成粥样物，从而使动脉壁变硬，管腔狭窄。 |
| 危险因素 | 高脂血症 低密度脂蛋白与动脉粥样硬化的发生关系密切、高密度脂蛋白可通过激活胆固醇卵磷脂酰基转移酶将外周胆固醇转运入肝促进降解和排出，是抗动脉粥样硬化的重要因子；高血压、吸烟、糖尿病和高胰岛素血症、及其他危险因素。 |
| 基本病理变化 | 1.脂纹及脂斑期<br>（1）肉眼观 见黄色条纹（脂纹）或斑点（脂斑），平坦或微隆起。<br>（2）镜下见 大量泡沫细胞聚集及脂类物质和基质的沉积。<br>2.纤维斑块期<br>（1）肉眼观 见不规则的隆起斑块，初为淡黄或黄色，后呈瓷白色。<br>（2）镜下见 大量胶原纤维、平滑肌细胞形成的纤维帽，其下为泡沫细胞、脂质和炎细胞。<br>3.粥样斑块期<br>（1）肉眼观 见病灶隆起、灰黄色，切面见纤维帽下有大量黄色粥糜样物质。<br>（2）镜下见 大量不定形的坏死崩解产物、胆固醇结晶、钙盐沉积；中膜平滑肌萎缩。 |
| 继发改变 | 1.斑块内出血。<br>2.斑块破裂。<br>3.血栓形成。<br>4.钙化。<br>5.动脉瘤形成。 |
| 主要动脉病变及影响 | 1.主动脉 好发在主动脉后壁及分支开口处，腹主动脉瘤破裂可导致腹腔大出血。<br>2.冠状动脉 好发于冠状动脉前降支，引起冠状动脉硬化性心脏病。<br>3.颈动脉及脑动脉 好发于颈内动脉、基底动脉、大脑中动脉、Willis环，可导致智力和记忆力减退，严重者导致脑梗死、脑出血等。<br>4.四肢动脉 下肢动脉粥样硬化导致间歇性跛行，足、趾干性坏疽。 |

# 第二节　冠状动脉粥样硬化及冠状动脉粥样硬化性心脏病（CHD）

| 要点 | 内容 |
| --- | --- |
| CHD概念 | 1.概念　因冠状动脉狭窄所致心肌缺血引起的心功能不全或障碍。由冠状动脉粥样硬化引起者占绝大多数，故临床上习惯将冠心病视为冠状动脉粥样硬化性心脏病。<br>2.病变部位　最多见于左冠状动脉前降支。<br>3.临床分型　包括心绞痛、心肌梗死、心肌纤维化、冠状动脉性猝死。 |
| 心绞痛 | 1.概念　冠状动脉供血不足或心肌耗氧量骤增导致的心肌急性、短暂性缺血缺氧所引起的临床上以阵发性胸骨后压榨性或紧缩性疼痛为特点的综合征，休息或服用硝酸酯类药物可以缓解。<br>2.病理变化　心肌病理改变尚不明确。 |
| 心肌梗死 | 1.概念　冠状动脉持续性供血中断，引起一定范围的心肌缺血性坏死。临床出现剧烈而持续的胸骨后疼痛，休息和服用硝酸酯类药物不能使其缓解。<br>2.病理变化　分心内膜下心肌梗死（梗死仅限于心室壁内侧1/3的心肌）及透壁性心肌梗死（梗死部位与闭塞的冠状动脉分支一致，常累及心室壁全层）两类。心肌坏死6小时后出现典型凝固性坏死的肉眼及镜下改变，4天后坏死灶周围出现炎症反应，7天后坏死灶边缘出现肉芽组织修复反应。<br>3.生化改变　心肌细胞坏死后，血清谷氨酸-草酰乙酸转氨酶、肌酸磷酸激酶等升高，此外，血清肌钙蛋白水平升高对诊断也具有较高参考价值。<br>4.并发症<br>（1）心力衰竭　由心肌梗死后心肌收缩或舒张功能障碍引起，是最常见的死亡原因。<br>（2）心源性休克　梗死面积大于40%时，由心排出量骤减引起。<br>（3）心律失常　梗死累及传导组织时引起传导紊乱。<br>（4）室壁瘤形成　梗死灶机化后失去弹性，在心腔内压力作用下向外膨隆形成。<br>（5）附壁血栓。<br>（6）心脏破裂　常发生在心肌梗死2周左右。<br>（7）急性心包炎。 |
| 心肌纤维化 | 1.概念　由于冠状动脉病变，血管发生中至重度的狭窄引起心肌长期缓慢的缺血缺氧，导致心肌萎缩或肥大、心肌间质纤维组织增生。<br>2.病理变化　病灶局部心肌细胞萎缩或肥大、间质纤维组织增生、广泛多灶性心肌纤维化。 |
| 冠状动脉性猝死 | 1.概念　因冠状动脉病变而引起的突发性意外死亡，通常是由于心室纤维性颤动导致致死性心律失常所致。<br>2.病理变化　冠状动脉中至重度粥样硬化及相应心肌的病变。 |

# 第三节　高血压

| 要点 | 内容 |
| --- | --- |
| 概念 | 是一种原因未明的以体循环动脉血压升高为主要表现的全身性、独立性疾病，又称为原发性高血压。成人高血压的诊断标准为：收缩压≥140mmHg（18.4kPa）和（或）舒张压≥90mmHg（12.0kPa）。主要累及全身细小动脉，造成全身细小动脉硬化，晚期常引起心、脑、肾等重要脏器病变及相应的临床表现。 |

| 要点 | 内容 |
|---|---|
| 危险因素 | 1.遗传因素　具有明显家族聚集性。<br>2.环境因素　精神因素、饮食因素。<br>3.其他因素　肥胖、吸烟、年龄增长和缺乏体力劳动。 |
| 分类 | 1.缓进型高血压病　占原发性高血压病的95%以上，病程长，进展慢。<br>2.急进型高血压病　又称为恶性高血压病，多见于青壮年，病情严重，进展迅速，预后差，患者血压升高明显，尤以舒张压升高明显，常高于130mmHg。 |
| 缓进型高血压病 | |
| 病理变化 | 1.机能紊乱期　全身细小动脉的间歇性痉挛，无血管的器质性病变。<br>2.动脉病变期　全身细动脉壁玻璃样变，可见细动脉壁增厚，内皮下以至全层呈无结构的均质状伊红染色，管腔缩小甚至闭塞，正常管壁结构消失；小动脉亦出现内膜胶原纤维及弹力纤维增生，内弹力板分裂，中膜有不同程度的平滑肌细胞增生肥大等血管硬化改变。<br>3.内脏病变期　重要脏器心、肾、脑等相继受累。<br>（1）心脏　肉眼观　重量增加，400g以上，左心室增厚，乳头肌和肉柱增粗变圆，早期心腔不扩张为代偿性肥大，晚期失代偿，心腔内血液淤积发展为离心性肥大。<br>（2）肾脏　①肉眼观：双肾体积缩小，重量减轻，质地变硬，表面均匀细颗粒状（原发性细颗粒性固缩肾）。②光镜下：肾入球动脉玻璃样变性和肌小动脉硬化，所属肾单位缺血使肾小球体积缩小、纤维化或玻璃样变，肾小管萎缩、消失，间质纤维化，少量淋巴细胞浸润，残存肾小球代偿扩张，向表面突起，管腔内见蛋白管型。<br>（3）脑　脑出血是高血压最严重、最常见的并发症，常见部位是基底节、内囊，其次是大脑白质；脑水肿；脑软化。<br>（4）视网膜病变　视乳头水肿和视网膜出血。 |
| 急进型高血压病 | |
| 病理变化 | 1.坏死性细动脉炎　主要累及肾脏入球动脉，内膜和中膜发生纤维素样坏死，管壁周围可见单核细胞和中性粒细胞浸润。<br>2.增生性小动脉硬化　主要累及肾脏叶间动脉，内膜显著增厚，内弹力膜分裂，胶原及弹力纤维增生，平滑肌细胞增生肥大，管壁同心性增厚，状如洋葱切面，管腔狭窄 |

# 第四节　慢性心瓣膜病

| 要点 | 内容 |
|---|---|
| 概念 | 是指心瓣膜因先天性发育异常或后天各种致病因素造成的瓣膜变形等器质性病变。 |
| 二尖瓣狭窄血流动力学变化 | 早期左心房血流入左心室受阻，左心房代偿性肥大。<br>左心房失代偿后，左心房淤血，肺静脉回流受阻，引起肺淤血、肺水肿。持续的肺淤血、肺水肿造成肺动脉高压，导致右心室代偿性肥大，失代偿后右心室扩张，最终引起右心房及体循环静脉淤血等。 |
| 二尖瓣狭窄心脏形态改变 | 左心房、右心室、右心房肥大扩张，左心室相对缩小，X线显示"梨形心" |

# 第十一章 呼吸系统疾病

## 概　述

| 要点 | 内容 |
|------|------|
| 常见疾病 | 慢性阻塞性肺疾病；肺炎 |

## 第一节　慢性阻塞性肺疾病

| 要点 | 内容 |
|------|------|
| 概念 | 是一组由各种原因引起的肺实质和小支气管受损，导致慢性气道阻塞、呼吸阻力增加和肺功能不全为共同特征的肺疾病的总称。常见的慢性阻塞性肺疾病主要包括慢性支气管炎、支气管哮喘、支气管扩张、肺气肿等。 |
| 慢性支气管炎 | 1.概念　是指发生于气管、支气管黏膜及其周围组织的慢性非特异性炎症。<br>2.病因　多种因素长期综合作用的结果。一般认为与感染、大气污染和气候变化、吸烟、过敏、机体内在因素（免疫功能下调、营养缺乏和自主神经功能失调等）有关。<br>3.病理变化　各级支气管均可受累，较大支气管→小支气管进展。<br>（1）黏膜上皮损伤与修复。<br>（2）腺体增生、肥大、黏液腺化生。<br>（3）慢性炎性渗出。<br>（4）平滑肌、软骨损伤。<br>4.临床病理联系<br>（1）炎性刺激支气管黏膜和黏液分泌增多→咳嗽、咳痰（多为白色黏液泡沫痰）。<br>（2）支气管痉挛及黏液渗出物阻塞→喘息。<br>（3）听诊哮鸣音、干湿啰音。<br>（4）小气道狭窄阻塞→阻塞性通气障碍。 |
| 支气管哮喘 | 1.概念　是以支气管可逆性发作性痉挛为特征的慢性炎性疾病，是一种呼吸道超敏反应。<br>2.病因<br>（1）多基因遗传。<br>（2）环境因素　过敏原有各种吸入物、病原体、食物、药物和气候变化等。<br>3.病理变化<br>（1）肉眼观　肺组织膨胀，支气管管腔内黏稠痰液、黏液栓、管壁增厚，黏膜充血肿胀，黏液栓阻塞处局部见灶状肺不张。<br>（2）光镜下　气道炎症和气道重塑，嗜酸性粒细胞为主的炎性浸润。<br>4.临床病理联系<br>细支气管痉挛和黏液栓阻塞→呼气性呼吸困难、喘息、胸闷伴发哮鸣音，偶见自发性气胸。 |

| 要点 | 内容 |
|---|---|
| 支气管扩张 | 1.概念　是以肺内支气管的持久性扩张伴管壁纤维性增厚为特征的慢性疾病。<br>2.病因　支气管及肺组织感染（慢性支气管炎、肺结核）；支气管先天性发育缺陷和遗传因素；机体免疫功能失调。<br>3.病理变化<br>（1）肉眼观　受累支气管囊状或筒状扩张；扩张支气管内有脓性渗出物。<br>（2）光镜下　支气管壁明显增厚，呈慢性炎症改变伴不同程度组织破坏。<br>4.临床病理联系<br>（1）慢性炎性刺激和黏液分泌增多→咳嗽、咳脓痰。<br>（2）支气管壁血管被破坏→咯血。<br>（3）缺氧→胸闷、呼吸困难、发绀。<br>（4）肢体末端慢性缺氧→杵状指。 |
| 肺气肿 | 1.概念　是指呼吸性细支气管、肺泡管、肺泡囊、肺泡因过度充气呈持久性扩张状态，伴有肺泡间隔破坏，导致肺组织弹性减弱、容积增大的一种病理状态。<br>2.病因　与小气道感染、吸烟、空气污染和尘肺等关系密切，最常见的是慢性阻塞性细支气管炎。<br>（1）细支气管及其周围组织的损害。<br>（2）弹性蛋白酶及其抑制物失衡。<br>3.病理变化<br>（1）肉眼观　肺显著增大、色灰白、弹性减弱，指压后有压痕。<br>（2）光镜下　①肺泡扩张、间隔变窄或断裂，相邻的肺泡融合成较大囊腔。②肺毛细血管床数量减少，肺小动脉内膜纤维性增厚。③小、细支气管有慢性炎症。<br>4.临床病理联系<br>（1）慢支症状 – 咳嗽咳痰。<br>（2）呼气性呼吸困难、胸闷、发绀。<br>（3）胸廓前后径增宽→桶状胸。<br>（4）X线透光度增强。 |

# 第二节　肺　炎

| 要点 | 内容 |
|---|---|
| 概要 | 通常指发生于肺的急性渗出性炎。根据病因分为感染性肺炎（如细菌性、病毒性等）、理化性肺炎、超敏反应性肺炎等；根据部位炎症发生于肺泡的称肺泡性肺炎，发生于间质的称间质性肺炎，病变累及一个或几个肺大叶的称大叶性肺炎，而以肺小叶为单位的称小叶性肺炎。 |
| 大叶性肺炎<br>（细菌性肺炎） | 1.病因　以肺炎链球菌（多带荚膜）为主。多见于青壮年。<br>2.病理变化及临床病理联系　好发于左肺或右肺下叶，病变主要是肺泡纤维素性渗出性炎。<br>（1）充血水肿期<br>①肉眼观：病变肺叶肿大、暗红、挤压有红色泡沫样液体流出。<br>②光镜下：肺泡间隔变宽（毛细血管扩张充血）肺泡腔内主要是浆液、少量的红细胞、中性粒细胞、巨噬细胞等渗出物。 |

| 要点 | 内容 |
|------|------|
| 大叶性肺炎<br>（细菌性肺炎） | ③临床病理联系：毒血症→寒战、高热；血白细胞增高；X线见片状模糊淡薄阴影；渗出物中可检测到肺炎链球菌。<br>（2）红色肝样变期<br>①肉眼观：病变肺叶肿大、暗红、质实如肝。<br>②光镜下：肺泡间隔变宽（毛细血管扩张充血）；肺泡腔内大量红细胞、纤维素、一定量的中性粒细胞、少量的巨噬细胞。<br>③临床病理联系：肺泡通气、换气功能下降，动脉血氧分压下降→缺氧，发绀；肺泡腔中见含铁血黄素→咳铁锈色痰；纤维素性胸膜炎→胸痛；X线：大片致密阴影；渗出物中可检测到肺炎链球菌。<br>（3）灰色肝样变期<br>①肉眼观：病变肺叶肿大、暗红、质实如肝。<br>②光镜下：肺泡间隔变窄（毛细血管受压）；肺泡腔内大量纤维素、中性粒细胞。<br>③临床病理联系：血液流经病变肺泡减少→缺氧较前改善；中性粒细胞增多→咳黏液脓痰，而铁锈色痰减少。<br>（4）溶解消散期<br>①肉眼观：病变肺叶开始缩小至正常，质地变软，实变病灶逐渐消失。<br>②光镜下：肺组织逐渐恢复正常，纤维素逐渐溶解，中性粒细胞变性坏死。<br>③临床病理联系：体温下降，病变区阴影减少至消失，听诊可闻及湿性啰音。 |
| 小叶性肺炎<br>（细菌性肺炎） | 1.病因　多种细菌混合感染。<br>2.病理变化<br>（1）肉眼观　两肺下叶和背侧多发灰黄色实变病灶，大小不一，可融合。<br>（2）光镜下　①肺组织内散在的以细支气管为中心的化脓性炎症病灶。②肺组织以中性粒细胞渗出为主，少量的红细胞和脱落的肺泡上皮。<br>3.临床病理联系<br>（1）毒血症→发热。<br>（2）支气管黏膜受刺激→咳嗽。<br>（3）大量中性粒细胞变性坏死→咳脓痰。 |
| 病毒性肺炎 | 1.病因　流感病毒最常见，其次有呼吸道合胞病毒、腺病毒、副流感病毒、麻疹病毒等。<br>2.病理变化<br>（1）肉眼观　病变不明显，肺组织充血水肿，体积轻度增大。<br>（2）光镜下　①急性间质性肺炎。②肺泡间隔增宽。③肺间质淋巴单核细胞浸润。④肺泡腔一般无渗出，或仅有少量积液。⑤严重可出现透明膜。⑥病毒包涵体。<br>3.临床病理联系<br>（1）病毒血症→发热、头痛、全身酸痛。<br>（2）炎症刺激支气管→剧烈咳嗽（痰少）。<br>（3）严重可出现呼吸困难。 |

# 第十二章　消化系统疾病

消化系统常见疾病有：慢性胃炎；消化性溃疡；病毒性肝炎；肝硬化。

## 第一节　慢性胃炎

| 要点 | 内容 |
|---|---|
| 概要 | 发生于胃黏膜的慢性非特异性炎。根据病理变化可分为慢性浅表性胃炎、慢性萎缩性胃炎、慢性肥厚性胃炎和疣状胃炎。 |
| 病因 | 1.幽门螺杆菌（helicobacter pylori，HP）感染。<br>2.长期慢性刺激。<br>3.十二指肠液、胆汁反流对胃黏膜屏障的破坏。<br>4.自身免疫性损伤。 |
| 慢性浅表性胃炎 | 病理变化<br>（1）肉眼观　局灶性或弥漫性胃黏膜充血、水肿。<br>（2）光镜下　①炎症仅限于黏膜浅层。②表浅上皮坏死脱落，固有层腺体完整。③有淋巴细胞、浆细胞等炎细胞浸润。 |
| 慢性萎缩性胃炎 | 1.分型　分A、B两型；A型属于自身免疫性疾病，患者血中抗壁细胞抗体和内因子抗体检查阳性，并伴有恶性贫血，病变主要在胃体和胃底部；B型病变多见于胃窦部，可见缺铁性贫血。我国患者多属于B型。<br>2.病理变化<br>肉眼观　①黏膜层变薄。②颜色由橘红色变为呈灰白色。③黏膜皱襞变浅、消失，黏膜下血管透见。<br>光镜下　①黏膜全层内有不同程度的淋巴细胞、浆细胞浸润，可形成淋巴滤泡；②固有层腺体萎缩，腺体数量明显减少；③出现肠上皮化生（为主）和假幽门腺化生。 |
| 慢性肥厚性胃炎 | 病理变化<br>（1）肉眼观　黏膜层增厚，皱襞肥大加深变宽。<br>（2）光镜下　①腺体增生肥大。②黏液分泌细胞数量增多，黏液增多。③固有层炎细胞浸润不明显。 |
| 疣状胃炎 | 病理变化<br>（1）肉眼观　病变处胃黏膜出现许多中心凹陷的疣状突起病灶。<br>（2）光镜下　病灶中心凹陷部胃黏膜上皮变性坏死并脱落，伴有急性炎性渗出物覆盖。 |

## 第二节　消化性溃疡病

| 要点 | 内容 |
|---|---|
| 概念 | 是以胃或十二指肠黏膜形成慢性溃疡为特征的一种常见病，多见于成人（年龄在20~50岁之间）。男性多于女性。临床上常表现为周期性上腹部疼痛、反酸、嗳气。 |

| 要点 | 内容 |
| --- | --- |
| 病因 | 1. Hp感染。<br>2.长期服用非类固醇类抗炎药物。<br>3.胃酸和胃蛋白酶分泌增加。<br>4.神经、内分泌功能失调。 |
| 病理变化 | 1.肉眼观<br>（1）部位　胃溃疡多位于胃小弯近幽门侧，尤其是胃窦部；十二指肠溃疡多位于球部。<br>（2）数目　通常一个。<br>（3）形状　圆形或椭圆形。<br>（4）大小　胃溃疡直径多在2cm以内，十二指肠溃疡直径常在1cm以内。<br>（5）边缘　溃疡边缘整齐，状如刀切。<br>（6）底部　平坦、洁净。<br>（7）深度　深浅不一，浅者仅累及黏膜层或黏膜下层，深达肌层甚至浆膜层，十二指肠溃疡较浅。<br>（8）周围黏膜围绕溃疡，黏膜皱襞呈放射状。<br>2.光镜下<br>从内向外依次分四层　渗出层、坏死层、肉芽组织层、瘢痕层。 |
| 结局及并发症 | 1.愈合　不完全性修复。<br>2.并发症　出血、穿孔、幽门狭窄、癌变。 |

# 第三节　病毒性肝炎

| 要点 | 内容 |
| --- | --- |
| 概念 | 是指由一组肝炎病毒引起的肝脏的变质性炎。是一种常见传染病。 |
| 病因 | 肝炎病毒，目前已知的有甲、乙、丙、丁、戊、庚六种类型。 |
| 基本病理变化 | 以肝细胞的变质性病变为主，伴有不同程度炎细胞浸润、肝细胞再生和纤维组织增生。<br>1.变质<br>（1）肝细胞水肿。（2）嗜酸性变和嗜酸性小体。（3）毛玻璃样肝细胞。<br>（4）溶解性坏死，按坏死程度分为　①点状坏死　指肝小叶内散在的，仅累及单个至几个肝细胞的局灶性坏死，常见于急性普通型肝炎。②碎片状坏死　指肝小叶周边部界板肝细胞的灶性坏死，使肝细胞界板呈虫蚀状缺损。常见于慢性肝炎。③桥接坏死　指中央静脉与汇管区之间，两个汇管区之间，或两个中央静脉之间出现的互相连接的坏死带，常见于中度与重度慢性肝炎。④亚大块坏死和大块坏死　指累及肝小叶大部分或几个肝小叶的大范围融合性坏死，常见于重型肝炎。<br>2.渗出　在汇管区或肝小叶坏死区出现不同程度的以淋巴细胞和单核细胞为主的炎细胞浸润。<br>3.增生　①kupffer细胞增生肥大。②肝星形细胞和成纤维细胞增生。<br>③肝细胞再生和小胆管增生。 |
| 临床病理类型 | 普通型病毒性肝炎（包括急性、慢性普通型肝炎）、重型病毒性肝炎（包括急性、亚急性重型病毒性肝炎） |

| 要点 | 内容 |
|---|---|
| 急性普通型肝炎 | 1.病理变化<br>（1）肉眼观　肝大，质软，被膜紧张。<br>（2）光镜下　以广泛的肝细胞水肿为主，坏死轻微可见点状坏死。<br>2.临床病理联系　肝细胞水肿→肝大；被膜紧张→肝区疼痛或压痛；点状坏死→转氨酶升高，黄疸；肝细胞水肿、排列紊乱→门静脉回流受阻→胃肠道淤血。 |
| 慢性普通型肝炎 | 1.轻度慢性肝炎<br>（1）肉眼观　肝轻度增大，表面光滑。<br>（2）光镜下　①以肝细胞变性病变为主，坏死较轻，有点状坏死或碎片状坏死。②肝小叶结构完整。<br>2.中度慢性肝炎<br>（1）肉眼观　肝体积增大，表面较光滑。<br>（2）光镜下　①中度碎片状坏死和桥接坏死。②汇管区和肝小叶内炎细胞浸润明显，纤维组织增生形成纤维条索。③肝小叶结构大部分完整。<br>3.重度慢性肝炎<br>（1）肉眼观　肝表面不平滑，质地稍硬。<br>（2）光镜下　①重度碎片状坏死和桥接坏死。②肝细胞不规则再生。③肝小叶内纤维条索形成，构成肝纤维化。<br>此型根据病变程度不同临床表现差异较大。 |
| 急性重型病毒性肝炎 | 1.病理变化<br>（1）肉眼观　急性黄色肝萎缩或急性红色肝萎缩。<br>（2）光镜下　①肝细胞广泛和严重的溶解性坏死。②肝窦明显扩张充血。③大量炎细胞浸润。④Kupffer细胞增生肥大、吞噬活跃。⑤肝细胞无明显再生现象。<br>2.临床病理联系<br>（1）大量游离胆红素入血→肝细胞性黄疸。<br>（2）凝血因子合成障碍→出血倾向。<br>（3）肝功衰竭→解毒功能障碍致肝性脑病。<br>（4）胆红素代谢障碍及血循环障碍→肝肾综合征。 |
| 亚急性重型病毒性肝炎 | 1.病理变化<br>（1）肉眼观　肝体积缩小，被膜皱缩，软硬不一，有大小不等再生结节。（2）光镜下　①肝细胞亚大块坏死。②肝细胞结节状再生。③炎细胞浸润明显。④小胆管再生。<br>2.临床病理联系　治疗及时→病变停止或痊愈；不及时→坏死后性肝硬化。 |

# 第四节　肝硬化

| 要点 | 内容 |
|---|---|
| 概念 | 各种原因引起的肝细胞广泛变性坏死，纤维组织增生和肝细胞结节状再生，这三种病变反复交替进行，导致肝小叶正常结构破坏和肝内血管系统改建，使肝脏体积变小、质地变硬，表面和切面呈结节状而形成肝硬化。 |

| 要点 | 内容 |
|---|---|
| 分类 | 1.按病因分类　病毒性肝炎性、酒精性、胆汁性、淤血性和寄生虫性肝硬化等。<br>2.按形态分类　大结节型（结节直径>3mm）、小结节型（结节直径<3mm）、大小结节混合型和不全分割型。<br>3.我国常采用的是结合病因、病变特点以及临床表现的综合分类方法。一般分为门脉性、坏死后性、胆汁性、淤血性、寄生虫性和色素性肝硬化等六种。本节重点讲解最常见的门脉性肝硬化。 |
| 门脉性肝硬化病因 | 1.病毒性肝炎　尤其是乙型和丙型病毒性肝炎。<br>2.慢性酒精中毒。<br>3.营养不良长期缺乏蛋氨酸或胆碱类物质。<br>4.化学毒物损伤作用。 |
| 门脉性肝硬化病理变化 | 1.肉眼观<br>（1）早期肝脏体积可正常或稍增大，晚期明显缩小。<br>（2）表面结节大小相仿，一般不超过1cm。<br>（3）肝被膜增厚。<br>（4）切面见有圆形或类圆形岛屿状结构。<br>2.光镜下　特征性病理变化是假小叶形成。<br>（1）假小叶　是指正常肝小叶被破坏，由广泛增生的纤维组织将原来的肝小叶分割包绕成大小不等的圆形或类椭圆形的肝细胞团。<br>（2）假小叶的结构特点　①肝细胞排列紊乱，不呈放射状。②可有变性，坏死及再生的肝细胞，再生的肝细胞体积大，核大且深染，或有双核。③中央静脉常缺如，偏位或两个以上。④包绕假小叶的纤维间隔宽窄比较一致，内有少量淋巴细胞和单核细胞浸润。⑤可见小胆管或假胆管增生。 |
| 门脉性肝硬化临床病理联系 | 1.门脉高压症<br>（1）脾脏肿大。<br>（2）胃肠道淤血。<br>（3）腹水。<br>（4）侧支循环形成。<br>2.肝功能不全<br>（1）激素的灭活功能降低，如雌激素水平升高可致蜘蛛痣、肝掌。<br>（2）蛋白质合成障碍，可引起低蛋白血症。<br>（3）转氨酶升高。<br>（4）出血倾向，主要是凝血因子合成障碍所致。<br>（5）胆色素代谢障碍引起黄疸。<br>（6）肝性脑病。 |

# 第十三章　泌尿系统疾病

## 第一节　肾小球肾炎

| 要点 | 内容 |
|---|---|
| 概念 | 是以肾小球损害为主的超敏反应性炎性疾病，临床主要表现为血尿、蛋白尿、管型尿、尿量异常、水肿、高血压等，是导致肾功能衰竭的常见原因。 |

| 要点 | 内容 |
|---|---|
| 病因 | 主要是抗原抗体反应引起的超敏反应性疾病。其抗原包括内源性抗原（基膜抗原和足突抗原）和外源性抗原（细菌、病毒、寄生虫、异种血清及重金属制剂）。 |
| 病理学类型 | 毛细血管内增生性肾小球肾炎、新月体性肾小球肾炎、膜性肾病、微小病变性肾小球肾炎、IgA肾病和慢性硬化性肾小球肾炎等。 |
| 毛细血管内增生性肾小球肾炎 | 1. 概述　多见于儿童，起病急、病因大多与链球菌感染有关。儿童预后好。<br>2.病理变化<br>（1）肉眼观　大红肾或蚤咬肾。<br>（2）光镜下　①毛细血管内皮细胞和系膜细胞增生、肿胀，毛细血管腔狭窄或闭塞（特征性病理变化）；中性粒细胞和单核细胞浸润；严重者毛细血管壁发生纤维素样坏死。②近曲小管上皮细胞发生变性。③肾间质水肿，少量炎细胞浸润。<br>（3）电镜下　上皮下驼峰状电子致密物沉积。<br>（4）免疫荧光显微镜下　IgG和补体C3沿毛细血管壁呈不连续的颗粒状荧光。<br>3.临床病理联系　急性肾炎综合征<br>（1）尿的变化（少尿或无尿、蛋白尿、血尿和管型尿）。<br>（2）肾小球滤过率降低→水肿。<br>（3）水钠潴留→高血压。 |
| 新月体性肾小球肾炎 | 1.病理变化<br>（1）肉眼观　肾体积增大，颜色苍白，皮质表面及切面散在出血点。<br>（2）光镜下　①肾小球壁层上皮细胞增生，形成新月体或环状体（特征性病理变化）。②肾小管上皮细胞变性。③肾间质水肿，炎细胞浸润，后期纤维化。<br>（3）电镜下　肾小球毛细血管基膜呈局灶性断裂或缺损。<br>（4）免疫荧光显微镜下　有的可见线性荧光，有的呈颗粒状荧光，有的不见荧光。<br>2.临床病理联系　快速进行性肾炎综合征<br>（1）尿变化（血尿、蛋白尿、少尿、无尿）。<br>（2）水肿。<br>（3）高血压。<br>（4）氮质血症。 |
| 膜性肾病 | 1.病理变化<br>（1）肉眼观　大白肾。<br>（2）光镜下　早期肾小球正常，之后肾小球毛细血管壁弥漫性增厚。<br>（3）电镜下　沉积物之间钉状突起，增厚的基膜呈虫蚀状改变。<br>（4）免疫荧光　肾小球毛细血管壁呈弥漫性颗粒状荧光。<br>2.临床病理联系　肾病综合征（成人最常见）<br>（1）大量蛋白尿。<br>（2）低蛋白血症。<br>（3）高度水肿。<br>（4）高脂血症。 |
| 微小病变性肾小球肾炎 | 1.病理变化<br>（1）肉眼观　双肾大，颜色苍白，切面肾皮质增厚，黄色放射状条纹。<br>（2）光镜下　肾小球正常，近曲小管上皮细胞脂肪变性。<br>（3）电镜下　弥漫性脏层上皮细胞足突融合、扁平或消失，无电子致密物沉积。 |

| 要点 | 内容 |
|---|---|
| 微小病变性肾小球肾炎 | （4）免疫荧光　无免疫球蛋白或补体沉积。<br>2.临床病理联系　肾病综合征（儿童最常见）<br>（1）选择性蛋白尿。<br>（2）低蛋白血症。<br>（3）高度水肿。<br>（4）高脂血症。 |
| IgA肾病 | 1.病理变化<br>（1）光镜下　系膜细胞增生、系膜基质增多。<br>（2）电镜下　系膜基质内出现块状电子致密物沉积。<br>（3）免疫荧光　系膜区IgA沉积为主，常伴C3沉积。<br>2.临床病理联系　反复发作的镜下或肉眼血尿。 |
| 慢性硬化性肾小球肾炎 | 1.病理变化<br>（1）肉眼观　继发性颗粒性固缩肾，双侧肾脏对称性缩小变硬，表面颗粒分布均匀。<br>（2）光镜下　①大多数肾小球纤维化和玻璃样变性，伴有肾小管萎缩或消失，呈"肾小球集中"现象。肾间质纤维化伴淋巴细胞及浆细胞浸润。②肾血管壁增厚，纤维化，管腔狭窄。③残存肾单位代偿性肥大，最终发展为球性硬化。<br>（3）电镜及免疫荧光因肾炎起始类型不同，早期尚可发现原发病，后期仅为非特异性沉积。<br>2.临床病理联系　慢性肾炎综合征<br>（1）大量肾单位破坏，浓缩功能下降→多尿、夜尿和低比重尿。<br>（2）肾缺血，肾素分泌增多→高血压。<br>（3）促红细胞生成素减少→贫血。<br>（4）代谢废物排出障碍→氮质血症。<br>（5）肾功能减退→尿毒症。 |

# 第二节　肾盂肾炎

| 要点 | 内容 |
|---|---|
| 概念 | 是由细菌感染引起的，以肾盂和肾间质化脓性炎为特征的疾病。可以分为急性肾盂肾炎和慢性肾盂肾炎。 |
| 急性肾盂肾炎 | 1.病理变化<br>（1）肉眼观　①病变肾脏肿大，充血，表面可见出血点和黄白色脓肿，周围见暗红色充血带。②切面可见小脓肿形成，髓质内可见黄色条纹状病灶向皮质内伸展。③肾盂黏膜充血水肿，表面有脓性渗出物及散在小出血点。<br>（2）光镜下　①肾间质内有大量中性粒细胞浸润，形成大小不等的脓肿。②脓肿破坏肾小管，可使肾小管腔内充满脓细胞和细菌，导致白细胞管型、菌尿。③肾盂黏膜充血、水肿、出血，伴有大量中性粒细胞浸润及表面化脓。<br>2.临床病理联系<br>（1）发热、寒战、末梢血白细胞增多。 |

| 要点 | 内容 |
|---|---|
| 急性肾盂肾炎 | （2）肾大、被膜紧张→腰痛。<br>（3）肾间质脓肿破坏肾小管→脓尿、菌尿、管型尿。<br>（4）膀胱刺激征→尿频、尿急、尿痛。 |
| 慢性肾盂肾炎 | 1.病理变化<br>（1）肉眼观　双侧肾脏不对称性缩小，不规则凹陷性瘢痕，皮髓分界不清，肾盂肾盏变形。<br>（2）光镜下　①病变肾脏萎缩。②肾间质、肾盂黏膜大量纤维组织增生和淋巴细胞、浆细胞浸润。③大部分肾小管萎缩、消失，部分肾小管代偿性扩张，出现胶样管型。<br>2.临床病理联系<br>（1）急性发作与急性肾盂肾炎相似临床表现。<br>（2）多尿、夜尿。<br>（3）氮质血症、尿毒症。<br>（4）高血压。 |

# 第十四章　常见内分泌系统疾病

## 糖尿病

| 要点 | 内容 |
|---|---|
| 概述 | 糖尿病是一种胰岛素相对或绝对不足；靶细胞对胰岛素敏感性降低，或胰岛素本身存在结构上的缺陷而引起的碳水化合物、脂肪和蛋白质代谢紊乱的一种慢性疾病。主要特点是高血糖、糖尿，临床表现为多饮、多食、多尿和体重减少（"三多一少"）。 |
| 病因 | 病毒感染、自身免疫、遗传、肥胖等。可分为原发性糖尿病（1型糖尿病和2型糖尿病）和继发性糖尿病。 |
| 病理变化 | 1.胰岛病变　1型糖尿病胰岛数目明显减少、体积变小，胰岛B细胞空泡变性、坏死、消失。2型糖尿病早期病变不明显，后期B细胞减少，常见胰岛淀粉样变性，胰腺纤维化及脂肪浸润。<br>2.血管病变　细小动脉玻璃样变，大中动脉有粥样硬化或中层钙化。<br>3.肾脏病变<br>（1）肾脏体积增大。<br>（2）结节性肾小球硬化。<br>（3）弥漫性肾小球硬化。<br>（4）肾小管–间质性损害。<br>（5）血管损害（细动脉硬化，肾动脉及主要分支动脉粥样硬化）。<br>（6）肾乳头坏死。<br>4.视网膜病变　微小动脉瘤。<br>5.神经系统病变　缺血性损伤、神经细胞变性。<br>6.其他组织和器官病变　皮肤黄色瘤、肝脂肪变、糖原沉积、骨质疏松、糖尿病性外阴炎、化脓性和真菌感染。 |

| 要点 | 内容 | |
|---|---|---|
| 两型糖尿病的主要区别 | 两型糖尿病的主要区别 | |

| | 1型（胰岛素依赖型）糖尿病 | 2型（非胰岛素依赖型）糖尿病 |
|---|---|---|
| 发病年龄 | 青少年 | 中老年 |
| 发病情况 | 起病急、病情重、发展快 | 起病缓慢、病情较轻、发展较慢 |
| 发病机制 | 遗传因素、病毒感染、自身免疫反应 | 胰岛素分泌紊乱引起相对不足或组织对胰岛素不敏感 |
| 抗胰岛素抗体 | 阳性 | 阴性 |
| 血胰岛素水平 | 明显降低 | 正常、增多或降低 |
| 胰岛改变 | 胰岛细胞数目明显减少、体积变小，B细胞空泡变性、坏死，纤维增生、间质淋巴细胞浸润 | 早期病变不明显，后期B细胞减少，常见胰岛淀粉样变性，胰腺纤维化及脂肪浸润 |
| 胰岛素治疗 | 依赖性 | 非依赖性 |

# 第十五章　常见的传染病和寄生虫疾病

## 第一节　结核病

| 要点 | 内容 |
|---|---|
| 病因 | 1.结核病的病原菌是结核分枝杆菌，对人致病的主要是人型和牛型。致病性与其逃避巨噬细胞杀伤及诱发机体产生迟发型变态反应有关。<br>2.细菌的成分　（1）脂质：糖脂中的索状因子具有毒性作用能破坏线粒体膜，抑制白细胞游走，与肉芽肿形成有关；蜡质D引起超敏反应；磷脂不易被巨噬细胞消化，能刺激巨噬细胞转变为上皮样细胞而形成结核结节。（2）蛋白：与超敏反应有关。（3）多糖类：抑制巨噬细胞的活性，促进其分泌TNF-α和IL-10。 |
| 传播途径 | 主要经呼吸道感染；其次，经消化道感染（食入带菌的食物，包括含菌牛奶）；少数经皮肤伤口感染。引起慢性特异性炎。 |
| 病理变化 | 1.以渗出为主的病变　主要表现为浆液性或浆液纤维素性炎。<br>2.以增生为主的病变　形成具有诊断价值的结核结节。结核结节（tubercle）是在细胞免疫的基础上形成的，由上皮样细胞（epithelioid cell）、朗格汉斯巨细胞（Langhans giant cell）加上外周局部集聚的淋巴细胞和少量反应性增生的成纤维细胞构成。典型者结节中央有干酪样坏死。<br>3.以变质为主的病变　干酪样坏死。<br>结核结节和干酪样坏死是结核病的特征性病变，对结核病病理诊断具有一定的意义。 |
| 转化规律 | 1.转向愈合<br>①吸收、消散　为渗出性病变的主要愈合方式。<br>②纤维化、钙化　增生性病变和小的干酪样坏死灶，可逐渐纤维化，最后形 |

| 要点 | 内容 |
|---|---|
| 转化规律 | 成瘢痕而愈合，较大的干酪样坏死灶难以全部纤维化，则由其周边纤维组织增生将坏死物包裹，继而坏死物逐渐干燥浓缩，并有钙盐沉积。钙化的结核病灶中常有结核杆菌残留。<br>2.转向恶化<br>①浸润进展：疾病恶化时，病灶周围出现渗出性病变，范围不断扩大，并继发干酪样坏死。X线可见原病灶周围出现絮状阴影，边缘模糊，临床上称为浸润进展期。<br>②溶解播散：病情恶化时，干酪样坏死物可发生液化，形成的半流体物质可经体内的自然管道（如支气管、输尿管等）排出，致局部形成空洞。空洞内液化的干酪样坏死物中含有大量结核杆菌，可通过自然管道播散到其他部位，形成新的结核病灶。咳出可形成传染源。X线可见病灶阴影密度深浅不一，出现透亮区及大小不等的新播散病灶阴影。临床称为溶解播散期。 |
| 肺结核 | 原发性肺结核和继发性肺结核比较 |

| | 原发性肺结核病 | 继发性肺结核病 |
|---|---|---|
| 结核杆菌感染 | 初次 | 再次 |
| 易感人群 | 儿童多见 | 成人多见 |
| 对结核杆菌的免疫力 | 初始无，3周后逐渐产生 | 有 |
| 病理特征 | 原发综合征 | 病变多样，新旧并存较局限，常有空洞形成 |
| 起始病灶 | 上叶下部，<br>下叶上部近胸膜处 | 肺尖部 |
| 病变性质 | 渗出和坏死为主 | 肉芽肿形成和坏死 |
| 播散途径 | 淋巴道或血道 | 支气管 |
| 病程和预后 | 短，大多自愈 | 长，慢性迁延，需治疗 |

# 第二节 伤 寒

| 要点 | 内容 |
|---|---|
| 概念 | 是由伤寒杆菌引起的，以全身单核巨噬细胞系统细胞的增生为主要特征的急性传染病。以回肠末端淋巴组织的病变最为突出。临床主要表现为持续高热、相对缓脉、脾肿大、皮肤玫瑰疹及外周血白细胞减少等。 |
| 基本病理变化 | 1.全身单核巨噬细胞系统的急性增生性炎。<br>增生活跃的巨噬细胞质内吞噬有伤寒杆菌、红细胞、淋巴细胞和细胞碎片，这种巨噬细胞称伤寒细胞。伤寒细胞常聚集成团，形成境界较清楚的结节称伤寒肉芽肿（typhoid granuloma）或伤寒小结（typhoid nodule），是伤寒的特征性病变，具有病理诊断价值。<br>2.肠道病变 以回肠下段集合淋巴小结和孤立淋巴小结的病变最为典型，病程分为四期：髓样肿胀期，坏死期，溃疡期（此期易穿孔），愈合期。每期历时约1周左右。 |

| 要点 | 内容 |
|---|---|
| 临床病理联系 | 1.毒血症→持续高热。<br>2.迷走神经兴奋性增加→相对缓脉。<br>3.大量巨噬细胞增生→脾肿大。<br>4.毛细血管细菌性栓塞→皮肤玫瑰疹。<br>5.巨噬细胞压迫和伤寒杆菌毒性破坏骨髓→外周血白细胞减少。 |

# 第三节　细菌性痢疾

| 要点 | 内容 |
|---|---|
| 概念 | 是由痢疾杆菌所引起一种假膜性肠炎。病变多局限于结肠，以大量纤维素渗出形成假膜为特征，假膜脱落伴有不规则浅表溃疡形成。临床主要表现为腹痛、腹泻、里急后重、黏液脓血便。可分为急性细菌性痢疾、慢性细菌性痢疾和中毒性菌痢。 |
| 急性细菌性痢疾 | 1.病理变化<br>（1）肉眼观　灰白色的膜状物。<br>（2）光镜下　早期黏液分泌亢进，黏膜充血、水肿、中性粒细胞和巨噬细胞浸润。可见点状出血。病变进一步发展，黏膜浅表坏死，在渗出物中有大量纤维素，后者与坏死组织、炎症细胞和红细胞及细菌一起形成特征性的假膜。<br>2.临床病理联系<br>（1）毒血症→发热、头痛、乏力、食欲减退。<br>（2）肠管平滑肌痉挛→腹痛。<br>（3）肠蠕动增加，水分吸收减少→腹泻。<br>（4）直肠壁内神经末梢及肛门括约肌受刺激→里急后重。<br>（5）黏液分泌亢进，黏膜上皮坏死脱落伴出血→脓血便。 |
| 慢性细菌性痢疾 | 1.病理变化　病程常超过2个月以上。肠道病变反复发作，不断出现黏膜上皮变性、坏死、溃疡、肉芽组织修复等新旧病变。肠壁多处出现溃疡、纤维组织增生及瘢痕，致肠壁不规则增厚、变硬，甚至肠狭窄。常有息肉形成。<br>2.临床病理联系　病变程度不同，肠道症状不一。 |
| 中毒性菌痢 | 多见于儿童，发病快，全身中毒症状明显，腹痛腹泻等肠道症状不明显。 |

# 第一章　药物效应动力学

## 第一节　药物作用与药理效应

| 要点 | 内容 |
|---|---|
| 兴奋作用与抑制作用 | 1.兴奋作用　在药物作用下，机体原有功能提高或增强称为兴奋作用。<br>2.抑制作用　在药物作用下，机体原有功能降低或减弱称为抑制作用。<br>二者是药物的基本作用。 |
| 直接作用与间接作用 | 1.直接作用　是指药物对直接接触的组织器官产生的作用，或原发作用。<br>2.间接作用　是指由于直接作用而对其他组织器官所产生的作用，或继发作用。 |
| 特异性与选择性 | 1.药物作用　是指药物对机体的初始作用，是动因。<br>2.药理效应　是指药物作用的结果，是机体反应的表现。<br>3.药物作用具有特异性，药理效应具有选择性。药物作用特异性高的药物不一定引起选择性高的药理效应。选择性低的药物容易引起较多的副作用。 |
| 局部作用与全身作用 | 1.局部作用　是指药物吸收进入血液之前在给药部位所产生的作用。<br>2.全身作用　是指药物经吸收进入血液后分布到机体各部位所产生的作用。 |

## 第二节　治疗作用与不良反应

| 要点 | 内容 |
|---|---|
| 对因治疗、对症治疗 | 1.对因治疗的用药目的　在于消除原发致病因子，彻底治愈疾病，又称"治本"。<br>2.对症治疗的用药目的　在于缓解疾病症状，又称"治标"。<br>3.临床上应坚持"急则治标，缓则治本，标本兼治"的原则。 |
| 副作用、毒性反应、后遗效应、停药反应、变态反应、特异质反应、药物依赖性 | 1.副作用　是指在治疗剂量下出现的与治疗目的无关的不良反应。是由于药理效应的选择性低所导致。<br>2.毒性反应　是指用药剂量过大或用药时间过长，药物在体内蓄积过多而导致的危害性反应。包括急性毒性、慢性毒性和特殊毒性反应。<br>（1）急性毒性　是由短期应用大量药物所导致。<br>（2）慢性毒性　是由长期用药时药物在体内逐渐蓄积所导致。<br>（3）特殊毒性　是由长期用药后遗传基因发生改变所导致，包括致癌、致畸胎和致突变反应，简称"三致"。<br>3.后遗效应　是指停药后血药浓度下降至阈浓度以下时所残存的药理效应。<br>4.停药反应　是指患者长期应用某种药物，突然停药后病情恶化的现象，也称反跳反应。<br>5.变态反应　是指药物所引起的免疫反应，反应性质与药物原有药理效应无关，与用药剂量也无关，可表现为任何一种免疫应答类型。<br>6.特异质反应　是指少数患者由于遗传因素对某些药物的反应性发生了改变。可表现为对药物的反应特别敏感或者对大剂量药物极不敏感。 |

| 要点 | 内容 |
| --- | --- |
| 副作用、毒性反应、后遗效应、停药反应、变态反应、特异质反应、药物依赖性 | 7.药物依赖性也叫成瘾性，包含躯体依赖（或生理依赖）和精神依赖（心理依赖），表现为强迫性连续用药行为。躯体依赖是长期用药后突然停药所导致机体生理机能的紊乱，出现戒断症状。精神依赖是心理上对药物的强烈渴求，无戒断症状。 |

## 第三节　药物剂量与效应关系

| 要点 | 内容 |
| --- | --- |
| 最大有效量、治疗量 | 1.最大有效量　是指药物产生最大效应所需使用的剂量。<br>2.治疗量　是指临床常用有效剂量范围。介于最小有效量和最小中毒量之间。 |
| 量效曲线、半数有效量、半数致死量、治疗指数、安全范围 | 1.量效曲线　是指药理效应的强弱与其剂量大小或浓度高低间的关系即剂量-效应关系，简称量-效关系。以药物效应强度为纵坐标，药物剂量或浓度为横坐标，得到的曲线即为量-效曲线。<br>2.最大效应（效能）　是指随着药物剂量或浓度的增加，效应也相应增强，当剂量增加到一定程度时再增加药物剂量或浓度其效应不再增强。这一药理效应的极限值称为最大效应或效能。<br>3.半数有效量（$ED_{50}$）　是指能引起50%的实验动物出现阳性反应的药物剂量。可用来衡量药物作用的强弱，其值越小，则作用越强。<br>4.半数致死量（$LD_{50}$）　是指能引起50%的实验动物死亡的药物剂量。可用来评价药物毒性的大小，其值越小则毒性越大。<br>5.治疗指数（TI）　是指药物的$LD_{50}/ED_{50}$的比值，常用以表示药物的安全性。<br>6.安全范围　一般情况下，TI值越大药物相对越安全，但若剂量-效应关系曲线与剂量-毒性关系曲线不平行时，则TI值不能完全代表药物的安全性。可以$LD_5/ED_{95}$或$LD_5$与$ED_{95}$之间的距离来衡量药物的安全性，这个距离称为安全范围。 |

## 第四节　药物与受体

| 要点 | 内容 |
| --- | --- |
| 受体的概念 | 1.概念　是指位于细胞膜或细胞内，介导细胞内信号转导的功能性蛋白质。<br>2.特性　是指敏感性、特异性、饱和性、可逆性、多样性。 |
| 受体激动药、受体阻断药 | 1.受体激动药　是指对受体既有亲和力又有内在活性的药物。<br>2.受体阻断药　是指对受体只有亲和力而无内在活性的药物。阻断药与激动药一样可以与受体结合，它因为缺乏内在活性而不能激活受体，但因其占据受体而妨碍激动药与受体结合，从而拮抗激动药的效应。<br>3.竞争性阻断药　若阻断药与受体的结合可逆，则该阻断药为竞争性阻断药。<br>4.竞争性阻断药存在时量效关系曲线的变化　竞争性阻断药存在时，可使得激动药的量效关系曲线平行右移。也就是激动药与受体的亲和力下降而内在活性不变，因此曲线的高度不变，即效能不变。 |

# 第二章 药物代谢动力学

## 第一节 药物的跨膜转运

| 要点 | 内容 |
| --- | --- |
| 被动转运特点 | 顺浓度梯度转运，不耗能。 |
| 主动转运特点 | 逆浓度梯度转运，耗能，需借助载体，存在饱和性、竞争性、特异性、选择性。 |

## 第二节 吸 收

| 要点 | 内容 |
| --- | --- |
| 吸收的概念 | 概念 是指血管外给药的药物从给药部位进入血液循环的过程。 |
| 首关效应 | 1.口服药物在到达体循环之前，经肝脏的代谢分解，使进入体内的相对药量降低，这种现象称为首关效应，也称首关消除。<br>2.舌下和直肠给药不受消化酶和pH影响，首关效应比口服轻。 |

## 第三节 分 布

| 要点 | 内容 |
| --- | --- |
| 分布的概念 | 概念 是指药物从血液循环向各组织脏器、细胞间液和细胞内转运的过程。 |
| 血浆蛋白结合率、血脑屏障、胎盘屏障 | 1.血浆蛋白结合率 是指药物进入血液后，多数与血浆蛋白发生不同程度的可逆性结合，治疗剂量的药物与血浆蛋白结合的百分率即为血浆蛋白结合率。<br>2.药物与血浆蛋白结合的特点 可逆性、竞争性、饱和性。药物与血浆蛋白结合后成为结合型药物不能实现跨膜转运，起着类似药库的作用。<br>3.血脑屏障 是指由毛细血管壁与神经胶质细胞形成的血浆与脑细胞外液之间的屏障。只有脂溶性、小分子或少数水溶性药物可以通过，形成了大脑的自我保护屏障。<br>4.胎盘屏障 是指胎盘绒毛与子宫血窦间的屏障，是将母体与胎儿血液隔开的屏障。该屏障与一般生物膜无明显区别，除某些极性较强的药物较难通过，一般药物均可通过，因此，孕妇用药须慎重。 |

## 第四节 代 谢

| 要点 | 内容 |
| --- | --- |
| 代谢的概念 | 概念 是指药物在体内发生化学结构变化的过程，又称生物转化。 |
| 药酶诱导剂、药酶抑制剂 | 1.药酶诱导剂 能增强药酶活性或使药酶合成加速从而加快其本身或另一些药物转化。可使在体内活化的药物作用增强，在体内灭活的药物作用减弱。<br>2.药酶抑制剂 可以抑制药酶活性或降低药酶合成，减慢某些药物代谢，使其作用明显加强或延长。 |

## 第五节 排 泄

| 要点 | 内容 |
|------|------|
| 排泄的概念 | 概念 是指吸收后的药物和其代谢物被排出体外的过程。 |
| 肾排泄 | 1.肾脏是排泄的主要器官，肾小管的重吸收是影响肾排泄的主要因素。<br>2.影响肾排泄的因素<br>（1）尿液pH值 是指肾小管的重吸收过程遵循离子障原理，即离子态的药物不能跨膜转运，而只有分子态的药物才能够实现跨膜转运。碱化尿液可通过减少肾小管的重吸收，促进弱酸性药物（如苯巴比妥）排出体外。同理酸化尿液可以加速氨茶碱的肾排泄。实现解毒。<br>（2）竞争分泌 是指化学性质相似的药物在肾小管排泄时可相互竞争。如丙磺舒竞争青霉素的主动分泌，延长青霉素的作用时间。<br>（3）尿量 是指利尿药可促进药物肾排泄。肾功能不全时，以肾排泄为主要消除途径的药物排泄减慢，注意减量，以免中毒。 |
| 肝肠循环 | 1.肝肠循环 是指有些药物在肝细胞与葡萄糖醛酸等结合后排入胆汁，随胆汁排入肠腔，药物部分被水解后游离药物被重吸收的过程。<br>2.肝肠循环可使药物半衰期延长，作用维持时间延长。 |

## 第六节 药物代谢动力学的基本概念

| 要点 | 内容 |
|------|------|
| 药物浓度–时间曲线、一级消除动力学、零级消除动力学 | 1.以时间为横坐标、血药浓度为纵坐标描绘出血药浓度随时间变化的关系曲线，即为药物浓度–时间曲线，也称药–时曲线。<br>2.一级消除动力学 是指单位时间内体内药物以恒定比例消除（恒比消除）的过程，即血中药物消除速率与这一时刻的血药浓度成正比。半衰期为常数。<br>3.零级消除动力学 是指单位时间内体内药物以恒量消除（恒速消除）的过程，即血中药物消除速率恒定，与血药浓度无关。<br>4.零级消除动力学 是指机体消除功能低下或用药剂量过大超出机体最大消除能力时，也就是药物中毒时进行的，是因肝药酶被饱和所致。 |
| 生物利用度、半衰期、坪值 | 1.生物利用度 是指血管外给药经过肝脏首关消除过程后能被吸收进入体循环的药物相对量。是评价药物吸收程度的重要指标。<br>2.半衰期 是指血药浓度下降一半所需要的时间。其长短反映体内药物的消除速度。<br>3.恒比消除的药物在连续恒速或分次恒量给药过程中，血药浓度会逐渐升高，当给药速度等于消除速度时，血药浓度维持在一个基本稳定的水平，称稳态血药浓度，又称坪浓度或坪值。一般经4~5个半衰期可以达到。 |

# 第三章 胆碱受体激动药

## 第一节 乙酰胆碱

| 要点 | 内容 |
|---|---|
| 药理作用 | 1.扩血管 激动血管内皮$M_3$受体。<br>2.抑制心脏 负性变时、变力、变传导，缩短心房不应期。<br>3.兴奋平滑肌 兴奋胃肠道平滑肌，促进蠕动，引起腹痛、腹泻；兴奋泌尿道平滑肌，促进排尿；兴奋支气管平滑肌，引起气道狭窄，诱发哮喘。<br>4.刺激全身腺体分泌。<br>5.缩瞳 激动瞳孔括约肌M受体。<br>6.N样作用 激动神经节$N_1$受体，兴奋交感神经和副交感神经；激动骨骼肌$N_2$受体，引起骨骼肌收缩。 |

## 第二节 毛果芸香碱

| 要点 | 内容 |
|---|---|
| 药理作用 | 选择性M受体激动剂。<br>1.眼<br>（1）缩瞳 激动瞳孔括约肌M受体。<br>（2）降低眼内压 缩瞳时虹膜向中心拉紧，虹膜根部变薄，前房角开大，有利于房水经巩膜静脉窦回流，眼内压下降。<br>（3）调节痉挛 激动睫状肌上的M受体，使睫状肌收缩，悬韧带松弛，晶状体变凸，屈光度增加，焦点前移，远处物体成像落在视网膜前方，导致视近物清晰，而视远物模糊，也称调节近视。<br>2.腺体 全身给药时激动腺体的M受体，促进全身腺体分泌。因该作用较强，常使用滴眼剂以降低该作用所带来的不良反应。 |
| 临床应用 | 主要为滴眼剂，局部应用，避免全身给药强烈激动腺体而带来不良反应。<br>1.青光眼 通过降低眼内压而治疗青光眼。<br>2.虹膜炎 与扩瞳药（阿托品）交替使用，防治虹膜与晶状体粘连。<br>3.其他<br>（1）M受体阻断剂阿托品中毒的解救<br>（2）颈部放射治疗后的口干，但同时汗液分泌也显著增加。 |

# 第四章 抗胆碱酯酶药和胆碱酯酶复活药

## 第一节 易逆性抗胆碱酯酶药

| 要点 | 内容 |
| --- | --- |
| 新斯的明的药理作用、作用机制、临床应用 | 1.作用机制　可逆抑制AChE活性，使得ACh在突触间隙大量堆积，进而产生拟胆碱作用，激动M、N受体，产生相应的药理作用。新斯的明具有与Ach类似的带正电荷的季铵基，可与AChE的阴离子活性中心相结合，生成复合物，使AChE失活。随后，该复合物可自动水解，将AChE活性中心重新暴露出来，从而恢复AChE活性。<br>2.药理作用　新斯的明对骨骼肌和胃肠道平滑肌的作用较强，对腺体、眼、心血管及支气管平滑肌的作用较弱。<br>（1）兴奋骨骼肌，增强肌力。抑制神经肌接头的AChE，激动骨骼肌运动终板的$N_2$受体，促进运动神经释放乙酰胆碱。<br>（2）兴奋胃肠道和膀胱平滑肌。促进胃肠道平滑肌蠕动，促进排便，排尿。<br>（3）缩瞳，调节痉挛。<br>（4）刺激腺体分泌。<br>（5）收缩支气管平滑肌，引起气道狭窄，诱发哮喘。<br>（6）心血管系统　激动心脏M受体，抑制心脏。<br>3.临床应用<br>（1）重症肌无力首选用药。<br>（2）术后腹胀气和尿潴留。<br>（3）阵发性室上性心动过速。<br>（4）对抗非去极化型肌松药过量引起的肌肉麻痹。 |

## 第二节 难逆性抗胆碱酯酶药—有机磷酸酯类

| 要点 | 内容 |
| --- | --- |
| 急性中毒的临床表现和解救原则 | 1.临床表现　轻度中毒以M样症状为主，中度中毒同时出现M样和N样症状，重度中毒除M样和N样症状外，还有中枢症状。<br>（1）M样症状　①眼：瞳孔缩小，睫状肌痉挛，视物模糊，眼球疼痛。②腺体：分泌增多，流涎，出汗。严重者口吐白沫，大汗淋漓。③胃肠道：厌食、恶心、呕吐、腹泻、腹痛。④泌尿系统：小便失禁。⑤呼吸系统：气道狭窄，分泌物增多，呼吸困难。严重时发生肺水肿。⑥心血管系统：心率减慢，血压下降。若同时发生N样症状可出现心率加速，血压升高。<br>（2）N样症状　①骨骼肌$N_2$受体激动，出现不自主肌束震颤。常由眼睑、颜面部小肌群开始，逐渐波及全身，最后转为肌无力和麻痹。严重时引起呼吸肌麻痹。②神经节$N_1$受体兴奋，产生复杂的自主神经综合效应。在胃肠道、腺体、眼睛以M样症状占主导；心血管系统以去甲肾上腺素能神经占主导，表现为心肌收缩力增强，心率加快，血压上升。<br>（3）中枢症状　抑制脑内AChE所致。①早期兴奋为主，表现为躁动不安、幻觉、谵妄，甚至惊厥。②后期由兴奋转为抑制，表现为头晕、乏力、嗜睡，甚至昏迷。③中毒晚期出现呼吸中枢麻痹和血管运动中枢抑制，引起呼吸衰竭，循环衰竭而危及生命。 |

| 要点 | 内容 |
|---|---|
| 急性中毒的临床表现和解救原则 | 2.解救原则<br>（1）清除毒物 迅速脱离有毒环境，去除污染衣物。经皮肤中毒者，用温水或肥皂清洗皮肤、头发，切勿使用热水，以免血管扩张，加速毒物吸收；经口中毒者，应先抽出胃内容物，并用温0.9%NaCl溶液或2%NaHCO₃溶液反复洗胃直至洗出的液体中不含农药味，之后给予硫酸镁导泻。敌百虫中毒不能用碱性溶液洗胃，因其会转化为毒性更强的敌敌畏。眼部染毒者，用0.9%NaCl溶液或2%NaHCO₃冲洗数分钟。<br>（2）使用解毒药物 积极使用解毒药物是抢救成败的关键。阿托品适用于轻度中毒的M样症状患者。对于中度和重度中毒患者，须联合使用阿托品和AChE复活药。①阿托品：解除M样症状，对肌震颤、肌无力无效。②AChE复活药：可使失活的AChE复活，解除N样症状。③解毒药物应用原则：尽早用药、联合用药、足量使用、重复用药。<br>（3）其他措施 维持气道通畅、人工呼吸、给氧、抗休克治疗，必要时静脉注射地西泮。 |

## 第三节 胆碱酯酶复活药

| 要点 | 内容 |
|---|---|
| 氯解磷定的药理作用及临床应用 | 1.药理作用<br>（1）恢复AChE活性 氯解磷定含有可与有机磷酸酯类药物竞争AChE阴离子部位的基团，与AChE形成易水解的复合物，将AChE活性中心复原，从而恢复AChE活性。<br>（2）直接解毒 直接与体内游离的有机磷酸脂类结合，成为无毒的磷酰化氯解磷定，随尿液排出。<br>2.临床应用 常与阿托品合用解救有机磷中毒。<br>（1）明显减轻N样症状，对肌震颤效果好<br>（2）对中枢症状也有一定改善作用。<br>（3）对M样症状影响小。 |

# 第五章 M胆碱受体阻断药

## 阿托品

| 要点 | 内容 |
|---|---|
| 药理作用、临床应用、不良反应及中毒 | 1.药理作用 M受体阻断剂。<br>（1）抑制腺体分泌。<br>（2）眼 扩瞳，升高眼内压，调节麻痹（调节远视）。<br>（3）松弛内脏平滑肌。<br>（4）心血管 解除迷走神经对心脏的抑制，兴奋心脏。<br>（5）大剂量扩张血管。<br>（6）兴奋中枢，产生烦躁、幻觉、谵妄。 |

| 要点 | 内容 |
|---|---|
| 药理作用、临床应用、不良反应及中毒 | 2.临床应用<br>（1）内脏绞痛 对胃肠绞痛和膀胱刺激症状效果好，对胆绞痛和肾绞痛需合用阿片类镇痛药。<br>（2）严重盗汗、流涎症及麻醉前给药 减少麻醉时呼吸道腺体及唾液腺分泌，防止阻塞气道或吸入性肺炎的发生。<br>（3）眼科 虹膜睫状体炎（与缩瞳药交替使用）和验光配镜（仅限于儿童）。<br>（4）缓慢型心律失常。<br>（5）抗休克。<br>（6）对抗有机磷急性中毒时的M样症状。<br>3.不良反应 阿托品的药理效应较多，当其中一种称为治疗目的时，其他的药理效应则称为副作用。常见的有口干、畏光（瞳孔散大）、视近物模糊（调节远视）、心率加快、皮肤潮红等。<br>4.中毒<br>(1)中毒症状 随剂量加大，阿托品的不良反应逐渐加重，甚至出现中枢中毒症状，如幻觉、谵妄、昏迷等。<br>(2)解救 主要为对症治疗。①如为口服中毒，应立即洗胃、导泻。②可注射新斯的明、毒扁豆碱、毛果芸香碱等对抗中毒症状。当解救有机磷中毒而阿托品过量时不能使用新斯的明、毒扁豆碱等抗胆碱酯酶药。③中枢症状明显时，可用地西泮对抗，但剂量不宜过大以免与阿托品的中枢抑制作用产生协同作用。 |

# 第六章 肾上腺素受体激动药

## 第一节 α受体激动药

| 要点 | 内容 |
|---|---|
| 去甲肾上腺素的药理作用、临床应用及不良反应 | 1.药理作用 强大的激动α受体，较弱激动心脏$\beta_1$受体。<br>（1）强烈激动血管$\alpha_1$受体，收缩皮肤、黏膜和内脏的毛细血管，使血压回升，保证重要脏器供血。<br>（2）较弱兴奋心脏，产生正性变时、变力、变传导作用。<br>（3）升压作用明显。小剂量，兴奋心脏，升高收缩压，脉压加大；大剂量，收缩外周小血管，升高舒张压，脉压减小。<br>2.临床应用<br>（1）休克 因收缩外周小血管加重微循环障碍，现已少用。<br>（2）某些低血压状态<br>（3）上消化道出血 口服，收缩上消化道和胃黏膜毛细血管而止血。<br>3.不良反应<br>（1）局部组织缺血坏死 静滴浓度过高、时间过长或漏液可导致局部血管强烈收缩，缺血坏死。一旦发现漏液，立即更换给药部位，热敷，局部注射普鲁卡因进行封闭，和α受体阻断剂酚妥拉明拮抗去甲肾上腺素的作用。<br>（2）急性肾功能衰竭 α受体阻断剂的共性不良反应。因收缩肾血管，导致少尿、无尿和肾实质损伤。<br>（3）停药后血压骤降 长期静滴突然停药所导致。 |

# 第二节　α、β受体激动药

| 要点 | 内容 |
|---|---|
| 肾上腺素的药理作用、临床应用及不良反应 | 1.药理作用　激动 α、β 受体。<br>（1）心脏　激动心脏 $\beta_1$ 受体，兴奋心脏，正性变时、变力、变传导。<br>（2）血管　激动皮肤、黏膜、内脏小血管的 $\alpha_1$ 受体，收缩外周血管；激动骨骼肌 $\beta_2$ 受体，扩张骨骼肌血管；激动冠状血管 $\beta_2$ 受体，扩冠。<br>（3）血压　激动心脏 $\beta_1$ 受体，增加心输出量；激动外周小血管 $\alpha_1$ 受体，收缩血管，升高血压；激动肾小球旁器 $\beta_1$ 受体，激活肾素–血管紧张素–醛固酮系统，收缩外周血管，升高血压；激动骨骼肌 $\beta_2$ 受体，扩张血管，在显著升压之后出现较弱的降压。<br>（4）舒张支气管平滑肌　激动支气管平滑肌的 $\beta_2$ 受体，扩张气道。<br>（5）代谢　提高基础代谢率。促进脂肪和糖原的分解，使血糖升高。<br>2.临床应用<br>（1）心脏骤停　配合心肺复苏，抢救各种原因引起的心脏骤停。<br>（2）过敏性休克　首选药。通过兴奋心脏；升高血压；扩张气道，减少支气管黏膜水肿（激动黏膜血管 $\alpha_1$ 受体）来实现。<br>（3）支气管哮喘和其他速发型变态反应　通过扩张气道，减少黏膜水肿，抑制肥大细胞脱颗粒（激动 $\beta_2$ 受体）来实现。<br>（4）与局麻药配伍　延长局麻药的作用时间，局部止血。<br>3.不良反应　心悸、烦躁、搏动性头痛和血压升高、眩晕、乏力等。<br>因过度兴奋心脏，导致心率加快，心肌耗氧增加，诱发心绞痛，出现心悸、烦躁、眩晕、乏力症状；因升高血压引起搏动性头痛。 |
| 多巴胺的药理作用、临床应用及不良反应 | 多巴胺为神经系统的重要神经递质，是合成去甲肾上腺素的前体，在中枢和外周均有存在，外周的多巴胺因不易穿过血脑屏障而主要发挥外周作用。<br>1.药理作用　小剂量时激动外周多巴胺受体，加大剂量时依次激动 β、α 受体。<br>（1）激动外周多巴胺受体，扩张肾血管，增加尿量。<br>（2）激动心脏 $\beta_1$ 受体，兴奋心脏，增加心肌收缩力，增加心输出量，升高血压，对心率影响不明显。<br>（3）激动血管 $\alpha_1$ 受体，收缩外周小血管，血压升高。<br>2.临床应用<br>（1）休克　需伴随补足血容量和纠正酸中毒。<br>（2）肾衰　与利尿药合用。<br>（3）心衰　通过增加肾血流量和正性肌力作用，增加尿量和促进排钠利尿，降低血容量，减轻心脏负荷，降低心肌耗氧。<br>3.不良反应<br>（1）一般较轻，偶见恶心、呕吐、头痛。<br>（2）剂量过大或滴注过快，可见心动过速、下肢和内脏缺血、肾功能减退。心动过速、室颤者禁用。缺血和肾功能减退者可用 α 受体拮抗剂酚妥拉明对抗。<br>（3）不宜与碱性药配伍。 |

## 第三节 β受体激动药

| 要点 | 内容 |
|---|---|
| 异丙肾上腺素的药理作用、临床应用 | 1.药理作用 激动 $\beta_1$、$\beta_2$ 受体。<br>（1）兴奋心脏 激动心脏 $\beta_1$ 受体，正性变时、变力、变传导。与肾上腺素比较，不易诱发心律失常。<br>（2）血管和血压 激动骨骼肌血管 $\beta_2$ 受体，扩张血管，血压下降；也可激动冠状血管的 $\beta_2$ 受体，扩张冠脉。<br>（3）支气管平滑肌 激动支气管平滑肌的 $\beta_2$ 受体，松弛平滑肌，扩张气道，还能抑制肥大细胞脱颗粒，减少组胺等过敏介质的释放。因无激动 $\alpha$ 受体作用，与肾上腺素比较，不能对抗黏膜水肿。<br>（4）升高基础代谢率 促进脂肪和糖原的分解，升高血糖，增加组织耗氧。<br>2.临床应用<br>（1）心脏骤停 常与去甲肾上腺素或间羟胺合用作心室内注射。<br>（2）房室传导阻滞 舌下或静滴给药。<br>（3）支气管哮喘 舌下或喷雾给药。<br>3.不良反应<br>（1）常见心悸、头晕、皮肤潮红。<br>（2）剂量过大可致心肌耗氧增加，诱发心绞痛，导致室性心动过速甚至室颤。<br>（3）禁用于冠心病、糖尿病、甲亢患者。 |

# 第七章 肾上腺素受体阻断药

## 第一节 α肾上腺素受体阻断药

| 要点 | 内容 |
|---|---|
| 酚妥拉明的药理作用及临床应用 | 1.药理作用 阻断 $\alpha_1$、$\alpha_2$ 受体。<br>（1）扩血管降压 通过阻断外周小血管 $\alpha_1$ 受体和直接扩血管作用，扩张血管降低血压。<br>（2）兴奋心脏 扩血管，血压下降，反射性兴奋交感神经；阻断突触前膜 $\alpha_2$ 受体，使得去甲肾上腺素释放增加，激动心脏 $\beta_1$ 受体。<br>（3）拟胆碱和组胺样作用 能激动M受体，促使胃肠道平滑肌蠕动；激动 $H_1$、$H_2$ 受体，促进胃酸分泌，皮肤潮红。<br>2.临床应用<br>（1）外周血管痉挛性疾病<br>（2）去甲肾上腺素静滴漏液<br>（3）充血性心衰和心梗 因扩血管，降低外周阻力，降低心脏前、后负荷，降低耗氧量。<br>（4）休克 扩血管，解除微循环障碍。<br>（5）嗜铬细胞瘤引发的高血压危象 作诊断试验时，有死亡报道，须格外慎重。 |

# 第二节 β 肾上腺素受体阻断药

| 要点 | 内容 |
|---|---|
| 药理作用、临床应用、不良反应 | 1.药理作用<br>（1）心血管系统 阻断心脏和肾脏的 $\beta_1$ 受体，降低血压。<br>阻断心脏 $\beta_1$ 受体，抑制心脏，引起负性变时、变力、变传导，减少心输出量，降低血压；阻断肾小球旁器 $\beta_1$ 受体，抑制肾素-血管紧张素-醛固酮系统，降低血压。<br>（2）支气管平滑肌 阻断支气管平滑肌 $\beta_2$ 受体，气道阻力增加，诱发哮喘。<br>（3）代谢 抑制基础代谢。抑制脂肪和糖原的分解。抑制甲状腺激素的合成，控制甲亢症状。<br>（4）内在拟交感活性 有些 β 受体阻断药不仅有 β 受体阻断作用，还对受体有部分激动作用。由于对受体的激动作用较弱，一般被阻断作用所掩盖。<br>（5）膜稳定作用 某些 β 受体阻断药具有局麻作用，表现为奎尼丁样钠通道阻滞作用，稳定心肌细胞膜电位。该作用在常用剂量下与心血管治疗作用无关。<br>（6）抗血小板聚集。<br>（7）某些药物能阻断睫状体 β 受体，减少房水生成，降低眼内压。<br>2.临床应用<br>（1）快速型心律失常。<br>（2）心绞痛和心肌梗死 阻断心脏 $\beta_1$ 受体，抑制心脏，降低心肌耗氧；阻断肾脏 $\beta_1$ 受体，抑制肾素-血管紧张素-醛固酮系统，降低外周阻力，降低心脏前、后负荷，降低心肌耗氧。因降低心肌耗氧而纠正心肌供氧/耗氧平衡。<br>（3）高血压 通过阻断心脏和肾脏的 $\beta_1$ 受体来实现。<br>（4）充血性心力衰竭 心衰早期，因显著抗交感活性，有利于降低心肌耗氧而起到治疗作用；晚期严重心衰时因显著抑制心肌收缩力，会导致病情加重，因此禁用。<br>（5）甲亢、青光眼、偏头痛、肌震颤。<br>3.不良反应 常见恶心、呕吐、腹泻等消化道症状，偶见过敏性皮疹。<br>（1）心血管反应 因过度抑制心脏，导致心衰、心动过缓、传导障碍、低血压加重。<br>（2）诱发或加重哮喘 因阻断支气管平滑肌 $\beta_2$ 受体导致。<br>（3）反跳现象 长期使用 β 受体阻断剂，使得心肌 β 受体上调，突然停药导致原有病情加重。故长期用药者应逐渐减量至停药。 |
| 普萘洛尔、美托洛尔、拉贝洛尔的作用特点 | 1.普萘洛尔 非选择性阻断 $\beta_1$ 和 $\beta_2$ 受体，无内在拟交感活性。临床主要用于心绞痛、快速型心律失常、高血压和甲亢的辅助治疗。因阻断支气管 $\beta_2$ 受体，易诱发哮喘。<br>2.美托洛尔 选择性阻断 $\beta_1$ 受体，不阻断 $\beta_2$ 受体，因此不易诱发哮喘，临床用途与普萘洛尔近似。<br>3.拉贝洛尔 兼有 $\alpha_1$、β 受体阻断作用，对 β 受体阻断作用强于 α 受体，对 $\beta_2$ 受体存在内在拟交感活性。临床用于抗高血压。 |

# 第八章　镇静催眠药

## 第一节　苯二氮䓬类

| 要点 | 内容 |
|---|---|
| 药理作用、临床应用、不良反应 | 1.药理作用与临床应用　该类药物可与脑内苯二氮䓬受体结合，进而促使GABA与GABA受体结合，使Cl⁻通道开放，增加开放频率，大量Cl⁻内流，引起膜超极化，产生突触后抑制，抑制皮层神经元兴奋。<br>（1）抗焦虑　小于镇静剂量即可产生良好抗焦虑作用为抗焦虑的首选药物。对各种原因引起的焦虑症状均有效。可用于麻醉前给药，缓解患者对手术的恐惧。<br>（2）镇静、催眠　随着剂量的增加可依次出现镇静、催眠作用，大剂量也不引起麻醉效应，安全性高，为镇静催眠的首选药物。能缩短睡眠诱导时间，延长睡眠持续时间，减少觉醒次数；对REM影响小，"反跳"现象较巴比妥类轻，主要延长NREM时间，不良反应轻。<br>（3）抗惊厥、癫痫　以地西泮和三唑仑最为明显，地西泮是癫痫持续状态的首选药物。临床主要用于辅助治疗破伤风、子痫、小儿高热及药物中毒引起的惊厥。<br>（4）中枢性肌松　缓解动物去大脑僵直和人类大脑损伤所致肌肉强直。<br>2.不良反应　本类药物安全范围大，毒性小。<br>（1）治疗量连续使用可出现头晕、乏力、记忆力下降等，长效类尤易发生。<br>（2）大剂量偶致嗜睡、共济失调。<br>（3）与其他中枢抑制剂、乙醇等合用，毒性显著增强，可导致昏迷和呼吸抑制。可用氟马西尼救治。<br>（4）静脉注射对心血管有抑制作用。<br>（5）本类药物虽不显著抑制肝药酶，但长期应用可产生耐受性，需增加剂量。<br>（6）久服可产生依赖和成瘾，突然停药会出现反跳和戒断症状（失眠、焦虑、激动、震颤等）。与巴比妥类药物比较戒断症状出现较迟、较轻。 |
| 地西泮、阿普唑仑、奥沙西泮的作用特点 | 1.三者均为苯二氮䓬类镇静催眠药，作用机制相同，药理作用和不良反应相似。药物相互作用也类似。地西泮为长效，阿普唑仑为中效，奥沙西泮为短效。<br>2.奥沙西泮　是地西泮的主要活性代谢产物，对肝功能影响小，适合老年及肝病患者。临床用于焦虑失眠的短期治疗和乙醇戒断。长期使用可成瘾，可有戒断症状。<br>3.阿普唑仑　为新型苯二氮䓬类药物，抗焦虑作用是地西泮的10倍，临床主要用于焦虑、抑郁、失眠，可作为抗惊恐药物；能缓解急性酒精戒断症状；对药源性顽固性呃逆疗效好。不良反应比地西泮轻，依然有戒断症状。 |

## 第二节 巴比妥类

| 要点 | 内容 |
|---|---|
| 药理作用、临床应用 | 1.药理作用及临床应用 与GABA受体上特异位点结合，促使GABA与GABA受体结合，使$Cl^-$通道开放，延长开放时间，大量$Cl^-$内流，引起膜超极化，产生突触后抑制，抑制皮层神经元兴奋；高浓度时可抑制$Ca^{2+}$依赖性动作电位，产生类似GABA的作用，促使$Cl^-$内流，产生抑制作用。<br>（1）镇静催眠 能缩短睡眠诱导时间，延长睡眠持续时间，减少觉醒次数。因显著延长REM，"反跳"显著。且显著抑制肝药酶活性，易产生耐受。长期使用易成瘾，突然停药会出现戒断症状。因安全范围窄，临床上使用苯二氮䓬类替代巴比妥类药物用于镇静催眠。<br>（2）抗惊厥、癫痫 大于催眠剂量可用于破伤风、小儿高热、子痫及中枢兴奋药中毒引起的惊厥。静脉注射用于癫痫大发作、癫痫持续状态的治疗。<br>（3）麻醉 大剂量可产生麻醉作用，麻醉剂量与中毒剂量接近，安全范围窄。<br>（4）大剂量时抑制心血管系统，过量可致呼吸中枢麻痹而死亡。<br>（5）与其他中枢抑制作用的药物合用产生协同效应。 |

# 第九章 抗癫痫药和抗惊厥药

## 第一节 苯妥英钠

| 要点 | 内容 |
|---|---|
| 药理作用、临床应用及不良反应 | 1.药理作用 具有抗癫痫和抗心律失常作用，为癫痫大发作的首选药物，治疗量不引起镇静催眠作用。<br>（1）膜稳定作用 阻断$Na^+$通道和$Ca^{2+}$通道，使膜电位稳定，降低兴奋性。抑制神经元异常放电；提高病灶周围神经元兴奋阈值，抑制高频放电向周围脑组织扩散；抑制$Ca^{2+}$依赖的神经递质释放。<br>（2）抑制神经末梢摄取GABA，间接增强GABA作用，促进$Cl^-$内流，引起超极化，抑制高频放电发生和扩散。<br>2.临床应用<br>（1）抗癫痫 癫痫大发作的首选药，对部分性发作有效，对失神发作无效。<br>（2）治疗外周神经痛 适用于三叉神经痛、舌咽神经痛等。通过膜稳定作用，抑制痛觉神经元放电，减轻疼痛，减少发作次数。<br>（3）抗心律失常 阻滞$Na^+$通道，治疗室性心律失常，特别是强心苷中毒所致室性心律失常。<br>3.不良反应<br>（1）局部刺激 口服引起胃肠道刺激，静脉注射引起静脉炎。<br>（2）齿龈增生 长期使用可导致齿龈增生，多见于青年和儿童，停药后消退。<br>（3）神经系统反应 药物中毒所引起，随剂量增加可出现眼球震颤，共济失调，语言障碍、神经错乱甚至昏迷。<br>（4）造血系统反应 长期使用可导致巨幼细胞贫血，血细胞和血小板减少，再生障碍性贫血。<br>（5）骨骼系统反应 诱导肝药酶，加速维生素D代谢，可导致低血钙、佝偻病、骨软化。<br>（6）其他 偶见男性乳房增大，女性多毛，过敏反应（皮疹等），妊娠早期用药偶致畸胎。 |

## 第二节　卡马西平

| 要点 | 内容 |
|------|------|
| 药理作用及临床应用 | 药理作用及临床应用　作用机制与苯妥英钠相似。具有膜稳定作用和抑制GABA摄取的作用。<br>（1）为广谱抗癫痫药物，对癫痫部分性发作和大发作有良效。<br>（2）对三叉神经痛有效。<br>（3）对躁狂症有效。 |

## 第三节　苯巴比妥、扑米酮

| 要点 | 内容 |
|------|------|
| 临床应用 | 1.苯巴比妥<br>（1）是最早用于癫痫治疗的药物之一。<br>（2）对癫痫大发作和部分性发作有效。<br>（3）与GABA受体上特异位点结合，促使GABA与GABA受体结合，促使$Cl^-$内流，引起超极化，抑制神经元放电和扩散；高浓度时可阻断$Na^+$通道和$Ca^{2+}$通道，与苯妥英钠类似。<br>（4）有镇静作用。<br>2.扑米酮<br>（1）本身具有独立的抗癫痫作用；在体内代谢为苯巴比妥和苯乙基丙二酰胺，也具有抗癫痫作用。<br>（2）对癫痫大发作和部分性发作有效，且优于苯巴比妥。<br>（3）可作为精神运动型发作的辅助用药。<br>（4）与苯妥英钠和卡马西平有协同作用，不宜与苯巴比妥合用。<br>（5）副作用与苯巴比妥类似，有镇静作用，嗜睡发生更早更明显。 |

## 第四节　乙琥胺

| 要点 | 内容 |
|------|------|
| 临床应用及不良反应 | 1.临床应用　为失神小发作的首选药，对其他癫痫无效。<br>2.不良反应<br>（1）常见的有嗜睡、眩晕、食欲减退和恶心、呕吐等。<br>（2）偶见嗜酸性粒细胞减少和粒细胞缺乏症。<br>（3）严重者可发生再生障碍性贫血。 |

## 第五节　丙戊酸钠

| 要点 | 内容 |
|------|------|
| 临床应用及不良反应 | 1.临床应用<br>（1）为广谱抗癫痫药，对各型癫痫有效。<br>（2）对癫痫小发作优于乙琥胺，但因其肝毒性，一般不作首选药。 |

| 要点 | 内容 |
|---|---|
| 临床应用及不良反应 | 2.不良反应<br>（1）一般不良反应轻微而短暂，常见恶心、呕吐，嗜睡、震颤和脱发。<br>（2）严重者为肝损害，用药期间应定期检查肝功能。 |

## 第六节　硫酸镁

| 要点 | 内容 |
|---|---|
| 药理作用及临床应用 | 1.药理作用<br>（1）$Mg^{2+}$与$Ca^{2+}$为同族元素，性质相似，可竞争$Ca^{2+}$结合位点，产生抑制神经递质释放，肌松，扩血管的作用。<br>（2）当给药途径不同时，可产生不同的药理作用。<br>（3）口服时，不吸收，可产生导泻和利胆作用。<br>（4）静脉注射时，可产生全身作用。A）中枢抑制，抗惊厥；B）松弛骨骼肌，抑制呼吸；C）扩张血管，降压。<br>2.临床应用<br>（1）抗惊厥　用于缓解子痫和破伤风引起的惊厥。<br>（2）高血压危象。 |

# 第十章　抗精神失常药

## 第一节　抗精神分裂症药

| 要点 | 内容 |
|---|---|
| 氯丙嗪的药理作用、临床应用及不良反应 | 1.药理作用<br>（1）中枢作用　①抗精神病：阻断中脑-皮层和中脑-边缘系统的$D_2$受体，控制阳性症状。②镇吐：阻断延髓催吐化学感受区的$D_2$受体。对化学性呕吐发挥强大的镇吐作用，对晕车呕吐无效。③体温调节作用：抑制下丘脑体温调节中枢，使其体温调节作用失灵，体温不再恒定，可随环境温度而改变。对正常人和发热者均有效，配合物理降温，可使体温下降。<br>（2）对自主神经系统的作用　阻断$\alpha$和M受体。阻断$\alpha$受体，扩张血管，引起血压下降；阻断M受体，引起口干、便秘、视物模糊等。<br>（3）对内分泌系统的影响　阻断结节-漏斗部的$D_2$受体，引起内分泌紊乱。<br>2.临床应用<br>（1）精神分裂症　对阳性症状显著。患者服用药物后，迅速控制兴奋躁动，消除幻觉、妄想。<br>（2）呕吐和顽固性呃逆　对化学药物所致呕吐有效，对晕车呕吐无效。<br>（3）低温麻醉和人工冬眠　配合物理降温可使体温下降，用于低温麻醉。氯丙嗪与哌替啶、异丙嗪制成人工冬眠合剂，可使患者深睡，体温下降，基础代谢率和组织耗氧下降，形成人工冬眠，为急重病患者的治疗争取时间。多用于严重创伤、感染性休克、高热惊厥、甲状腺危象等的辅助治疗。 |

| 要点 | 内容 |
|---|---|
| 氯丙嗪的药理作用、临床应用及不良反应 | 3.不良反应<br>（1）一般不良反应　中枢抑制症状（嗜睡、淡漠、无力）；α受体阻断症状（血压下降、直立性低血压、反射性心悸等）；M受体阻断症状（口干、便秘、视物模糊、眼压升高等）；局部刺激，可作深部肌肉注射，静脉注射可致血栓性静脉炎。<br>（2）锥体外系反应　因阻断黑质–纹状体的$D_2$受体所导致。表现为帕金森综合征（多见于中、老年人，表现为肌张力升高、肌震颤、面容呆板、动作迟缓）；静坐不能（多见于中、青年，表现为坐立不安，反复徘徊）；急性肌张力障碍（用药一周内出现，表现为头面、颈背部肌肉痉挛，出现反复的强迫性呆板运动，如张口、伸舌、斜颈、吞咽困难等）；迟发性运动障碍（停药后仍不消失，表现为口–舌–颊三联症和广泛性舞蹈样手足徐动症）。<br>（3）药源性精神异常　表现为意识障碍、淡漠、兴奋、躁动、消极、抑郁、幻觉、妄想等。<br>（4）惊厥与癫痫　有癫痫病史者易发生脑神经元异常放电，出现局部或全身抽搐。<br>（5）过敏反应　过敏性皮炎、皮疹。<br>（6）心血管和内分泌系统反应　因阻断外周α受体和结节–漏斗部的$D_2$受体所导致。内分泌紊乱会出现乳腺增大、泌乳、闭经、排卵延迟、男性性欲低下，儿童生长抑制等。<br>（7）急性中毒　一次吞服大剂量药物所导致，可出现昏睡，血压下降，甚至休克，心动过速、心电图异常，此时应对症治疗。 |
| 氯氮平的药理作用、临床应用及不良反应 | 氯氮平为苯二氮䓬类非经典抗精神病药，具有较强的镇静催眠作用。对$D_2$受体阻断作用较弱，对$D_1$受体和$5-HT_{2A}$受体的阻断作用较强，也可阻断$D_4$受体。还能阻断M受体、α受体和$H_1$受体。能选择性阻断中脑–皮层和中脑边缘系统的多巴胺受体，而不阻断黑质–纹状体的多巴胺受体，因此几乎无锥体外系副反应，也无内分泌系统的不良反应。<br>1.药理作用及临床应用<br>（1）抗精神病作用强　不仅对精神分裂症的阳性症状有效，对阴性症状也有一定疗效；对使用经典抗精神病药疗效不佳者效果好；可缓解精神分裂症相关的情感障碍（焦虑、抑郁、负罪感等）。<br>（2）镇静催眠作用强大　适用于多种精神分裂症患者，改善患者睡眠质量；广泛用于失眠、抑郁、癫痫等疾病。<br>2.不良反应<br>（1）严重不良反应为粒细胞减少。<br>（2）常见不良反应主要来自于镇静催眠作用以及对M受体、α受体和$H_1$受体的阻断作用。表现为头晕、嗜睡、无力、口干、便秘、心动过速、体位性低血压等。 |

# 第二节　抗抑郁症药

| 要点 | 内容 |
|---|---|
| 丙米嗪的药理作用及临床应用 | 1.药理作用<br>（1）抑制NA和5-HT再摄取，增加突触间隙递质浓度，而发挥抗抑郁作用。<br>（2）阻断M受体产生抗胆碱作用（口干、便秘、视物模糊、眼压升高等）。 |

| 要点 | 内容 |
|---|---|
| 丙米嗪的药理作用及临床应用 | （3）阻断 $\alpha_1$ 受体产生心血管反应（血压下降、直立性低血压、反射性心悸等）。<br>2.临床应用<br>（1）可用于各种原因引起的抑郁症。<br>（2）还可治疗遗尿症、焦虑症、强迫症、睡眠瘫痪、贪食症、偏头痛、神经痛等。 |
| 氟西汀的药理作用及临床应用 | 1.药理作用<br>（1）选择性抑制5-HT再摄取，比抑制NA再摄取的作用强。<br>（2）对M受体、$\alpha$ 受体和 $H_1$ 受体的阻断作用较弱，故不良反应较少。<br>2.临床应用<br>（1）适用于老年、儿童的抑郁症，口服20mg/d，老人不超过40mg/d。<br>（2）强迫症，20~60mg/d。<br>（3）贪食症，60mg/d。 |

# 第十一章　镇痛药

## 第一节　吗　啡

| 要点 | 内容 |
|---|---|
| 药理作用<br>临床应用<br>不良反应 | 1.药理作用<br>（1）中枢神经系统　①镇痛作用　作用强大，各种疼痛有效，对持续性的钝痛优于间断性的锐痛。②镇静和致欣快作用　消除疼痛引起的焦虑、紧张、恐惧等情绪反应。③呼吸抑制　小剂量引起呼吸变慢而深，大剂量引起呼吸慢而浅。④镇咳作用　作用强。⑤其他中枢作用　引起针尖样瞳孔；催吐；改变体温调定点；抑制丘脑下部释放促性腺激素释放激素和促肾上腺皮质激素释放激素的释放。<br>（2）兴奋平滑肌　①胃肠道　吗啡可兴奋胃肠平滑肌，提高其张力（推进性蠕动↓），产生止泻及致便秘作用。②胆道　也可引起胆道奥狄括约肌痉挛性收缩，提高胆囊内压而导致上腹不适甚至胆绞痛。③其他平滑肌　降低子宫张力，延长产程。提高输尿管平滑肌及膀胱括约肌张力，引起尿潴留。收缩输尿管，诱发肾绞痛。大剂量尚能收缩支气管平滑肌。<br>（3）心血管系统　扩血管；升高颅内压。<br>（4）免疫系统　抑制细胞免疫和体液免疫。<br>2.临床应用<br>（1）镇痛　各种急性锐痛、癌症剧痛、对心肌梗死引起的剧痛，除能缓解疼痛和减轻焦虑外，其扩血管作用可减轻心脏负担，但对神经压迫性疼痛疗效较差。<br>（2）心源性哮喘　吗啡配合应用强心苷、吸氧等措施，可以迅速缓解症状。其机理是镇静作用可消除患者的紧张恐惧情绪，从而减轻心脏负荷；降低呼吸中枢对 $CO_2$ 的敏感性，使急促、浅表的呼吸得以缓解。扩张外周血管，降低外周阻力。<br>（3）止泻　阿片酊等制剂可用于急、慢性消耗性腹泻。<br>3.不良反应　治疗剂量可引起嗜睡、眩晕、恶心呕吐、便秘、排尿困难、直立性低血压等一般不良反应；长期服用导致耐受性和依赖性；过量服用引起急性中毒、呼吸麻痹等。 |

## 第二节　哌替啶

| 要点 | 内容 |
|---|---|
| 药理作用<br>临床应用<br>不良反应 | 1.药理作用　主要激动 μ 型阿片受体。<br>（1）中枢神经系统　对中枢神经系统的影响与吗啡相似，但镇咳作用弱，且维持时间短。<br>（2）平滑肌　对平滑肌的影响与吗啡有所不同，不引起便秘，也无止泻作用；不对抗催产素对子宫的兴奋作用，故不延缓产程。<br>（3）心血管系统　治疗剂量偶可引起直立性低血压。<br>2.临床应用<br>（1）镇痛，代替吗啡用于各种剧烈疼痛。<br>（2）心源性哮喘辅助治疗。<br>（3）麻醉前给药及人工冬眠。<br>3.不良反应　治疗量可致眩晕、恶心呕吐、口干及直立性低血压；长期应用易产生耐受性和依赖性；剂量过大导致震颤、肌肉抽搐、惊厥等。 |

## 第三节　纳洛酮

| 要点 | 内容 |
|---|---|
| 药理作用<br>临床应用 | 1.药理作用　竞争性拮抗各类型阿片受体，作用强度依次为 μ＞κ＞δ。<br>2.临床应用<br>（1）阿片类药物急性中毒。<br>（2）解除阿片类药物麻醉的术后呼吸抑制及其他中枢抑制症状。<br>（3）鉴别诊断阿片类药物成瘾者。 |

# 第十二章　解热镇痛抗炎药

## 第一节　共性药理作用

| 要点 | 内容 |
|---|---|
| 药理作用<br>作用机制<br>临床应用 | 1.药理作用<br>（1）解热作用　病理状态时，外源性致热原刺激中性粒细胞产生及释放内热原（IL–1、IL–2、干扰素、肿瘤坏死因子），内热原作用于下丘脑体温调节中枢，使$PGE_2$合成与释放增多，体温调定点升高—产热增加，散热减少。解热镇痛抗炎药抑制下丘脑调节中枢的COX，减少PG的合成，使体温调定恢复正常，使发热的体温恢复正常，对正常体温无影响。<br>（2）镇痛作用　组织损伤或炎症→致痛物质（缓激肽、组胺、5–HT、PGs等）释放，直接刺激痛觉感受器引起疼痛。PGs有致痛和增敏痛觉作用，加重疼痛。解热镇痛抗炎药通过抑制外周病变部位的COX，减少PGs合成而发挥镇痛作用。<br>（3）抗炎作用　除苯胺类（对乙酰氨基酚）外，大多数解热镇痛药都有抗炎抗风湿作用，抑制炎症局部COX，使PG合成减少，减轻炎症反应早期的红、热、肿、痛等症状。<br>2.作用机制　抑制COX，使PG合成减少，产生解热、镇痛、抗炎作用。<br>3.临床应用　解热、镇痛、抗炎和抗风湿作用。 |

# 第二节　常用药物

| 要点 | 内容 |
| --- | --- |
| 阿司匹林、对乙酰氨基酚、布洛芬、塞来昔布的药理作用、作用机制、临床应用及不良反应 | **阿司匹林**<br>1.作用机制　阿司匹林使环氧化酶不可逆的乙酰化，抑制其活性。<br>2.药理作用<br>（1）解热镇痛。<br>（2）抗炎、抗风湿。<br>（3）影响、血栓生成　在血小板内，花生四烯酸在COX-1和TXA$_2$合成酶作用下催化生成PGH$_2$，进而生成TXA$_2$，TXA$_2$能诱导血小板释放ADP和聚集；在血管内皮细胞上，花生四烯酸在COX-1及PGI$_2$合成酶催化下生成PGH$_2$，进而生成PGI$_2$，PGI$_2$为TXA$_2$生理拮抗剂，可抑制血小板聚集。小剂量应用可较好的抑制TXA$_2$合成，而不致影响前列环素（PGI$_2$）合成。<br>3.临床应用<br>（1）发热及轻、中度疼痛。<br>（2）风湿热及炎症。<br>（3）预防血栓生成。<br>（4）其他　阿尔茨海默病、子痫和妊娠高血压。<br>4.不良反应<br>（1）胃肠道反应。<br>（2）凝血障碍。<br>（3）过敏反应。<br>（4）水杨酸反应。<br>（5）瑞夷综合征。<br>**对乙酰氨基酚**<br>1.作用机制　与环氧化酶活性部位结合，抑制其活性。<br>2.药理作用<br>（1）解热。<br>（2）镇痛。<br>3.临床应用　感冒发热、头痛、关节痛、神经痛、肌肉痛、牙痛等。<br>4.不良反应　偶见皮疹等过敏反应，过量引起严重肝损伤。<br>**布洛芬**<br>1.作用机制　抑制环氧化酶来抑制PG的生成。<br>2.药理作用　非选择性COX抑制剂，有明显的抗炎、解热、镇痛作用。<br>3.临床应用<br>（1）慢性关节炎。<br>（2）风湿性疾病疼痛或炎症。<br>（3）急性轻中度疼痛。<br>（4）感冒或上呼吸道感染等所致的发热。<br>4.不良反应　长期服用注意胃肠溃疡及出血。<br>**塞来昔布**<br>1.作用机制　选择性抑制COX-2，抑制PGI$_2$合成。<br>2.药理作用　抗炎、镇痛、解热作用。<br>3.临床应用<br>（1）风湿性、类风湿性关节炎、骨关节炎的治疗。<br>（2）术后镇痛、牙痛、痛经。<br>（3）家族性腺瘤性息肉。 |

# 第十三章　治疗慢性心功能不全的药物

## 第一节　强心苷类

| 要点 | 内容 |
|---|---|
| 地高辛的药理作用、作用机制、临床应用、不良反应及防治 | **1.药理作用与作用机制**<br>（1）对心脏的作用　正性肌力作用：加强心肌收缩力，能增加衰竭心脏的每搏做功并增加搏出量。心室残余血量减少，心室容积缩小，室壁张力降低，心肌耗氧量降低。特点：①加快心肌纤维缩短时间，使心肌收缩敏捷，舒张期相对延长。②对衰竭已扩大的心脏，在加强心肌收缩力时，不增加甚至可减少心肌耗氧量。③强心苷对正常人和心力衰竭者心脏都有正性肌力作用，但只可增加心力衰竭患者心排出量。作用机制：强心苷与$Na^+$-$K^+$-ATP酶结合，酶活性↓→转运$Na^+$、$K^+$功能↓→$[Na^+]$↑，$[K^+]$↓，通过$Na^+$-$Ca^{2+}$交换→$[Ca^{2+}]$↑；$Na^+$内流↓，$Ca^{2+}$外流↓；肌浆网$Ca^{2+}$释放↑。最终导致细胞内$[Ca^{2+}]$↑，心肌收缩力增强。<br>（2）负性频率作用　强心苷使CHF患者心率减慢，对正常人心率影响小。<br>（3）影响传导组织和心肌电生理特性。<br>窦房结自律性↓　迷走神经↑，$K^+$外流↑，增加最大舒张电位。<br>心房肌有效不应期↓　迷走神经↑，$K^+$外流↑，复极加快。<br>房室结房室传导速度↓迷走神经↑，$Ca^{2+}$内流↓，减慢传导。<br>浦氏纤维自律性↑，有效不应期↓，抑制心肌细胞膜$Na^+$-$K^+$-ATP酶，细胞内缺钾，最大舒张电位负值减小，与阈电位距离缩短，自律性升高。①治疗量，通过兴奋迷走神经活性加速$K^+$外流，增加最大舒张电位，而降低窦房结自律性→心率减慢。②大剂量直接抑制心脏传导系统。浦氏纤维：抑制$Na^+$-$K^+$-ATP酶，细胞内失钾，减少最大舒张电位负值，升高自律性，并使慢钙通道激活，触发迟后除极，导致自律性升高。<br>（4）对神经-内分泌系统的作用　治疗量直接抑制交感神经活性，降低NA水平；增强迷走神经活性，间接降低交感神经张力。降低肾素活性，减少血管紧张素Ⅱ的分泌，降低外周血管阻力和醛固酮分泌，降低心脏负荷。中毒量：通过中枢和外周作用升高交感神经活性引起中枢兴奋。<br>（5）对肾脏的作用　利尿作用　①直接抑制肾小管$Na^+$-$K^+$-ATP酶，减少肾小管对$Na^+$的再吸收，尿量增加。②地高辛使心衰患者心输出量增多，肾血流量和滤过率增加，尿量增加。<br>（6）对血管的作用　直接收缩血管，增加外周阻力，升高血压，减少局部血流。CHF患者用药后，因交感神经活性降低的作用超过直接收缩血管的效应，血管阻力下降，心排出量增加。<br>**2.临床应用**<br>（1）治疗心力衰竭。<br>（2）治疗某些心律失常　心房纤颤、心房扑动和阵发性室上性心动过速。<br>**3.不良反应**　不良反应有胃肠道反应、中枢神经系统中毒、视觉异常、心脏毒性。<br>防治中毒：警惕中毒先兆症状、测定强心苷血药浓度来预防；静脉滴注钾盐、苯妥英钠治疗等。 |

## 第二节　血管紧张素I转化酶抑制药和血管紧张素Ⅱ受体阻断药

| 要点 | 内容 |
|---|---|
| 药理作用<br>作用机制临床应用 | 血管紧张素I转化酶抑制药<br>1.药理作用<br>（1）降压作用　ACEI对动脉及静脉均有扩张作用，使外周阻力降低、血压下降，还可以使ADS释放减少，从而减少水钠潴留，降低血容量，增强降压作用。<br>（2）对血流动力学的影响　降低全身血管阻力，增加心排出量，改善心功能。扩张冠状动脉和脑部的大血管，降低血管阻力，增加心、脑的血液灌注量。增加大血管顺应性。<br>（3）防止和逆转心血管重构。<br>（4）对肾脏的保护作用　对肾脏出球小动脉有明显扩张作用，增加肾血流量。<br>（5）保护血管内皮细胞和动脉粥样硬化作用　减少氧自由基产生，抑制缓激肽降解。降低低密度脂蛋白氧化，抑制血管平滑肌增生与迁移及抑制巨噬细胞功能，抗动脉粥样硬化。<br>2.作用机制<br>（1）抑制肾素血管紧张素系统。<br>（2）减少缓激肽的降解。<br>（3）清除自由基。<br>3.临床应用<br>（1）高血压　尤其适用于伴有缺血性心脏病、慢性心功能不全、糖尿病肾病、代谢综合征等高血压患者。<br>（2）充血性心力衰竭。<br>（3）心肌梗死。<br>（4）糖尿病肾病及其他肾病。<br>血管紧张素Ⅱ受体阻断药<br>1.药理作用　降血压、减低心脏负荷、改善胰岛素抵抗等作用；抑制左心室心肌肥厚和血管壁增厚；增加肾血流量，促进排钠利尿，减少蛋白尿；促进尿酸排泄。<br>2.作用机制　选择性阻断$AT_1$受体发挥作用。<br>3.临床应用　治疗高血压，合用利尿药或钙通道阻滞剂、ACEI等，可增强降压疗效，对合并糖尿病及心力衰竭的患者效果尤佳。 |

## 第三节　β肾上腺素受体阻断药

| 要点 | 内容 |
|---|---|
| 药理作用<br>作用机制 | 1.药理作用<br>（1）对心功能和血流动力学的作用　短期效应：血压下降、心率减慢、心排出量减少；长期使用后，可通过减慢心率，延长左心室充盈时间，增加心肌血流灌注，减少心肌耗氧量。<br>（2）抑制交感神经过度兴奋　抑制交感神经张力，阻断儿茶酚胺对心脏的毒性；上调 $\beta_{1-R}$，恢复其对儿茶酚胺的敏感性。 |

| 要点 | 内容 |
|------|------|
| 药理作用<br>作用机制 | （3）抑制RAAS激活 血管扩张，水钠潴留减少，减少心脏前后负荷；防止和逆转心肌与血管重构，改善心功能。<br>（4）抗心律失常。<br>（5）抗缺血作用 抗心肌缺血。<br>2.作用机制<br>（1）拮抗交感活性。<br>（2）抗心律失常与抗缺血作用。 |

## 第四节 利尿药

| 要点 | 内容 |
|------|------|
| 药理作用<br>临床应用 | 1.药理作用<br>（1）促进$Na^+$、$H_2O$排泄，改善心功能。<br>（2）降低静脉压消除水肿。<br>（3）改善心脏泵血功能。<br>2.临床应用 治疗心力衰竭 |

# 第十四章 抗高血压药

## 第一节 利尿药

| 要点 | 内容 |
|------|------|
| 氢氯噻嗪的药理作用、作用机制及临床应用 | 1.药理作用与作用机制<br>（1）利尿。<br>（2）降压。<br>初期利尿排钠使血容量下降。<br>长期血容量恢复，仍降压。使体内轻度缺$Na^+$，$Na^+$–$Ca^{2+}$交换↓，血管壁细胞内$Ca^{2+}$含量↓，血管平滑肌舒张，且对缩血管物质的反应性↓。细胞内$Ca^{2+}$减少使血管平滑肌对NA等血管活性物质反应性下降，血管张力减弱，血压下降。<br>2.临床应用 基础降压药，一线药物。<br>单用治疗轻度高血压，剂量不宜超过25mg，否则合用或换用其他降压药。常与其他降压药合用以治疗中、重度高血压。 |

## 第二节 血管紧张素I转化酶抑制药和血管紧张素II受体阻断药

| 要点 | 内容 |
|------|------|
| 卡托普利、氯沙坦的药理作用、作用机制及临床应用 | 卡托普利<br>1.药理作用与作用机制<br>（1）抑制血管紧张素转化酶，减弱血管收缩作用。 |

| 要点 | 内容 |
|---|---|
| 卡托普利、氯沙坦的药理作用、作用机制及临床应用 | （2）抑制缓激肽水解，增加扩张血管作用。<br>（3）减少醛固酮分泌，减少血容量。<br>（3）抑制左心室肥厚和血管壁增生。<br>（4）抑制交感神经活性。<br>2.临床应用　适用于各型高血压，可逆转左心室肥厚、血管壁增生、改善胰岛素抵抗，尤其适用于伴有充血性心力衰竭、急性心肌梗死、左心室肥厚、糖尿病及胰岛素抵抗的高血压患者。<br>氯沙坦<br>1.药理作用与作用机制　选择性拮抗$AT_1$受体，降低血压；阻滞促心血管细胞增殖肥大，防治心室重构。<br>2.临床应用　各型高血压。 |

# 第三节　钙通道阻滞药

| 要点 | 内容 |
|---|---|
| 硝苯地平的药理作用、临床应用及不良反应 | 1.药理作用　阻断钙离子内流，扩张小动脉，总外周血管阻力下降而降血压<br>2.临床应用　治疗各型高血压。<br>3.不良反应　一般有面色潮红、头痛恶心等，严重反应有低血压、心动过缓、房室传导阻滞等。 |

# 第四节　肾上腺素受体阻断药

| 要点 | 内容 |
|---|---|
| 普萘洛尔、哌唑嗪、拉贝洛尔的药理作用、临床应用及不良反应 | 普萘洛尔<br>1.药理作用<br>（1）阻断心脏 $\beta_{1-R}$，减少心率、心收缩力、心输出量。<br>（2）阻断肾脏 $\beta_{1-R}$，抑制肾素分泌。↓RAAS系统，血管扩张，血压↓。<br>（3）阻断中枢 $\beta_{1-R}$，抑制交感中枢活性，外周血管扩张，血压↓。<br>（4）阻断交感神经能神经突触前膜的 $\beta_{2-R}$，抑制其正反馈作用，减少去甲肾上腺素分泌、降压。<br>（5）增加$PGI_2$的合成及改变压力感受器的敏感性。<br>2.临床应用　各型高血压，尤其是伴有心绞痛、偏头痛、焦虑症、血浆肾素活性较高、心排出量较高的患者。<br>3.不良反应　诱发或加重糖尿病、肾病、支气管哮喘，长期服用后骤然停药引发心绞痛。<br>哌唑嗪<br>1.药理作用　选择性 $\alpha_1$ 受体阻断剂，具有中等偏强的降压作用。<br>2.临床应用　轻中度高血压，药物合用治疗重度高血压。<br>3.不良反应　首剂现象（低血压）、嗜睡乏力等。<br>拉贝洛尔<br>1.药理作用　阻断 $\beta$ 受体及 $\alpha$ 受体。<br>2.临床应用　各种程度的高血压和高血压急症、妊娠期高血压、嗜铬细胞瘤、麻醉或手术时高血压。<br>3.不良反应　大剂量时致直立性低血压。 |

## 第五节　作用于中枢部位的交感神经抑制药

| 要点 | 内容 |
|------|------|
| 可乐定的药理作用、<br>临床应用 | 可乐定<br>1.药理作用<br>（1）中等强度的降压作用。<br>（2）激动 $\alpha_2$ 受体，产生镇静作用。<br>（3）镇痛作用<br>2.临床应用　中度高血压，与利尿药合用治疗重度高血压，口服预防偏头痛或作为戒毒药，滴眼剂治疗开角型青光眼。 |

## 第六节　抗去甲肾上腺素能神经末梢药

| 要点 | 内容 |
|------|------|
| 利血平的药理作用、<br>临床应用 | 1.药理作用　影响儿茶酚胺的储存及释放，产生降压作用。<br>2.临床应用　作用弱且不良反应多，不再单独使用。 |

## 第七节　直接舒张血管平滑肌药

| 要点 | 内容 |
|------|------|
| 硝普钠的药理作用、<br>临床应用、不良反应 | 1.药理作用<br>（1）在血管平滑肌内代谢产生NO，激活鸟苷酸环化酶，促进cGMP形成，非选择性地扩张血管，产生降压作用。<br>（2）可直接扩张小动脉和静脉平滑肌。<br>2.临床应用　速效、强效降压药。<br>3.不良反应　静脉滴注出现恶心呕吐、肌肉痉挛、头痛、皮疹、发汗等，大剂量使用引起血浆氰化物浓度升高而中毒。 |

# 第十五章　抗心绞痛药

## 第一节　硝酸甘油

| 要点 | 内容 |
|------|------|
| 药理作用<br>作用机制<br>临床应用<br>不良反应 | 1.药理作用<br>（1）降低心肌耗氧量　扩张静脉，减少回心血量，心室容积明显缩小，降低心室壁张力，从而减少心肌耗氧量。扩张动脉，降低心室射血阻力，降低左室内压，降低心室壁张力而降低心肌耗氧量。<br>（2）增加心肌缺血区供血供氧　选择性扩张冠状动脉，增加病变缺血区的供血供氧；增加心内膜相对缺血区的供血供氧。<br>（3）其他作用　如保护缺血心肌细胞、抑制血小板聚集和黏附。 |

| 要点 | 内容 |
| --- | --- |
| 药理作用<br>作用机制<br>临床应用<br>不良反应 | 2.作用机制 硝酸甘油释放NO作用于NO受体，明显舒张血管平滑肌。<br>3.临床应用<br>（1）各种类型心绞痛 对劳力性心绞痛、变异型心绞痛、不稳定型心绞痛均有作用。<br>（2）充血性心力衰竭。<br>（3）急性呼吸衰竭及肺动脉高压。<br>4.不良反应<br>（1）血管扩张反应。①低血压反应。②头痛、面颈部潮红。③心动过速。④眼内血管扩张。<br>（2）过敏反应。<br>（3）高铁血红蛋白血症。<br>（4）耐受性。<br>（5）禁用于心肌梗死、严重低血压、严重贫血、颅内压增高及硝酸甘油过敏者。 |

## 第二节 β肾上腺素受体阻断药

| 要点 | 内容 |
| --- | --- |
| 临床应用<br>禁忌证 | 1.临床应用<br>（1）稳定型心绞痛。<br>（2）不稳定型心绞痛。<br>（3）心肌梗死。<br>2.禁忌证 心动过缓、严重心功能不全、Ⅱ、Ⅲ度房室传导阻滞、低血压、支气管哮喘、慢性阻塞性肺疾病不宜使用。 |

## 第三节 钙通道阻滞药

| 要点 | 内容 |
| --- | --- |
| 临床应用<br>不良反应 | 1.临床应用<br>（1）各型心绞痛。<br>（2）伴有其他疾病的心肌缺血患者。<br>2.不良反应 心率减慢、窦性心动过缓。 |

# 第十六章 利尿药与脱水药

## 第一节 速效利尿药

| 要点 | 内容 |
| --- | --- |
| 呋塞米的药理作用、临床应用及不良反应 | 1.药理作用<br>（1）利尿作用 尿量增加，$Cl^-$、$K^+$、$Na^+$、$Mg^{2+}$、$Ca^{2+}$排泄增加。作用于$Na^+$-$K^+$-$2Cl^-$同向转运蛋白，抑制NaCl的重吸收，使尿液的稀释功能受到抑制、使尿液的浓缩功能受到抑制。 |

| 要点 | 内容 |
|---|---|
| 呋塞米的药理作用、临床应用及不良反应 | （2）扩张血管　扩张肾血管，增加肾血流量。扩张全身血管，可能与促进前列腺素合成有关。减轻心脏负荷。<br>2.临床应用<br>（1）急性肺水肿和脑水肿。<br>（2）其他严重水肿。<br>（3）急性肾功能衰竭。<br>（4）高钙血症。<br>（5）加速毒物排泄。<br>3.不良反应<br>（1）水与电解质紊乱。<br>（2）耳毒性。<br>（3）高尿酸血症。<br>（4）大剂量时胃出血及过敏反应等。 |

## 第二节　中效利尿药

| 要点 | 内容 |
|---|---|
| 氢氯噻嗪的药理作用、临床应用及不良反应 | 1.药理作用<br>（1）利尿作用　温和、持久。抑制远曲小管近端 $Na^+$–$Cl^-$ 共同转运。尿量增加，$Cl^-$、$K^+$、$Na^+$ 排泄增加。<br>（2）降压作用。<br>（3）抗利尿作用。<br>2.临床应用<br>（1）水肿。<br>（2）高血压。<br>（3）尿崩症、肾结石等。<br>3.不良反应<br>（1）电解质紊乱。<br>（2）代谢变化。<br>（3）过敏反应。<br>（4）高尿酸血症。 |

## 第三节　弱效利尿药

| 要点 | 内容 |
|---|---|
| 螺内酯的药理作用、临床应用及不良反应 | 1.药理作用　竞争性醛固酮拮抗剂，竞争醛固酮受体，抑制 $Na^+$–$K^+$ 交换，保 $K^+$、排 $Na^+$、利尿。<br>2.临床应用<br>（1）治疗与醛固酮升高有关的顽固性水肿。<br>（2）充血性心力衰竭。<br>3.不良反应　少数引起头痛、倦怠、精神紊乱，久用引起高血钾，还有性激素样副作用。 |

## 第四节 脱水药

| 要点 | 内容 |
|---|---|
| 甘露醇的药理作用、临床应用及不良反应 | 1.药理作用<br>（1）脱水作用。<br>（2）利尿作用。<br>2.临床应用<br>（1）治疗脑水肿，降低颅内压。<br>（2）急性青光眼发作及术前降低眼内压。<br>（3）预防和治疗急性肾衰竭。<br>3.不良反应　注射过快易引起一次性头痛、眩晕、畏寒和视物模糊，禁用于心功能不全及活动性颅内出血。 |

# 第十七章　消化系统药

## 抗消化性溃疡药

| 要点 | 内容 |
|---|---|
| 西咪替丁、奥美拉唑的药理作用、临床应用及不良反应 | 西咪替丁<br>1.药理作用　竞争性阻断壁细胞基底膜的$H_2$受体，抑制基础胃酸分泌作用最强；对进食、胃泌素、迷走神经以及低血糖等诱导的胃酸分泌抑制作用较弱。<br>2.临床应用　治疗胃和十二指肠溃疡，减轻溃疡引起的疼痛，促进溃疡愈合。<br>3.不良反应　少见轻微腹泻、乏力、便秘；中枢反应如焦虑、幻觉；影响内分泌系统，偶见男性性功能减退、乳腺发育，女性溢乳等。<br>奥美拉唑<br>1.药理作用　抑制$H^+$泵功能，抑制基础胃酸与最大胃酸分泌量，降低幽门螺杆菌数量，也有利于溃疡愈合。<br>2.临床应用　治疗胃和十二指肠溃疡、反流性食管炎。<br>3.不良反应低，主要有头痛、口干、恶心、皮疹等，长期可致胃内细菌过度滋长。 |

# 第十八章　呼吸系统药

## 平喘药

| 要点 | 内容 |
|---|---|
| $\beta_2$受体激动药、茶碱类、糖皮质激素类药物平喘的药理作用、临床应用及不良反应 | $\beta_2$受体激动药<br>1.药理作用<br>（1）舒张支气管作用　激动$\beta_2$受体→　cAMP→　游离$Ca^{2+}$减少→平滑肌松弛。 |

| 要点 | 内容 |
|---|---|
| $\beta_2$受体激动药、茶碱类、糖皮质激素类药物平喘的药理作用、临床应用及不良反应 | （2）抑制炎症介质释放。<br>（3）对纤毛清除功能的作用　增强纤毛运动与黏液清除，降低血管通透性，减轻呼吸道水肿。<br>2.临床应用　支气管哮喘、喘息型支气管炎、伴有支气管痉挛的呼吸道疾病。<br>3.不良反应<br>（1）心动过速和心悸。<br>（2）肌肉震颤。<br>（3）代谢紊乱。<br>（4）低钾血症。<br>（5）其他　头疼、恶心；长期用药形成耐受性。<br>茶碱类<br>1.药理作用<br>（1）抑制磷酸二酯酶（PDE）。<br>（2）增加内源性儿茶酚胺的释放。<br>（3）影响气道平滑肌$Ca^{2+}$转运。<br>（4）阻断腺苷受体。<br>（5）抗炎和免疫调节作用。<br>（6）对呼吸肌的作用。<br>（7）促进纤毛运动。<br>2.临床应用<br>（1）支气管哮喘。<br>（2）慢性阻塞性肺疾病。<br>（3）中枢型睡眠呼吸暂停综合征。<br>3.不良反应　治疗的安全浓度窄，主要有胃肠道反应、中枢神经反应、严重心血管系统反应。<br>糖皮质激素<br>1.药理作用<br>（1）抑制多种参与哮喘发病的炎症细胞和免疫细胞功能。<br>（2）抑制细胞因子和炎症介质的产生。<br>（3）抑制气道高反应性。<br>（4）增强支气管及血管平滑肌对儿茶酚胺的敏感性。<br>2.临床应用　支气管扩张药不能有效控制病情的慢性哮喘患者。<br>3.不良反应　长期用药可能导致声音嘶哑、声带变形等，局部大量应用可抑制下丘脑—垂体—肾上腺皮质轴的功能。 |

# 第十九章　血液系统药

## 第一节　抗贫血药

| 要点 | 内容 |
|---|---|
| 铁剂、叶酸、维生素$B_{12}$抗贫血的临床应用 | 临床应用<br>1.铁剂　防治缺铁性贫血<br>2.叶酸<br>（1）巨幼细胞贫血 |

| 要点 | 内容 |
|---|---|
| 铁剂、叶酸、维生素B_{12}抗贫血的临床应用 | （2）恶性贫血<br>（3）与维生素B_{12}联合用药治疗同型半胱氨酸血症<br>3.维生素B_{12} 恶性贫血及巨幼细胞贫血 |

## 第二节　抗凝血药

| 要点 | 内容 |
|---|---|
| 肝素、华法林的临床应用与不良反应 | 肝素<br>1.临床应用<br>（1）血栓栓塞性疾病。<br>（2）弥散性血管内凝血。<br>（3）体外抗凝。<br>2.不良反应<br>（1）自发性出血。<br>（2）血小板减小症。<br>（3）过敏反应。<br>（4）长期应用致脱发、骨质疏松、自发性骨折等。妊娠期禁用。<br>华法林<br>1.临床应用　血栓栓塞性疾病、术后预防静脉血栓等。<br>2.不良反应　自发性出血、胃肠道反应、过敏、致畸、妊娠早期禁用。 |

## 第三节　止血药

| 要点 | 内容 |
|---|---|
| 维生素K、氨甲环酸抗凝血的临床应用 | 临床应用<br>1.维生素K<br>（1）维生素K缺乏引起的出血。<br>（2）大剂量解痉止痛。<br>2.氨甲环酸　纤溶系统亢进引起的各种出血。 |

# 第二十章　肾上腺皮质激素类药

## 第一节　糖皮质激素类药

| 要点 | 内容 |
|---|---|
| 药理作用<br>临床应用<br>不良反应<br>代表药物 | 1.药理作用<br>（1）影响代谢　增加肝糖原与肌糖原，升高血糖；抑制蛋白质合成；促进脂肪分解并重新分布，造成向心性肥胖；利尿作用。<br>（2）抗炎作用　①诱导炎症抑制蛋白生成和抑制某些靶酶的表达，阻断相关炎性介质的产生，发挥抗炎作用。②影响细胞因子的产生和抑制黏附分子的表达，并影响它们生物学效应的发挥。③诱导炎性细胞凋亡。 |

| 要点 | 内容 |
|---|---|
| 药理作用<br>临床应用<br>不良反应<br>代表药物 | （3）免疫抑制及抗过敏作用　抑制人体淋巴细胞DNA和蛋白的合成，干扰淋巴组织在抗原作用下的分裂和增殖，还能阻断敏感化T细胞所诱发的单核细胞和巨噬细胞的募集，从而抑制皮肤迟发性变态反应。减少过敏介质的释放，减轻过敏反应。<br>（4）抗毒作用　提高机体对细菌内毒素的耐受力，改善一系列中毒症状，但对外毒素无防御作用。<br>（5）抗休克作用　①抑制某些炎性因子的产生，减轻全身炎症反应及组织损伤，改善微循环。②可直接扩张痉挛状态的血管，加强心肌收缩力。③稳定溶酶体膜，减少心肌抑制因子MDF的生成。④提高机体对细菌内毒素的耐受力。⑤减轻氧自由基脂质过氧化损伤。<br>（6）其他作用　如允许作用、退热作用等　①允许作用：糖皮质激素对有些组织细胞无直接效应，但可给其他激素作用的发挥创造有利条件。②血液及造血系统：刺激骨髓造血功能。增高红细胞、血红蛋白、中性粒细胞　大剂量使血小板增加，纤维蛋白原增加，缩短凝血时间。③降低淋巴细胞（肾上腺皮质功能亢进者）、嗜酸性、嗜碱性粒细胞。④中枢神经系统：出现兴奋、激动、失眠、欣快等，可诱发精神病和癫痫。⑤消化系统：促进胃酸和胃蛋白酶的分泌，抑制黏液的分泌，可诱发或加重溃疡病。⑥骨骼：骨质脱钙，骨质疏松。⑦退热作用：可直接抑制体温调节中枢，降低其对致热原的敏感性，又能稳定溶酶体膜而减少内热原的释放，对严重感染，如败血症、脑膜炎等具有良好退热和改善症状作用。<br>2.临床应用<br>（1）严重感染或预防炎症后遗症　严重急性感染，对细菌性严重急性感染在应用足量有效抗菌药物的同时，可用糖皮质激素做辅助治疗。防止炎症后遗症，对脑膜炎、心包炎、关节炎及烧伤等，用糖皮质激素后可减轻疤痕与粘连、减轻炎症后遗症。对虹膜炎、角膜炎、视网膜炎、除上述作用外，尚可产生消炎止痛作用。<br>（2）自身免疫性疾病、过敏性疾病及器官移植排斥反应　风湿热，类风湿关节炎，系统性红斑狼疮等多种自身免疫病均可缓解症状；对荨麻疹、枯草热、过敏性鼻炎等过敏性疾病均可缓解症状，但不能根治。<br>（3）抗休克　对感染中毒性休克效果最好。其次对过敏性休克，心源性休克和低血容量性休克也有效。<br>（4）血液病　对急性淋巴细胞性白血病疗效较好。对再障、粒细胞减少、血小板减少症、过敏性紫癜等也能明显缓解，但需长期大剂量用药。<br>（5）局部作用　对一般性皮肤病如湿疹、肛门瘙痒、接触性皮炎等有效。<br>（6）替代疗法　用于急、慢性肾上腺皮质功能不全者，脑垂体前叶功能减退及肾上腺次全切除术后。<br>3.不良反应<br>（1）长期大剂量应用引起。①医源性肾上腺皮质功能亢进症　满月脸、水牛背、高血压、多毛、糖尿病、皮肤变薄等。为GCS使糖、蛋白质、脂肪、和水盐代谢紊乱所致。②诱发或加重感染　体内潜在病灶扩散。如真菌、结核病灶扩散恶化。③诱发或加重溃疡　胃酸、胃蛋白酶分泌增加，胃黏液减少，胃肠黏膜抵抗力减弱，诱发或加剧胃及十二指肠溃疡，消化道出血或穿孔，（甾体激素溃疡）。少数诱发胰腺炎、脂肪肝。④骨质疏松、肌肉萎缩、伤口愈合迟缓等　减少钙、磷在肠道的吸收并增加其排泄。⑤其他　糖皮质激素性青光眼。 |

| 要点 | 内容 |
|---|---|
| 药理作用<br>临床应用<br>不良反应<br>代表药物 | （2）停药反应 ①医源性肾上腺皮质功能不全 当久用GCS后，可致皮质萎缩。突然停药后，如遇到应激状态，可因体内缺乏GCS而引发肾上腺危象发生。②反跳现象 症状控制之后减量太快或突然停药，原病复发或恶化。<br>4.代表药物 可的松、氢化可的松、泼尼松、地塞米松、曲安西龙、氟轻松等 |

# 第二十一章 降血糖药

## 第一节 胰岛素

| 要点 | 内容 |
|---|---|
| 药理作用 | 1.糖代谢 增加葡萄糖的组织转运，加速葡萄糖的氧化和酵解，促进糖原的合成和贮存并抑制糖原分解，抑制糖异生途径等而降低血糖。<br>2.脂肪代谢 增加脂肪酸的转运，促进脂肪合成，抑制脂肪分解，减少游离脂肪酸和酮体的生成。<br>3.蛋白质代谢 增加氨基酸的转运，促进核酸、蛋白质的合成，抑制蛋白质的分解，促进正氮平衡。<br>4.其他 促进钾离子进入细胞内，降低血钾浓度；加快心率，加强心肌收缩力；减少肾血流，在伴发相应疾病时应予充分注意。 |
| 临床应用 | 1.糖尿病<br>（1）1型糖尿病，患者需长期终身用药。<br>（2）2型糖尿病，轻、中型经饮食控制和口服降血糖药治疗无效者。<br>（3）重型、消瘦、营养不良糖尿病患者。<br>（4）合并各种急性或严重并发症的糖尿病患者。<br>（5）合并重度感染、高热、消耗性疾病（如肺结核、肝硬化）、急性心肌梗死、妊娠、分娩、创伤以及手术的各型糖尿病。<br>2.细胞内缺钾和高钾血症患者。 |
| 不良反应 | 1.低血糖 早期表现为饥饿感、出汗、心跳加快、焦虑、震颤等症状，严重者可引起昏迷、休克及脑损伤甚至死亡。<br>2.过敏反应 可见斑丘疹、瘙痒、荨麻疹、过敏性紫癜等反应，偶可引起过敏性休克。<br>3.胰岛素抵抗<br>（1）急性抵抗 胰岛素不能正常发挥作用，需短时间内增加胰岛素剂量达数百乃至数千单位。<br>（2）慢性抵抗 每日需用胰岛素200U以上，且无并发症者。<br>4.其他 皮下注射出现局部红肿、硬结，脂肪萎缩。 |

## 第二节 口服降血糖药

| 要点 | 内容 |
|---|---|
| 药理作用 | 1.格列齐特<br>（1）降血糖作用 刺激胰岛细胞释放胰岛素。 |

| 要点 | 内容 |
|---|---|
| 药理作用 | （2）抗利尿作用　促进抗利尿激素释放，增加肾小管上皮对抗利尿激素的敏感性。<br>（3）其他　减少血小板黏附与聚集，增加内皮细胞纤维蛋白溶解酶原活性，防止血管病变。<br>2.二甲双胍<br>（1）增加外周组织对葡萄糖的摄取利用，减少葡萄糖在肠的吸收，抑制糖异生作用，降低肝糖输出。<br>（2）抑制胆固醇的生物合成和贮存，降低血三酰甘油、总胆固醇水平。<br>（3）增加外周组织对胰岛素的敏感性，降低糖尿病血管病变。<br>3.阿卡波糖<br>竞争性抑制alpha-葡萄糖苷酶，抑制寡糖转变为单糖，从而减慢碳水化合物水解及产生葡萄糖的速度并延缓葡萄糖的吸收，从而减慢餐后血糖的急剧上升。 |
| 临床应用 | 1.格列齐特<br>（1）糖尿病　适用于单用饮食控制疗效不满意的轻、中度2型糖尿病。<br>（2）尿崩症。<br>2.二甲双胍<br>（1）2型糖尿病的治疗　主要用于轻症糖尿病患者，尤适用于肥胖及单用饮食控制无效者。<br>（2）2型糖尿病预防。<br>（3）1型糖尿病治疗。<br>3.阿卡波糖　主要用于降低餐后血糖 |
| 不良反应 | 1.格列齐特<br>（1）低血糖。<br>（2）消化系统反应　恶心、呕吐、食欲减退、上腹不适、腹泻、黄疸、肝脏损害等。<br>（3）血液系统反应　白细胞、粒细胞、血小板减少、溶血性贫血、骨髓抑制等。<br>（4）其他　皮肤过敏、嗜睡、头晕、神经痛。<br>2.二甲双胍<br>（1）胃肠道反应　常见食欲下降、恶心、腹部不适、胃胀、乏力、消化不良、腹泻。<br>（2）乳酸性酸血症。<br>（3）血液系统反应　减少叶酸、维生素$B_{12}$的吸收。<br>（4）其他　如低血糖、肌痛、头昏、头晕、指甲异常、皮疹、出汗增加、味觉异常、胸部不适、寒战、流感症状、潮热、心悸、体重减轻。<br>3.阿卡波糖<br>主要为胃肠道反应，未被吸收的糖类滞留在肠道内，由细菌作用后出现恶心、腹胀等症状；个别出现红斑、皮疹、荨麻疹等皮肤过敏反应，偶见肝酶升高。 |

# 第二十二章　人工合成抗菌药

## 第一节　喹诺酮类

| 要点 | 内容 |
|---|---|
| 抗菌作用 | 抑制细菌DNA拓扑异构酶Ⅱ，即DNA回旋酶（DNA gyrase） |
| 临床应用 | 1.泌尿生殖道感染。<br>2.肠道感染。<br>3.呼吸道感染。<br>4.骨骼系统感染。<br>5.皮肤软组织感染。<br>6.其他　可治疗化脓性脑膜炎和由克雷伯菌属、肠杆菌属、沙雷菌属所致的败血症。 |
| 不良反应 | 1.胃肠道反应　上腹不适、食欲减退、恶心、呕吐、腹痛、腹泻及便秘。<br>2.中枢神经系统反应　头晕、头痛、失眠、眩晕及情绪不安，以失眠为多见。<br>3.过敏反应　可出现血管神经性水肿、皮肤瘙痒和皮疹等过敏症状，平均发生率为0.6%。偶见过敏性休克。<br>4.心脏毒性　主要表现为Q-T间期延长和心率加快，严重时可引起猝死。<br>5.对肝、肾的损害　肝功能的改变主要表现为血清转氨酶、碱性磷酸酶、血清淀粉酶和乳酸脱氢酶升高；肾功能损害表现为尿素氮和血清肌酐值升高。<br>6.其他　少数患者可出现肌无力、肌肉疼痛、可逆性关节痛或严重的关节疼痛等。 |

# 第二十三章　β-内酰胺类抗生素

## 第一节　青霉素类

| 要点 | 内容 |
|---|---|
| 抗菌作用机制 | 抗菌作用机制　通过作用于细菌菌体内青霉素结合蛋白（penicillin binding proteins，PBPs），抑制细胞壁的肽聚糖合成，造成细菌细胞壁缺损，大量的水分涌进细菌体内，使细菌肿胀破裂、死亡，同时促发自溶酶活性，使细菌溶解而产生抗菌作用。 |
| 抗菌谱 | 抗菌谱　较窄，对繁殖期细菌效果好，对静止期细菌无效。对溶血性链球菌、肺炎球菌和金黄色葡萄球菌等大多数革兰阳性球菌敏感；对破伤风、白喉和炭疽杆菌等革兰阳性杆菌抗菌作用强；对革兰阴性菌作用弱，对肠球菌不敏感，但对脑膜炎奈瑟菌等少数革兰阴性球菌和流感杆菌等少数革兰阴性杆菌具有一定抗菌活性。钩端螺旋体、梅毒螺旋体、回归热螺旋体、牛放线杆菌对青霉素敏感；对真菌、病毒、衣原体、支原体、立克次体及寄生虫无效。 |

| 要点 | 内容 |
|---|---|
| 临床应用 | 1.革兰阳性球菌感染　用于溶血性链球菌引起的咽炎、扁桃体炎、丹毒、猩红热等；草绿色链球菌引起的心内膜炎；肺炎球菌引起的大叶性肺炎、脓胸、支气管肺炎；也可用于金黄色葡萄球菌引起的疖、败血症。<br>2.革兰阳性杆菌感染　用于白喉、破伤风、气性坏疽和败血症。<br>3.革兰阴性球菌感染　用于脑膜炎奈瑟菌引起的流行性脑脊髓膜炎及淋球菌引起的淋病。<br>4.螺旋体和放线杆菌感染　用于梅毒、钩端螺旋体、回归热等。 |
| 不良反应 | 1.过敏反应　可发生皮肤过敏反应，如荨麻疹、皮炎、皮疹和血清病样反应，严重可引起过敏性休克。<br>2.赫氏反应　使用青霉素治疗梅毒或钩端螺旋体时，出现症状加剧，表现为寒战、发热、咽痛、头痛、心动过速等。<br>3.其他　肌内注射可引起局部疼痛，红肿或硬结，周围神经炎；大剂量静脉给药可引起高钾血症、高钠血症等；鞘内注射或大剂量静滴可引起腱反射增强、肌肉痉挛、抽搐、昏迷等神经系统反应，称为青霉素脑病。 |

## 第二节　氨苄西林和阿莫西林

| 要点 | 内容 |
|---|---|
| 抗菌作用 | 1.氨苄西林　对革兰阴性菌作用较强，对肠杆菌作用优于青霉素，对流感杆菌、大肠埃希菌、伤寒沙门菌、痢疾志贺菌有效；对厌氧菌也有作用。<br>2.阿莫西林　杀菌作用强而迅速，对肺炎球菌、肠球菌、沙门菌属、幽门螺杆菌等杀菌作用强于氨苄西林，腹泻较少见。 |
| 临床应用 | 1.氨苄西林　用于伤寒、副伤寒杆菌等革兰阴性菌引起的败血症、肺部、尿路及胆道感染以及脑膜炎、心内膜炎等。<br>2.阿莫西林　用于敏感菌所致的呼吸道、尿路、胆道感染及伤寒治疗，也可用于慢性活动性胃炎和消化性溃疡的治疗。 |

## 第三节　头孢菌素类

| 要点 | 内容 |
|---|---|
| 四代药物的特点 | 1.第一代头孢菌素类抗菌活性较强，抗菌谱较窄。对金黄色葡萄球菌产生的β-内酰胺酶稳定，但对革兰阴性杆菌产生的β-内酰胺酶不稳定。兼具青霉素、耐酶青霉素和广谱青霉素的特性，对革兰阳性菌具有较强活性，优于第二、三代头孢菌素；但抗革兰阴性菌方面不及第二、三代头孢菌素。<br>2.第二代头孢菌素类除保留了第一代的对革兰阳性菌的作用外，由于对革兰阴性性杆菌产生的β-内酰胺酶较第一代稳定，抗菌谱也较第一代广，因此，对革兰阴性杆菌作用增强，对厌氧菌有一定作用，但对铜绿假单胞菌无效。<br>3.第三代头孢菌素类对革兰阴性菌产生的β-内酰胺酶稳定，对革兰阴性菌的抗菌谱广、抗菌作用强，对肠杆菌类、铜绿假单胞菌、厌氧菌有较强作用，对第一、二代耐药的革兰阴性菌仍有效；但对革兰阳性菌作用不及第一、二代。具有很强的组织穿透力，体内分布广。 |

| 要点 | 内容 |
|---|---|
| 四代药物的特点 | 4.第四代头孢菌素由第三代头孢菌素发展而来，其抗菌谱及适应证与第三代头孢菌素类似，但与第三代头孢菌素相比，对β–内酰胺酶具有更好的稳定性，对革兰阳性球菌如葡萄球菌属、链球菌属，特别是耐青霉素的肺炎链球菌的杀菌活性较第三代头孢菌素明显增强，因此抗菌谱更广，但对厌氧菌和耐甲氧西林的金黄色葡萄球菌作用仍不理想。 |
| 四代药物的临床应用 | 1.第一代头孢菌素主要用于耐药金黄色葡萄球菌感染及敏感菌所致的轻、中度呼吸道感染、尿路、皮肤及软组织感染，治疗革兰阴性杆菌感染常需与氨基糖苷类抗生素联合应用。<br>2.第二代头孢菌素主要应用于敏感菌所致的呼吸道、泌尿道、胆道、皮肤软组织等感染。<br>3.第三代头孢菌素主要应用于重症耐药革兰阴性菌的尿路感染以及危及生命的败血症、脑膜炎、肺炎、骨髓炎等，能有效控制严重的铜绿假单胞菌感染。<br>4.第四代头孢菌素主要应用于第三代头孢菌素耐药的严重感染，亦可用于中性粒细胞缺乏伴发热患者的治疗。 |
| 四代药物的不良反应 | 1.过敏反应 过敏性休克罕见，多为皮疹，与青霉素有交叉过敏。<br>2.肾毒性 第一代多见，大剂量使用时可损害近曲小管细胞，出现肾脏毒性，第二、三代头孢菌素对肾脏很少或基本无毒性，但仍偶见肾损害，第四代头孢菌素则几无肾毒性。<br>3.胃肠反应 如恶心、呕吐。<br>4.二重感染 出现肠球菌、铜绿假单胞菌、念珠菌的增殖现象。<br>5."双硫仑样"反应 头孢菌素类与乙醇同时应用可产生'醉酒样'反应，如出现面部潮红、腹痛、恶心、呕吐、头痛、头晕、嗜睡、胸闷、心悸、视物模糊等反应，甚至出现血压下降、呼吸困难、意识模糊、休克等严重症状。 |

# 第二十四章 大环内酯类及林可霉素类抗生素

## 第一节 红霉素

| 要点 | 内容 |
|---|---|
| 抗菌谱 | 抗菌谱 与青霉素相似而略广，对革兰阳性菌中的金黄色葡萄球菌（包括耐药菌）、表皮葡萄球菌、链球菌等作用强，对部分革兰阴性菌如脑膜炎奈瑟菌、淋病奈瑟菌、流感杆菌、百日咳鲍特菌、布鲁菌、军团菌敏感，对某些螺旋体、肺炎支原体、立克次体等也有抗菌作用。 |
| 作用机制 | 作用机制 能不可逆地结合到细菌核糖体50S亚基的靶位点上，阻断50S中肽酰转移酶中心的功能，使P位上的肽酰tRNA不能与A位上的氨基酰tRNA结合形成肽键，抑制细菌蛋白质合成中的转肽和移位过程，导致细菌蛋白质合成障碍。 |
| 临床应用 | 临床应用 用于耐青霉素的轻、中度金黄色葡萄球菌感染和对青霉素过敏者以及上述敏感菌所致的其他各种感染。 |
| 不良反应 | 1.胃肠道反应 口服可引起恶心、呕吐、腹痛等；<br>2.局部刺激 注射给药可引起局部刺激；<br>3.肝毒性 可引起转氨酶升高及肝肿大，肝功能不良者禁用；<br>4.过敏反应 少见，偶见药物热、荨麻疹等；<br>5.其他 与茶碱联用可致茶碱血药浓度异常升高而致中毒，甚至死亡。 |

## 第二节 林可霉素类

| 要点 | 内容 |
|------|------|
| 林可霉素、克林霉素的抗菌作用 | 两药的抗菌谱 均与红霉素相似，对革兰阳性菌作用强大，对各类厌氧菌和放线菌作用良好，对部分革兰阴性球菌、人型支原体和沙眼衣原体敏感，但对革兰阴性杆菌、MRSA、肺炎支原体无效，且克林霉素抗菌活性比林可霉素强4~8倍。<br>抗菌作用机制 与大环内酯类抗生素相似，能不可逆地与细菌核糖体50S亚基结合抑制细菌蛋白质合成，但难与革兰阴性杆菌的核糖体结合，故对革兰阴性杆菌几乎无作用。 |
| 林可霉素、克林霉素的临床应用 | 用于治疗金黄色葡萄球菌所致急、慢性骨髓炎和关节感染，也可用于敏感菌引起的口腔、腹腔和盆腔等感染，也可治疗需氧革兰阳性球菌所致的呼吸道、骨及软组织、胆道感染及败血症、心内膜炎等，但不能用于脑膜炎。 |

# 第二十五章 氨基糖苷类抗生素

## 第一节 氨基糖苷类抗生素的共性作用

| 要点 | 内容 |
|------|------|
| 抗菌作用 | 1.对需氧革兰阴性杆菌有强大杀灭作用；如大肠埃希菌、铜绿假单胞菌、志贺菌属等，但对革兰阴性球菌，如淋球菌等不敏感。<br>2.对革兰阳性球菌有一定作用，但不及青霉素类，与青霉素G合用可增强疗效，对耐甲氧西林金黄色葡萄球菌（MRSA）和耐甲氧西林表皮葡萄球菌（MRSE）也有较好的抗菌活性，但对链球菌作用微弱，对肠球菌无效。<br>3.少数对结核杆菌有抗菌作用，如链霉素、卡那霉素。 |
| 不良反应 | 1.耳毒性 对第8对脑神经中的前庭和耳蜗神经均有损害作用。<br>2.肾毒性 经肾脏排泄并在肾皮质内蓄积，可使近曲小管上皮细胞溶酶体肿胀破裂，释放损害线粒体的溶酶体酶，损害线粒体，还可与$Ca^{2+}$结合，导致肾小管的肿胀甚至急性坏死，表现为蛋白尿、管型尿、血尿、氮质血症等。<br>3.神经肌肉阻滞作用 表现为心肌抑制、血压下降、肢体瘫痪、呼吸衰竭。<br>4.过敏反应 表现为皮疹、药物热、过敏性休克以及接触性皮炎等。<br>5.其他反应 周围神经炎、肝功能损害、造血系统损害等。 |

## 第二节　常用药物

| 要点 | 内容 |
|---|---|
| 链霉素、庆大霉素、阿米卡星的临床应用 | 1.链霉素　临床用于治疗兔热病、鼠疫，也可与青霉素合用治疗细菌性心内膜炎；常合用氨苄西林用于预防呼吸、胃肠及泌尿系统术后敏感菌感染；也可用于治疗多重耐药的结核病；常与四环素合用治疗布鲁菌病。<br>2.庆大霉素　临床常合用 β-内酰胺类用于革兰阴性杆菌感染，或病因未明革兰阴性杆菌混合感染，肠球菌、革兰阴性杆菌或铜绿假单胞菌所致的心内膜炎；合用甲硝唑或氯霉素用于盆腔、腹腔需氧与厌氧菌混合感染；也可用于尿路、人工心瓣膜术前，口服用于肠道感染或肠道术前准备和眼科、皮肤科、耳鼻喉科和外科的局部感染。<br>3.阿米卡星　临床用于肠杆菌及铜绿假单胞菌所致的感染，一般氨基糖苷类耐药株的感染可首选，也可作为二线抗结核药与其他药物合用抗结核。 |

# 第二十六章　抗结核病类药

## 第一节　异烟肼

| 要点 | 内容 |
|---|---|
| 药理作用 | 对结核杆菌抗菌作用强大、对于生长旺盛的活动期结核杆菌有强大的杀灭作用。主要通过以下抗菌机制发挥作用。<br>1.抑制结核杆菌DNA合成。<br>2.抑制分枝菌酸的生物合成，使结核杆菌细胞壁合成障碍而导致其死亡。<br>3.可与分枝杆菌中的酶结合，引起结核杆菌代谢紊乱而死亡。 |
| 临床应用 | 为各种类型的结核病患者的首选药物。 |
| 不良反应 | 常用治疗量时不良反应比较少，大剂量时或慢代谢型患者较易出现不良反应。<br>1.神经毒性　可引起周围神经炎（手脚麻木、肌肉震颤及步态不稳等）和中枢神经系统症状（大剂量可出现头痛、头晕、眩晕、失眠等）。<br>2.肝脏毒性　可损伤肝细胞，用药期间可出现转氨酶升高、黄疸，严重者可发生多发性肝小叶坏死，甚至致死。<br>3.其他　如皮疹、发热、粒细胞减少、嗜酸性粒细胞增加、血小板减少、口干、上消化道不适等。 |

## 第二节　利福平

| 要点 | 内容 |
|---|---|
| 药理作用 | 抗菌谱广且作用强大，对结核杆菌、麻风杆菌、革兰阳性菌，尤其是耐药性金黄色葡萄球菌和革兰阴性球菌的抗菌作用较强；较高浓度对革兰阴性杆菌如大肠埃希菌、变形杆菌、流感杆菌、某些病毒和沙眼衣原体也有抑制作用，对静止和繁殖期细菌均有效。主要通过特异性结合敏感菌依赖DNA的RNA聚合酶的 β 亚单位，抑制其活性而阻碍mRNA的合成，对人体细胞相应酶无影响。 |

| 要点 | 内容 |
|------|------|
| 临床应用 | 1.是目前治疗结核病的主要药物之一，常与其他抗结核病药合用以增强疗效，防止耐药性的产生。<br>2.麻风病 是目前治疗麻风病的最重要药物之一。<br>3.眼部感染 用于沙眼、急性结膜炎和病毒性角膜炎的治疗。<br>4.其他 如耐药金黄色葡萄球菌及其他敏感菌的感染；严重的胆道感染。 |
| 不良反应 | 不良反应<4%。<br>1.胃肠道反应 约1.5%患者出现恶心、呕吐等胃肠道反应症状。<br>2.肝脏毒性 可引起肝损伤、黄疸等。<br>3.流感综合征 大剂量间隔使用可诱发发热、寒战、头痛、肌肉酸痛等类似感冒的症状。<br>4.少数患者可出现药疹、药物热等过敏反应。<br>5.致畸作用。 |

# 第三节 乙胺丁醇

| 要点 | 内容 |
|------|------|
| 药理作用 | 抗结核杆菌活性低于异烟肼、利福平和链霉素，对其他微生物几乎无作用。抗菌机制可能为与二价离子如$Mg^{2+}$结合，干扰细菌RNA合成。 |
| 临床应用 | 常与其他抗结核病药合用治疗各型结核病，特别是用异烟肼和链霉素治疗无效的患者。 |
| 不良反应 | 不良反应<2%。<br>球后视神经炎，表现为弱视、视野缩小、红绿色盲等；也有患者有皮疹和药物热、血尿酸盐水平增高等不良反应出现。 |

# 第一章　绪　论

## 第一节　伦理、伦理学、医学伦理学

| 要点 | 内容 |
|------|------|
| 伦理 | 1.概念　是指处理人与人之间行为关系的道理和原则。<br>2."道德"与"伦理"是两个相互联系又相互区别的概念。 |
| 伦理学 | 1.概念　又称道德哲学，是指对人类道德生活进行系统思考和研究的一门科学，是现代哲学的学科分支。<br>2.体系　包括中国传统伦理思想、埃及印度伦理思想，以及西方伦理思想三个不同的体系。<br>3.分类　元伦理学、描述伦理学和规范伦理学。 |
| 医学伦理学 | 1.概念　是指运用一般伦理学原则解决医疗卫生实践和医学发展过程中的医学道德问题和医学道德现象的学科。<br>2.研究对象　包括医患关系、医际关系、医社关系、医技关系。<br>3.研究内容　包括医德理论、医德规范、医德实践、医德难题。 |

## 第二节　医学模式与医学目的

| 要点 | 内容 |
|------|------|
| 医学目的 | 1.内容　①预防疾病和损伤，促进和维护健康。②解除由疾病引起的疼痛和疾苦。③照料和治愈有病者，照料那些不能治愈者。④避免早死和追求安详死亡。 |
| 医学模式的历史演变 | 1.发展过程　①神灵主义医学模式。②自然哲学医学模式。③机械论医学模式。④生物医学模式。⑤生物–心理–社会医学模式。 |
| 生物–心理–社会医学模式产生的背景 | 1.背景　①疾病谱与死因谱的改变。②医学整体化趋势的要求。③健康需求的提高。④医学日益社会化。⑤科学思维方式的改变。 |
| 生物–心理–社会医学模式 | 1.内容　生物–心理–社会医学模式又称恩格尔模式，由美国纽约州罗切斯特大学精神病学和内科学教授恩格尔提出。 |

# 第二章　医学伦理学的历史发展

## 概　述

| 要点 | 内容 |
|------|------|
| 概述 | 祖国医学道德优良传统。<br>生命伦理学的形成与发展。 |

## 第一节　中国医学伦理学的历史发展

| 要点 | 内容 |
|---|---|
| 中国传统医学道德思想 | 核心思想　①朴素的医德观念。②"医乃仁术"、"大医精诚"。 |
| 中国近代医学伦理学 | 核心思想　①爱国主义。②《医业伦理学》。③"救死扶伤，实行革命的人道主义"。 |
| 社会主义医学伦理学 | 核心思想　防病治病、救死扶伤、全心全意为人民服务。 |

## 第二节　祖国医学道德的优良传统

| 要点 | 内容 |
|---|---|
| 尊重生命、济世救人的"贵人"思想 | 体现①"天覆地载，万物悉备，莫贵于人。"②"人命至重，有贵千金，一方济之，德逾于此"。 |
| "医乃仁术"、"普同一等"的行医宗旨 | 体现　"医乃仁术"、"大医精诚"。 |
| 重义轻利、清正廉洁的道德品质 | 体现　基于济世救人的医学目的，祖国医学反对医生把医术作为追求个人名利的手段。 |
| 尊重同道、刻苦钻研的学习作风 | 体现　刻苦钻研，尊重同道，不仅是祖国传统医德的要求，也是我们今天所应该提倡的。 |
| 谨慎小心、认真负责的从业态度 | 体现　是否谨慎小心、认真负责是衡量医德好坏的重要标志。 |
| 精勤不倦、博极医源的进取精神 | 体现　精通医理、掌握高超的医术是济世救人的一个基本条件。 |

## 第三节　国外医学伦理学的历史发展

| 要点 | 内容 |
|---|---|
| 国外古代医学伦理学 | 代表著作　①《妙闻集》。②《迈蒙尼提斯祷文》。 |
| 国外近代医学伦理学 | 代表著作　①《医德十二箴言》。②《医学伦理学》。 |
| 国外当代医学伦理学 | 代表著作　①《纽伦堡法典》。②《赫尔辛基宣言》。③《悉尼宣言》。 |

## 第四节　生命伦理学的兴起与发展

| 要点 | 内容 |
|---|---|
| 生命伦理学兴起的背景 | 背景　①医学模式的转变扩大了医学伦理学的研究视野。②生命科学及先进医学技术的发展为医学提出了尖锐的前所未有的伦理问题。③经济社会的发展奠基了卫生事业的经济属性。 |

| 要点 | 内容 |
|---|---|
| 生命伦理学的定义 | 定义　生命伦理学是根据道德价值和原则对生命科学和卫生保健领域内的人类行为进行系统研究的学科。 |
| 生命伦理学的研究内容 | 研究内容　①生命伦理学的思想、学术基础。②在医治、护理病人时应采取的合乎道德的决策。③如何在人体研究中保护受试者、保护病人的决策。④在生命医学研究中应当制订的政策、法规，医疗卫生改革、高技术在生物医学中政策、法律问题。⑤生命伦理学与历史、思想、文化和社会情境的联系。 |

# 第三章　医学伦理学的理论基础

## 第一节　功利论

| 要点 | 内容 |
|---|---|
| 功利论的含义 | 1.概念　功利论又称目的论、效果论、结果论、后果论等，是以"功利"作为道德标准的学说，是以道德行为后果作为确定道德规范与评价道德行为对错与否的最终依据。该学派的代表人物是杰里米·边沁（Jernmy Bentham）、约翰·斯图亚特·密尔（John Stuart Mill）。<br>2.分类　根据道德效用主体不同，功利论分为早期功利主义、功利主义和公益论。功利主义主要分为行为功利主义和规则功利主义。<br>（1）行为功利主义　认为人的行为应该是理性而自主的，行为的道德价值必须根据最后的实际效果来评价，只要行为的结果可以产生最大的效益，就应该是好的，正确的。<br>（2）规则功利主义　认为人类行为具有某种共同特性，每个人都应该遵守能够保障给一切相关者带来最大利益的规则，人类行为的道德价值应以与其相关的共同规则的一致性来判断，或以相关规则的功利效果为标准。 |
| 功利论的主要特征 | 1.用"功利"来定义善的内涵，即判断行为在道德上正确与否的标准是这一行为是否带来了善的结果，行为的正确性同其产生的幸福量成正比，追求"善"总量的最大化，奉行"最大多数人的最大幸福"原则。<br>2.强调行为的结果，不重视行为的动机，即行为的动机与行为是否道德无关。 |

## 第二节　义务论

| 要点 | 内容 |
|---|---|
| 义务论的含义 | 1.概念　义务论又称道义论、非结果论、务本论，是关于道德义务和道德责任的道德理论体系，探讨人们应该做什么，不应该做什么，即人应该遵守怎样的道德规范，并对人的行为动机和意向进行研究，以保证人的行为合乎道德。义务论的代表人物是伊曼纽尔·康德（I.Kant）和约翰·罗尔斯（John Rawls）。<br>2.分类　义务论分为行为义务论（义务直觉主义）和规则义务论。<br>（1）行为义务论　个人无需伦理规则就能直接把握应该做什么，也就是说，依据人的直觉、良心和信念来判定行为是否符合道德。<br>（2）规则义务论　行为的对错要视它是否符合特定的伦理原则，也就是说，个体道德行为必须依据道德原则来确定其是否合乎道德。 |

| 要点 | 内容 |
|---|---|
| 义务论的主要特征 | 1.强调行为动机的重要性。行为的对与错、是与非、道德与否取决于行为的内在性质，与行为结果无关。<br>2.强调普遍原则的绝对性，对道德原则应无条件遵守。<br>3.强调自律性，人在对普遍道德原则充分认识的基础上，自己规范自己的行为，实现意志自律。<br>4.强调理性生命的绝对价值，是最高目的。人应该是目的而不是手段。<br>5.强调为义务而义务。 |

## 第三节　德性论

| 要点 | 内容 |
|---|---|
| 德性论的含义 | 1.德性　良好的性格和美德，指个体所具备的一种比较稳定和持久的履行道德规范的个人秉性和品质。<br>2.德性论　又称美德论、德行论、品德论，研究一个完善的个体应当具备的基本德性，以及如何成为完善道德个体的理论。西方德性论代表人物是亚里士多德；中国德性论代表人物是孔子及其儒家学派。 |
| 德性论的特征 | 1.以行为者本身以及行为者内在的品德为中心，而不是以行为的结果或者义务为导向。<br>2.研究什么是道德上的完人以及如何成为道德上的完人。 |
| 医德品质的含义 | 1.概念　医德品质即医学道德品质，是医务人员对道德原则和道德规范的认识，以及基于这种认识所产生的具有稳定性特征的行为习惯，即主观上的医学道德认识与客观上的医学道德行为的统一。<br>2.构成　医学道德认识、医学道德情感、医学道德意志、医学道德信念和医学道德行为。<br>3.养成路径　进行医学道德教育（外在条件），加强医学道德修养（根本性条件）。 |
| 医德品质的内容 | 1.仁慈　医务人员应具有人道博爱精神，仁爱慈善。<br>2.诚挚　医务人员应有诚恳真挚的医学道德精神，勇于坚持真理，忠于医学学科。<br>3.严谨　医务人员应严肃谨慎地对待医学，一丝不苟，精益求精。<br>4.公正　医务人员应具有正直的品格，公平合理地协调医学伦理关系。<br>5.节操　医务人员应具有扬善抑恶，坚定遵守医学道德规范的品德。 |

## 第四节　人道论

| 要点 | 内容 |
|---|---|
| 医学人道主义的含义 | 1.人道论　又称人道主义　认为人本身具有最高价值，从而应当维护人的尊严、尊重人的权利、重视人的价值、实现人的全面发展的思想体系。<br>2.医学人道主义　是人道主义思想在医学领域中的具体体现，认为人具有最高价值，因而医学界应该尊重、同情、关心、救助服务对象的医学伦理思想。 |

| 要点 | 内容 |
|---|---|
| 医学人道主义的核心内容 | 1.尊重 一切医学活动都应当以 "尊重人格尊严" 这一崇高价值为基础。<br>2.同情 医务人员在情感上设身处地地对待患者的伤病痛苦，是医学人道主义的逻辑起点。<br>3.关心 医务人员出于尊重、同情患者的疾苦，时刻注意患者的一切，尽己所能去帮助患者。<br>4.救助 医务人员对患者的伤病采取积极、有效的医疗措施，不以任何借口拖延、拒绝为患者救治。 |

# 第四章 医学道德的规范体系

## 第一节 医学道德原则

| 要点 | 内容 |
|---|---|
| 行善原则的含义 | 概念 是指医务人员的诊治以保护患者的利益、促进患者健康、增进患者幸福为目的，又称有利原则。 |
| 行善原则的内容 | 1.医务人员主动帮助患者，做对患者有利的事情。<br>2.医务人员在医疗服务中权衡利弊，帮助患者做出正确的医疗决策。<br>3.医务人员把个人利益与公众利益相统一。行善原则要求医务人员把患者的健康和公共利益统一起来。 |
| 行善原则的意义 | 1.行善原则把实施有利行为作为医务人员的责任，要求医务人员为了患者的健康努力。<br>2.医务人员的行为有利于医学事业和医学科学的发展，有利于促进人群、人类的健康和福利。 |
| 尊重原则的含义 | 1.概念 是指尊重自主决策的规范，又称为尊重自主原则。<br>2.要求医务人员尊重患者本人做出的医疗决策。 |
| 尊重原则的内容 | 1.尊重自主 自主是指个人不受他人的干涉，自主做出有意义的个人选择。自主的人是指具有行为能力能够在临床医疗和人体试验中做出自由选择的人。自主包括两层含义：具有行为能力和自由。<br>2.医务人员主动提供条件帮助患者做出决策。<br>3.医务人员尊重患者的人格尊严，知情同意的权利。对于缺乏知情同意能力的患者，尊重患者亲属或其他监护人的知情同意和选择权利。<br>4.医务人员尊重患者知情同意权利的同时，也要根据自己的正确判断帮助患者做出决策，而不能以尊重患者知情同意为借口，推卸责任。 |
| 尊重原则的意义 | 1.尊重原则承认医生与患者之间的平等，发展了患者的个人自由选择，维护了患者的积极权利。尊重原则体现了医务人员以患者为中心的服务思想。<br>2.尊重原则要求医务人员在采取任何医疗手段之前都必须得到患者的同意。医务人员不尊重患者的自主选择，就是侵犯了患者的权利。尊重原则体现了医务人员尊重患者的权利的思想。 |
| 公正原则的含义 | 1.概念 公正原则是指公平分配福利、风险和成本。<br>2.医疗公正是指每个公民都平等享有卫生资源的权利。<br>3.分类 分为形式公正和实质公正。 |

| 要点 | 内容 |
|------|------|
| 公正原则的内容 | 1.公正分配卫生资源。卫生资源分配包括宏观分配和微观分配。医务人员按照医学标准、社会价值标准、家庭角色标准、科研价值标准、生命质量标准等标准综合权衡，实现患者基本医疗的平等。<br>2.公正对待患者。医务人员应该公正对待患者，对患者的人格和权利给予尊重和关心。<br>3.公正解决医疗纠纷。医务人员在公正立场上，解决医疗纠纷和医疗差错。 |
| 公正原则的意义 | 1.有利于解决医患矛盾和冲突。<br>2.有利于解决人们不断增长的医疗健康需求与有效的卫生资源之间的矛盾。 |
| 无伤原则的含义 | 1.概念　是指在诊疗过程中，医务人员的医疗行为，其动机与结果均应该避免对患者的伤害。医务人员在医疗服务中，不使患者受到不应有的，可以避免的伤害。<br>2.无伤原则不是要求医务人员对患者进行治疗没有任何伤害，而是要求医务人员把医疗对患者的伤害降低到最低水平，做到以最小的伤害带来对患者最大的利益。 |
| 无伤原则的内容 | 1.医务人员要做到根据患者需要出发进行辅助检查，减少辅助检查给患者带来的伤害。<br>2.医务人员要不滥用药物和不滥施手术。药物和手术都有风险和副作用，医务人员要让患者充分知情，患者同意以后才能用药和手术治疗。<br>3.医务人员选择最优化方案进行治疗，把对患者的伤害降到最低。 |
| 无伤原则的意义 | 1.无伤原则是医学人道主义观念的突出体现。<br>2.无伤原则强调医务人员为患者高度负责的理念，正确对待医疗过程中的伤害现象，在医疗服务中努力让患者避免不应有的伤害。 |

# 第二节　医学道德规范

| 要点 | 内容 |
|------|------|
| 医学道德规范的含义 | 1.概念　是指依据一定的医学道德理论和原则而制定的，用以调整医学实践中人与人、人与社会和人与自然的关系、评价医学行为善恶的准则。<br>2.医学道德规范　包括医疗、护理、药剂、检验等临床方面的规范，也包括科研、预防等领域的规范。 |
| 医学道德规范的内容 | 1.恪尽职守，治病救人　以人为本，践行救死扶伤、防病治病的宗旨，发扬大医精诚理念和人道主义精神，以患者为中心，全心全意为人民健康服务。<br>2.尊重患者，一视同仁　尊重患者是医学人道主义的核心内容，为患者谋利益是所有医务工作者的首要道德标准。一视同仁要求医务人员平等地对待每一位患者。<br>3.严谨求实，精益求精　严谨求实，精益求精是保障人民身心健康的客观需要，也是医学事业发展的动力。这一规范要求医务人员热爱医学科学和医疗卫生工作，为了人民健康，对医学科学技术刻苦钻研，勤奋学习，勇于进取，不断提高医技水平。<br>4.优质服务，礼貌待人　优质服务，礼貌待人是医务人员应该遵守的职业道德规范。这一规范要求医务人员在与患者交往过程中要举止端庄、语言文明、态度和蔼，认真践行医疗服务承诺，关心患者，做到礼貌服务。 |

| 要点 | 内容 |
|---|---|
| 医学道德规范的内容 | 5.廉洁自律，遵纪守法 廉洁自律，遵纪守法是要求医务人员弘扬高尚医德，严格自律。<br>6.爱岗敬业，团结协作 爱岗敬业，团结协作要求医务人员忠诚职业，尽职尽责，正确处理同行、同事之间的关系，互相尊重，互相配合，和谐共事。爱岗敬业一直是医务工作者遵守的最基本的道德规范，医学综合性、多层次、多因素的发展，使得团结协作成为医务工作者必须遵循的基本原则。 |

# 第三节 医学道德范畴

| 要点 | 内容 |
|---|---|
| 医学道德范畴的含义 | 1.概念 又称医德范畴，是医患之间、医务人员之间以及医疗机构和社会之间最本质、最重要、最普遍的道德关系的反映。 |
| 医学道德权利的含义 | 1.概念 是指医患双方在医学道德允许的范围内可以行使的权力和应享受的利益。<br>2.分类 在医疗过程中，医德权利包括医务人员应有的权利和患者应享受的权利。 |
| 医学道德权利的作用 | 1.医学道德权利让医务人员的权利受到尊重和维护，提高了医务人员的声誉和社会地位，调动了医务人员的积极性和主动性，更好地为医学事业发展做贡献。<br>2.医学道德权利让患者的权利得到保障。 |
| 医学道德义务的含义 | 1.概念 是指人们在伦理关系中，根据伦理原则和规范，认识到自己对他人、社会负有一定的责任，因而采取应该有的行为来履行这些职责。<br>2.特点 医学道德义务的特点是不以获得某些权利或报偿为前提，强调自愿。 |
| 医学道德义务的作用 | 1.医务人员履行义务，提高道德境界，增强责任感，有利于疾病的治疗，医患关系的和谐发展。<br>2.患者履行义务，能保障医疗工作的展开，对自己、他人和社会负责。 |
| 医学道德情感的含义 | 1.概念 是指在一定社会条件下，人们根据一定的观念和准则去感知和评价自己或他人行为时，所产生的体验和心理反应。<br>2.分类 包括同情感、责任感和事业感。 |
| 医学道德情感的作用 | 1.医德情感对于医务人员的医学道德行为起着调节作用。<br>2.医德情感是医德良心、医德意志和医德信念的基础，也是医务人员正确处理医患关系，提高医疗服务水平的基础。<br>3.只有让医务人员的道德情感发挥其作用，才能实践生物–心理–社会医学模式，为医学创造良好的人文环境。 |
| 医学道德良心的含义 | 1.概念 是指人们在社会实践过程中形成的，对自己行为的是非、善恶和应负的道德责任的自觉意识。良心作为一种自我评价的能力，是个人对其行为的道德义务和责任的自觉认识，是一种自律。 |
| 医学道德良心的作用 | 1.医德良心能够帮助医务人员做出正确选择。<br>2.医德良心起到监督作用。<br>3.医德良心具有评价作用。 |
| 医学道德审慎的含义 | 1.概念 是指医务人员在医疗活动中详细周密、谨慎行事的医德作风。它既是医务人员内心信念和良心的具体体现，又是医务人员对患者和社会的义务感、责任感的总体表现，是对患者高度负责的精神和严谨的科学作风的有机结合。 |

| 要点 | 内容 |
|---|---|
| 医学道德审慎的作用 | 1.有利于医疗质量的提高，防止出现医疗差错和事故。审慎可以避免因疏忽大意而酿成的医疗差错、失误或重大事故，提高医疗服务质量。<br>2.有利于建立和谐的医患关系。医疗行为的审慎，以及文明、准确、恰当的语言，有助于医患之间的沟通。如果言语等使用不慎，很可能造成患者的误解，引起不良的心理反应，甚至导致医患关系紧张。<br>3.有利于良好职业道德的培养。审慎有利于医务人员以医学道德原则、规范要求自己，提高道德水平，逐渐达到"慎独"的境界。 |
| 医学道德保密的含义 | 1.概念　是指医务人员在医疗中不向他人泄露能造成医疗不良后果的有关患者疾病信息的信托行为。<br>2.分类　医务人员对患者的疾病情况以及隐私等要保密。对不宜透露给患者的不良诊断和预后等信息保密，免得给患者带来恶性刺激，挫伤患者治疗疾病的信心。 |
| 医学道德保密的作用 | 1.医务人员为患者保密，体现了对患者权利、人格和尊严的尊重，取得患者信任，并且避免医患纠纷，有利于建立良好的医患关系。<br>2.医务人员对患者保密，有利于患者积极配合治疗，提高治疗效果。 |

# 第五章　医患关系道德

## 第一节　医患关系概述

| 要点 | 内容 |
|---|---|
| 医患关系的内涵 | 1.狭义　特指行医者与患者之间的关系，是一种个体关系。<br>2.广义　以医务人员为主体的群体与以患者为主体的群体之间的关系。 |
| 医患关系的内容 | 1.医患技术关系　医患双方基于诊疗、护理等医学技术而产生的互动关系，是医患关系最主要、最基本的形式。<br>2.医患非技术关系　医患双方因医学技术之外的因素而产生的互动关系，包括道德关系、经济关系、价值关系、法律关系和文化关系等。 |
| 医患关系的模式 | 1.萨斯-荷伦德模式　根据医患地位、主动性的大小，将医患关系分为三种类型　①主动-被动型。②指导-合作型。③共同参与型。<br>2.维奇模式　①纯技术模式。②权威模式。③合作模式。④契约模式。<br>3.布朗斯坦模式　①传统模式。②人道模式。<br>4.伊曼纽尔模式　①家长式。②信息式。③解释式。④商议式。 |
| 医患关系的特性 | 1.平等与不对称的统一。<br>2.契约关系与信托关系的统一。<br>3.服务与被服务的统一。 |
| 影响医患关系的主要因素 | 1.社会因素　国家卫生经费投入不足。<br>2.医务人员因素　医德医风淡薄，医患沟通不畅。<br>3.患者因素　患者期望值过高，患者不当维权。 |

# 第二节　医患双方的权利与义务

| 要点 | 内容 |
| --- | --- |
| 医生的道德权利内容 | 1.疾病诊疗权　利用自己的专业知识与技能为患者恢复或维持健康提供诊疗行为的权利，包括疾病调查权、自主诊断权、医学处方权等。<br>2.人身权　与人身相联系或不可分离的没有直接财产内容的权利，包括人格权和身份权。<br>3.医疗设备获取权　获得与本人执业活动相当的医疗设备基本条件的权利。<br>4.报酬获取权　获取工资报酬和津贴，享受国家规定的福利待遇的权利。<br>5.医学研究权　在医学实践中，对疾病的治疗与预防进行研究、进行学术交流以及参加学术团体的权利。<br>6.继续受教育权　参加专业培训，接受医学继续教育的权利。<br>7.民主管理权　对所在机构的医疗、预防、保健工作和卫生行政部门的工作提出意见和建议，依法参与所在机构的民主管理的权利。<br>8.特殊干涉权　在特定情况下，限制患者的自主权以达到对患者负责任的目的。特定情况是指患者的自主决定与生命价值原则、有利无伤原则、社会公益原则等发生根本冲突的情况。 |
| 医生的道德义务内容 | 1.对患者承担的道德义务<br>（1）承担诊疗义务　医生用其所掌握的医学知识和治疗手段，尽最大努力为患者服务。<br>（2）解除痛苦义务　医生不仅用药物、手术等医学手段控制患者躯体上的痛苦，还要用同情心理解和体贴患者，做好心理疏导，解除患者心理上的痛苦。<br>（3）解释说明义务　向患方说明病情、诊断、治疗、预后等有关医疗情况。<br>（4）保护隐私义务　医生不能随意泄露患者隐私。<br>（5）随附义务　医疗注意义务、疗养指导义务。<br>2.对社会承担的道德义务<br>（1）医学科普宣传与预防保健义务　主动宣传医药卫生知识，支持和参与卫生防疫和环境治理活动。<br>（2）提高生命质量义务　建立社区医疗服务网络体系，积极参加优生优育工作，开展认识生命和死亡教育工作等。<br>（3）参加社会急救抢险的义务　对突发性自然灾害、烈性传染病流行、战争爆发、工伤、车祸等意外事故，应立即抢救，不推诿、躲避和耽误现场急救。<br>（4）发展医学事业的义务　具有献身和求实精神，刻苦钻研医学新理论、新技术、新操作。<br>3.医生对患者和对社会义务之间的关系　二者是统一的。如果满足患者利益会损害社会利益，应以社会利益为重，说服患者个人利益服从社会利益，努力将二者统一起来。 |
| 患者的道德权利内容 | 1.基本医疗权　人类的基本医疗保健享有权是平等的，患者有权享有必要的、合理的、基本的诊疗护理。<br>2.知情同意权　包括知情权和同意权。患者有权利了解自己所患疾病的性质、严重程度、治疗安排及预后等情况，并对医务人员所采取的诊疗措施作出取舍性的决定。<br>3.自主决定权　具有相应行为能力的患者有权通过自主思考，就自己的疾病和健康问题作出合乎理性和价值观的决定。<br>4.保护隐私权　患者有要求医务人员为自己生理的、心理的及其他隐私予以保密的权利。 |

| 要点 | 内容 |
|------|------|
| 患者的道德权利内容 | 5.医疗监督权　患者对诊疗自己疾病的相关医疗行为有监督的权利。<br>6.免除社会责任权　患者患病后，最大限度承担社会责任和义务的能力降低，有权依据病情的轻重，暂时或永久地免除某些社会责任和义务。<br>7.医疗损害索赔权　医务人员因违法行为导致患者损害的，患者及家属有权提出赔偿要求，并追究有关人员的责任。 |
| 患者的道德义务内容 | 1.保持和恢复健康的义务　患者积极治疗，建立科学的生活方式，养成良好的生活习惯，锻炼身体，增强抗病能力，是每个社会成员不可推卸的社会责任。<br>2.积极配合诊疗的义务　自觉遵守医疗机构规章制度，积极配合医务人员诊疗。<br>3.承担医疗费用的义务　承担一定的医疗费用，支持医疗卫生事业发展。<br>4.支持医学研究的义务　支持医学研究，推动医学发展。 |

## 第三节　医患冲突与沟通

| 要点 | 内容 |
|------|------|
| 构建和谐医患关系的意义 | 1.有利于促进患者的身心健康。<br>2.有利于推进医德医风建设。<br>3.有利于推进医学事业发展。<br>4.有利于建设和谐小康社会。 |
| 医患冲突的原因 | 1.患者对疗效期望值太高。<br>2.医疗成本居高不下。<br>3.医疗体制改革设计的不周全。<br>4.医疗保障制度建设滞后。<br>5.医患双方维权意识不断增强。 |
| 医患冲突的化解 | 1.化解医患冲突的伦理原则　生命健康优先原则；主动坦诚原则；平等尊重原则；理解互谅原则；依法化解原则<br>2.化解医患冲突的伦理要求　①以患者为中心，聆听患者倾诉。②坚持社会效益优先。③建立和完善医患沟通制度，加强医患沟通。④提供精湛技术和优质服务。⑤严格医院质量管理，确保医疗安全。⑥建立医疗告知制度，增进医患互信。⑦加大投入，加强人才队伍建设。 |

# 第六章　临床诊疗工作中的道德

## 第一节　临床诊治工作的道德特点与道德原则

| 要点 | 内容 |
|------|------|
| 临床诊治工作的道德特点 | 特点　①既要关注疾病，又要重视患者。②既要发挥医务人员的主导性，又要调动患者的主动性。③既要维护患者利益，又要兼顾社会公益。④既要开展躯体疾病服务，又要开展心理和社会服务。 |
| 临床诊治工作的道德原则 | 原则　①及时原则。②准确原则。③有效原则。④择优原则。⑤知情同意原则。 |

## 第二节　临床诊治工作的道德要求

| 要点 | 内容 |
|---|---|
| 体格检查的道德要求 | 要求　①全面系统，认真细致。②关心体贴，减少痛苦。③尊重患者，保护隐私。 |
| 辅助检查的道德要求 | 要求　①从诊断要求出发，目的纯正。②知情同意，尽职尽责。③综合分析，切忌片面。④密切联系，加强协作 |
| 会诊、转诊的道德要求 | 要求　①一切从维护患者利益出发。②客观陈述患者的状况。③尊重科学，学术面前人人平等。 |

## 第三节　临床治疗工作的道德要求

| 要点 | 内容 |
|---|---|
| 药物治疗工作的道德要求 | 要求　①对症下药，剂量安全。②合理配伍，细致观察。③遵规守法，合理用药。 |
| 手术治疗中的道德要求 | 要求　①术前　掌握手术指征、尊重患者知情同意权、制定手术方案、帮助患者做好术前准备。②术中　认真操作，一丝不苟、互相支持，团结协作、严密观察，处理得当。③术后　严密观察病情、解除患者不适。 |
| 妇产科治疗中的道德要求 | 要求　①尊重妇女的人格。②不怕脏、不怕累。③关心同情患者。④高度负责、细致工作。⑤敏捷果断、敢担风险。 |
| 儿科治疗中的道德要求 | 要求　①要有一颗慈母般的心。②对患儿应有责任心。③要有治病育人的责任感。 |

## 第四节　临床某些科室的道德要求

| 要点 | 内容 |
|---|---|
| 急救工作的道德要求 | 要求　①主动迅速，分秒必争。②团结协作，勇担风险。③满腔热情，重视心理治疗。④全面考虑，维护社会公益。⑤加强学习，提高抢救成功率。 |
| 传染病诊治工作的道德要求 | 要求　①严格消毒隔离。②强化预防保健意识。③具有高尚道德情操。 |

# 第七章　医学科研工作的伦理要求

## 概　述

| 要点 | 内容 |
|---|---|
| 概述 | 1.医学科研工作的伦理准则。<br>2.医学人体试验工作的伦理。 |

# 第一节　医学科研工作的伦理准则

| 要点 | 内容 |
|---|---|
| 医学科研道德的基本伦理准则 | 1.动机纯正　医学科研的动机应是为了推进医学科研的发展，使其更好地维护和促进人类的健康。<br>2.诚实严谨　医学科研人员应坚持实事求是、忠于客观事实。诚实是医学科研的灵魂和医学科研人员的良心。<br>3.敢于怀疑　医学科研人员在遵从一定的规则和立足于一定的科学依据的情况下，对传统的、现代的知识和医学课题研究中的各种假说要有批判的精神，敢于持怀疑的态度。<br>4.团结协作　团结协作的科研协作精神具体表现为科研协作者之间相互平等和相互尊重，成果分配实事求是、公平合理，另外科研协作者之间资源共享、相互支持、信守诺言、遵守协议。<br>5.公正无私　医学科研人员既要对医学科研事业忠诚和具有献身精神，又要在医学科研中量才用人以及在获得研究成果时要肯定前人、合作者，甚至竞争者的贡献，并且能够按贡献大小分享物质利益和名誉。 |

# 第二节　医学人体试验工作的伦理

| 要点 | 内容 |
|---|---|
| 人体试验的类型 | 1.应用价值　分为临床人体试验与非临床人体试验。<br>2.控制情况　分为实验室人体试验与自然人体试验。<br>3.意愿表达　分为自愿人体试验与强迫人体试验。<br>4.性质　分为正当人体试验与不正当人体试验。 |
| 人体试验的基本伦理原则 | 1.维护受试者利益原则　受试者利益包括受试者安康利益、受试者经济利益、受试者精神利益等。人体试验必须以维护受试者安康为前提。<br>2.医学目的原则　人体试验的研究目的必须是为了研究人体的生理机制和疾病的原因、机制，通过促进医学科学的发展而改善人类生存的环境、造福人类。<br>3.知情同意原则　知情同意权包括知情权和同意权两个方面。在人体试验中，医学科研人员要给准备参加人体试验的受试者提供足够、正确的有关信息，并且使他们能够充分理解，有责任回答他们的质疑。在此基础上，由受试者决定是否参加人体试验，且这种决定是完全自由的；对缺乏或丧失自主行为能力者应征得他们家属或监护人的同意。<br>4.科学性原则　科学性原则要求涉及人的医学研究的人体试验的设计、过程、评价等符合科学原理。人体试验方案设计前要充分了解相关文献资料，在动物实验基础上，试试设计符合对照、随机、重复和均衡的科学原则，并且只能由合格的科研人员担任，在有关伦理委员会审查监督下进行。<br>5.公平合理原则　人体试验的公平合理原则，要求应该在程序和结果上，公平合理地选择受试者。<br>6.伦理审查原则　要求人体试验的设计、开展，必须接受独立于资助者、研究者之外的伦理委员会的审查，以保证涉及人的生物医学研究遵循维护受试者利益、医学的目的性、科学性、知情同意和公平合理等实体性伦理原则。 |

# 第八章　器官移植伦理

## 概　述

| 要点 | 内容 |
|------|------|
| 概述 | 1.器官移植的作用和价值。<br>2.器官移植中的伦理问题。 |

## 第一节　器官移植的作用和价值

| 要点 | 内容 |
|------|------|
| 器官移植的含义 | 器官移植是摘除人体的某一器官并把它置于同一个（自体移植）或同种另一个体（同种异体移植）、或不同种个体（异体移植）的相同部位（常位）或不同部位（异位）。 |

## 第二节　器官移植中的伦理问题

| 要点 | 内容 |
|------|------|
| 器官移植的伦理问题 | 1.尸体供体器官移植　在选择尸体作为供体时，如何准确判定某人已经死亡，以什么样的标准判定，自器官移植技术开展以来，一直存在困难。脑死亡标准的制定有利于尸体供体器官移植的开展。<br>2.活体供体器官移植　活体提供器官的一个最基本的伦理原则是不能危及供者的生命，摘取某些成对健康器官之一，或失去部分器官组织并不影响供者原有的生理功能，对供者的健康没有威胁，也不会因此而致残；受者得益于供者的损伤应有恰当的比例，得要大于失。<br>3.器官的商品化问题　应禁止器官的买卖，器官收集的商业化在目前是不可取的。<br>4.器官的分配问题　对受体选择有两个标准，一是医学标准，二是社会标准。 |
| 器官移植的伦理原则 | 1.在器官移植中应始终坚持人道主义和功利主义相结合的原则　从事器官移植的临床医生应把恢复病人的健康作为首要的目的；开展科学研究，推动医学发展应是第二位的。<br>2.严格遵守医学标准，审慎地选择受体的原则　选择受体的医学标准是：器官功能衰竭又无其他办法可以治疗，短期内不进行器官移植，则可能死亡；受体健康状况相对较好，机体的心理状态和整体功能好，对移植手术的耐受性强；于供体器官的组织相容性最佳，移植成功的把握最大。受体选择的参考项目有：社会价值；家庭的地位及作用；经济支付能力；医疗资源的公正分配。<br>3.器官移植过程中，医生应使双方的利益得到同等的保护，并遵循对供者和受者健康利益关心和忠诚的原则　判定死亡的医生与器官移植手术不发生直接关系；对接受移植的患者必须坚持全面认真的评价其他疗法的可能性和有效性之后，才决定是否进行器官移植；器官移植手术应由经专门训练、有实验室和临床实践经验、具备专业技术的医生施行，并在设施完备，能保证安全的专门机构进行。 |

| 要点 | 内容 |
|---|---|
| 器官移植的伦理原则 | 4.器官移植手术中，应保护"受者"和"供者"双方的秘密，遵循知情同意原则　活人捐献器官，一定要出自自愿，不可附加其他条件；向"供者"、"受者"双方或其亲属及法定代理人说明器官移植的程序和可能发生的危险；从尸体上摘取器官和组织可采用自愿捐献、推定同意和需要决定等并用的原则。 |

# 第九章　生殖伦理

## 概　述

| 要点 | 内容 |
|---|---|
| 概述 | 1.生命伦理观<br>（1）生命神圣论、生命价值论的概念。<br>（2）生命质量论的标准及伦理意义。<br>（3）生命价值论的标准及伦理意义。<br>2.人工辅助生育伦理　实施人类辅助生殖技术的伦理原则。<br>3.胚胎干细胞研究中的伦理　人类胚胎干细胞研究和应用的伦理原则。 |

## 第一节　生命伦理观

| 要点 | 内容 |
|---|---|
| 生命神圣论、生命价值论的概念 | 1.生命神圣论指人的生命具有至高无上、神圣不可侵犯的道德价值的伦理观。<br>2.生命质量论认为生命质量是生命神圣的基础，是以人的自然素质高低、优劣为依据，衡量生命对自身、他人和社会存在价值的一种伦理观。<br>3.生命价值论认为生命是有价值的，应该根据生命对自身、他人和社会的效用，来实施相应的医疗措施。 |
| 生命质量论的标准及伦理意义 | 1.生命质量论的标准　有主要质量（个体的身体或智力状态）、根本质量（生命的意义和目的，与其他人在社会和道德上的相互作用）和操作质量（如智商，用来测知智能方面的质量），即个体生命健康程度、德才素质、治愈希望、预期寿命等。<br>2.生命质量论的伦理意义<br>（1）反映了人类对生命认识的不断完善和提高。由传统的生命神圣论到对生命质量的理性选择，人类已经认识到生命质量、人口素质不仅关系到人类自身的命运，而且关系到国家的前途、民族的兴衰，这种认识的提高势必促进人类的发展与进步。<br>（2）促使医务人员追求高质量的生命。生命质量论的出现，使医务人员认识到，医疗卫生工作不仅是为了解除患者的病痛，维护和延长患者的生命，而且还要尽最大努力促进患者的康复和提高生命的质量，争取使其处于最佳生命状态。<br>（3）为人们面对不同生命质量的病人采取医疗决策提供理论依据。例如，对于严重缺陷新生儿、不可逆危重病人是否放弃治疗等。 |

| 要点 | 内容 |
|---|---|
| 生命价值论的标准及伦理意义 | 1.生命价值论的标准<br>（1）是生命的内在价值，即生命本身的质量（体力和智力）是生命价值判断的前提和基础。<br>（2）是生命的外在价值，即指个体生命对他人、群体及本人的社会性作用和影响，是生命价值的目的和归宿。<br>2.生命价值论的伦理意义<br>（1）使医学价值观更全面，更深刻和更合理。<br>（2）有利于解决现代医德难题。<br>（3）有利于推动医学进步和社会发展。 |

## 第二节　人工辅助生育伦理

| 要点 | 内容 |
|---|---|
| 人类辅助生殖技术的含义 | 运用医学技术和方法对配子、合子、胚胎进行人工操作，以达到受孕目的的技术，包括人工授精（AI）和体外授精（IVF）。 |
| 实施人类辅助生殖技术的伦理原则 | 1.知情同意原则。<br>2.维护供受双方和后代利益的原则。<br>3.互盲和保密的原则。<br>4.严防商品化的原则。<br>5.维护社会公益的原则，一名供精者的精子最多只能提供给5名妇女受孕。<br>6.伦理审查原则。 |

## 第三节　胚胎干细胞研究中的伦理

| 要点 | 内容 |
|---|---|
| 人类胚胎干细胞研究和应用的伦理原则 | 1.禁止生殖性克隆，支持治疗性克隆的研究。<br>2.用体细胞核移植技术创造胚胎进行胚胎干细胞研究，卵母细胞必须是辅助生殖多余的，并由不孕夫妇自愿提供的，遵循知情同意原则。<br>3.禁止将体细胞核移植技术所形成的胚胎植入妇女子宫或其他任何物种的子宫。<br>4.鼓励科学家对人类胚胎干细胞的生物性基础研究。<br>5.防止商品化原则。 |

# 第十章　临终关怀与死亡伦理

## 第一节　临终关怀伦理

| 要点 | 内容 |
|---|---|
| 临终关怀模式 | 1.概念　现代意义上的临终关怀是一种特殊的服务，是由社会各个层面（医生、护士、社会工作者、宗教人士、政府及慈善团体人士等）针对临终患者及其家属所面临的诸多问题和痛苦，所提供的包括医疗、护理、心理、社会等方面的全方位照护。 |

| 要点 | 内容 |
|---|---|
| 临终关怀模式 | 2.模式　①减轻痛苦，适度治疗。②心理沟通，正面死亡。③保障权益，满足需求。④多方参与，规范管理。⑤善待尸体，劝慰家属。 |
| 临终关怀伦理价值 | 1.改变了死亡观念　逐渐改变人们对待死亡的观念，人们将直面死亡、正视临终。<br>2.彰显了人道主义　使临终患者在关爱、舒适的环境中有尊严地且无忧无虑地离开人间，也使其家属得到了心灵上的慰藉，再加之社会中爱心力量的融入等，都彰显了人道主义精神，是对人道主义精神的深化和升华。<br>3.顺应了时代发展　更多人关注和参与临终关怀，培育了关爱思想，促进家庭成员和医务人员道德水平的提高，顺应了时代发展，促进社会文明。<br>4.节约了卫生资源　临终关怀提供缓解性、支持性的安宁照顾，不刻意提前或推后患者的死亡时间，尽可能地让患者减少痛苦，坦然愉快地走向人生终点，同时，也节约了有限的卫生资源，符合社会公益。<br>5.避免了伦理困境　临终关怀致力于减轻患者痛苦，全面照护患者，并使患者从容地面对死亡，得到人们的欢迎，避免了安乐死面临的伦理困境。 |

## 第二节　死亡伦理

| 要点 | 内容 |
|---|---|
| 死亡的概念 | 1.死亡　从生物学角度来看，死亡就意味着生命活动的终止，是个体机体完整性的解体，是个体生命活动和新陈代谢的永久停止。<br>2.死亡的本质　个体生命的终结和自我意识的丧失，是不可逆的过程。 |
| 死亡的标准 | 1.传统死亡标准　心肺功能不可逆地终止。传统临床死亡标准是心脏停止跳动，自主呼吸停止，血压为零，瞳孔散大，反射消失。<br>2.脑死亡　包括脑干在内的全脑功能不可逆转的丧失，是整个中枢神经系统的全部死亡。处于脑死亡状态的个体，丧失意识和活动能力，对外界刺激无反应，但在呼吸机和其他急救措施的维持下，仍可在一定时间内维持心跳。<br>3.脑死亡标准　1968年哈佛标准：对外界的刺激和内部的需求无感受性和反应性；自主的肌肉运动和自主呼吸消失；反射（主要是诱导反射）消失；脑电波平直或等电位。同时，凡符合以上四条标准，持续在24小时内反复多次测定、结果无变化者，可宣布死亡。但此标准不适用于体温过低（<32.2℃）者和刚服用过巴比妥类及其他中枢神经系统抑制剂者。 |
| 脑死亡的伦理问题 | 1.脑死亡标准的科学性和实施的复杂性。<br>2.脑死亡标准的实施与节约卫生资源的问题。<br>3.脑死亡标准的实施与器官移植的问题。 |

## 第三节　安乐死及其伦理分析

| 要点 | 内容 |
|---|---|
| 安乐死的概念 | 1.安乐死的本意　无痛苦的、从容的、幸福地死亡。<br>2.广义的安乐死　包括一切因为"健康"的原因致死、任其死亡和自杀三种情形。<br>3.狭义的安乐死　医务人员应濒死病人或其家属的请求，依据法律规定，通过作为或不作为，消除病人的痛苦或缩短病人痛苦的时间，使其安详地度过死亡阶段，结束生命。 |

| 要点 | 内容 |
|---|---|
| 安乐死的分类 | 1.按照执行方式分类，安乐死分为主动安乐死和被动安乐死。<br>（1）主动安乐死　又叫积极安乐死，是指鉴于患者治愈无望，应患者或家属请求，医务人员通过主动作为，如注射药物或其他手段，促使患者安然死亡。<br>（2）被动安乐死　又叫消极安乐死，是指医务人员应患者或家属请求，不再给以积极治疗，而仅仅给以减轻痛苦的适当维持治疗，任其自行死去。<br>2.按照患者是否处于垂危阶段，分为垂危患者的安乐死和非垂危患者的安乐死。<br>3.按照患者同意方式，分为自愿安乐死和非自愿安乐死。 |
| 安乐死的伦理问题 | 1.安乐死的对象之争。<br>2.生命神圣和生命质量之争。<br>3.救死扶伤和减轻痛苦之争。<br>4.是否有利于医学进步之争。<br>5.资源浪费与合理分配之争。<br>6.尊重人权与情境选择之争。 |

# 第十一章　医学道德的评价、教育和修养

## 概　述

| 要点 | 内容 |
|---|---|
| 概述 | 1.医学道德评价<br>（1）医学道德评价的标准。<br>（2）医学道德评价的依据。<br>（3）医学道德评价的方式。<br>2.医学道德教育<br>（1）医学道德教育的作用。<br>（2）医学道德教育的过程。<br>3.医学道德修养<br>（1）医学道德修养的含义。<br>（2）医学道德修养的途径。 |

## 第一节　医学道德评价

| 要点 | 内容 |
|---|---|
| 医学道德评价的标准 | 医学道德评价的最一般标准是医学的善与恶，而医学道德原则和规范则是医学善恶评价标准的具体体现。<br>1.疗效标准　是指医疗行为是否有利于防病治病和患者疾病的缓解和康复。<br>2.科学标准　是指医疗行为是否有利于促进医学科学的发展和社会的进步。<br>3.社会标准　是指医疗行为是否有利于人类生存环境的保护和改善。 |
| 医学道德评价的依据 | 1.医德行为构成　动机、目的、手段、结果。<br>2.医德评价的依据　动机与效果辩证统一、手段与目的辩证统一。 |

| 要点 | 内容 |
|------|------|
| 医学道德评价的方式 | 1.社会舆论　社会舆论是指公众对某种社会现象、事件或行为的看法和态度。它表现为社会或众人对一个人的行为和品质的赞扬或谴责,是一定社会、阶级或团体对人的行为施加精神影响的一种形式和力量。<br>2.传统习俗　传统习俗对医学道德评价也有重要影响。传统习俗是指人们在社会生活中长期形成的一种稳定的、习以为常的行为倾向。<br>3.内心信念　内心信念是指人们对某种观点、原则和理想等所形成的真挚信仰。对一个医务人员来讲,内心信念是医务人员发自内心地对医学道德原则、规范或医学道德理想的正确性和崇高性的笃信,以及由此而产生实现相应医学道德义务的强烈责任感。 |
| 医学道德评价的作用 | 1.对医务人员医德品质的形成有导向作用。<br>2.对医学科学的发展有推动作用。<br>3.对医疗卫生事业的改革有促进作用。<br>4.对医学人际关系有协调作用。 |

## 第二节　医学道德教育

| 要点 | 内容 |
|------|------|
| 医学道德教育的作用 | 1.培养合格医学人才的重要途径。<br>2.形成良好医德医风的重要前提。<br>3.医学科学发展的重要动力。 |
| 医学道德教育的过程 | 1.提高医德认识。<br>2.培养医德情感。<br>3.锻炼医德意志。<br>4.坚定医德信念。<br>5.养成良好的医德行为和习惯。 |

## 第三节　医学道德修养

| 要点 | 内容 |
|------|------|
| 医学道德修养的含义 | 医德修养是指医务人员经过长期医疗实践的磨炼,在医学道德方面所进行的自我教育、自我锻炼和自我陶冶过程,以及在此基础上所达到的医德境界。包括在医疗实践中所形成的情操、举止、仪貌、品行等。 |
| 医学道德修养的途径 | 只有积极地参加社会的医疗实践,在实践中自觉地进行自我锻炼、自我改造,才是医德修养的根本途径。具体表现在三个方面:①要坚持在为人民身心健康服务的社会医疗实践中认识主观世界,改造主观世界。②要坚持在医疗实践中检验自己的品德,检验自己的医德修养水平。医务工作者只有在医疗实践中,才能准确地认识自己在医学道德修养上所达到的水平,才能准确地发现自己的差距,推动医德修养不断深化。③要坚持随着医疗实践的不断发展,使自己的认识不断提高,使医德修养不断深入。 |

# 第一章　卫生法概述

## 第一节　卫生法的概念和渊源

| 要点 | 内容 |
|---|---|
| 卫生法的概念 | 卫生法，是指由国家制定或认可，并由国家强制力保证实施，旨在调整在卫生活动过程中所发生的社会关系的法律规范的总称。 |
| 卫生法的渊源 | 1.概念　卫生法的渊源，又称卫生法的法源，是指卫生法律规范的各种具体表现形式。<br>2.主要形式　宪法、卫生法律、卫生法规、卫生自治条例或单行条例、卫生规章、卫生标准、法律解释、国际条约。<br>（1）宪法　是国家的根本大法，具有最高法律效力，是包括卫生法在内的国家一切立法的基础，也是我国卫生法的渊源。<br>（2）法律　包括由全国人民代表大会制定的基本法律和全国人民代表大会常委会制定的普通法律。目前我国尚未制定卫生基本法律，现有的专门卫生法律都是普通法律。<br>（3）卫生法规　是指由行使行政立法权的国务院和有地方立法权的地方权力机关制定的卫生规范性文件。<br>（4）卫生自治条例、单行条例　是指民族自治地方的人民代表大会依法在职权范围内依照当地民族的政治、经济、文化的特点，制定发布的有关本地区卫生方面的法律文件。<br>（5）规章　又称行政规章，是有关行政机关依法制定的关于行政管理的规范性文件。它分为部门规章和地方政府规章两种。<br>（6）卫生标准　是卫生工作中应遵循的技术标准和准则，包括各种卫生技术规范、操作规范等。卫生标准被卫生法律规范所确认就成为卫生法的组成部分。 |

## 第二节　卫生法的基本原则和作用

| 要点 | 内容 |
|---|---|
| 卫生法的基本原则 | 1.保护公民健康原则　是指每个公民都依法享有改善卫生条件、获得基本医疗保健的权利，以增进身心健康，使身体、精神和社会适应上处于完好状态。<br>2.保护社会健康原则　是指协调个人利益与社会健康利益的关系，动员全社会参与推进健康中国建设。<br>3.预防为主原则　是指卫生工作要坚持"预防为主，综合治理"的方针。<br>4.公平原则　是指以利益均衡作为价值判断标准来配置卫生资源，协调卫生服务活动，以便社会成员能够普遍得到卫生服务的基本准则。<br>5.中西医协调发展原则　是指从大健康、大卫生角度出发，把中医药和西医药管理体系建设、服务体系建设、人才队伍建设、财政投入、政策保障等方面摆在同等重要的位置部署发展，促进中医药和西医药全面协调发展。<br>6.国家卫生监督原则　是指卫生行政部门或者法律授权的公共卫生事务管理的组织，对辖区内有关单位和个人贯彻执行国家卫生法律、法规、规章和标准情况进行监察督导。 |

| 要点 | 内容 |
|------|------|
| 卫生法的作用 | 卫生法的作用，是指卫生法律对人的行为以及社会所产生的影响，包括对人的行为的规范和对社会关系的调整和保护。卫生法的社会作用主要概括以下几个方面：<br>（1）保障卫生事业发展。<br>（2）维护公民健康权益。<br>（3）规范行政管理行为。 |

# 第二章　卫生法律责任

## 第一节　卫生民事责任

| 要点 | 内容 |
|------|------|
| 概念 | 卫生民事责任是指卫生法律关系主体违反民事法律规范而侵害了公民、法人或其他组织的合法权益，依法承担的法定的不利后果。 |
| 特征 | 1.以财产性责任为主。<br>2.主要是对受害人承担的一种责任。<br>3.主要是弥补受害一方当事人的损失。<br>4.可以由当事人协商解决。 |
| 构成 | 1.行为的违法性——违法行为。<br>2.有损害事实。<br>3.违法行为和损害事实之间要有因果关系。<br>4.行为人有过错。 |
| 承担方式 | 1.方式　停止侵害；排除妨碍；消除危险；返还财产；恢复原状；修理、重作、更换；赔偿损失（主要方式）；支付违约金；消除影响、恢复名誉；赔礼道歉。<br>2.适用　可以单独适用，也可以合并适用。 |

## 第二节　卫生行政责任

| 要点 | 内容 |
|------|------|
| 概念及其种类 | 1.概念　卫生行政责任是指卫生行政法律关系主体违反卫生行政法律规范，尚未构成犯罪所应承担的不利法律后果。<br>2.种类　主要包括卫生行政处罚和卫生行政处分两种形式。 |
| 卫生行政处罚 | 1.概念　卫生行政处罚是指卫生行政机关或者法律法规授权组织，在职权范围内对违反卫生行政管理秩序而尚未构成犯罪的公民、法人和其他组织，实施的一种卫生行政制裁。（对外）<br>2.种类　主要有：警告，罚款，没收违法所得、没收非法财物，责令停产停业，暂扣或者吊销许可证、暂扣或者吊销执照，行政拘留等。 |
| 卫生行政处分 | 1.概念　卫生行政处分是指有管辖权的卫生行政机关对违反卫生行政法律、法规的国家机关工作人员或者被授权委托的执法人员所实施的惩罚措施。（对内）<br>2.种类　主要有：警告、记过、记大过、降级、降职、撤职、留用察看、开除。 |

## 第三节　卫生刑事责任

| 要点 | 内容 |
|---|---|
| 概念 | 1.概念　卫生刑事责任是指卫生行政主体违反卫生法律法规，侵害了刑法所保护的社会关系构成犯罪所应承担的法律后果。<br>2.方式和种类　刑罚，包括主刑（拘役、管制、有期、无期、死刑）和附加刑（罚金、剥夺政治权利、没收财产）。 |
| 违反卫生法的刑事责任 | 卫生法律规范中对刑事责任的规定是直接引用刑法中的有关条款。<br>刑事责任由《刑法》具体规定，在医疗卫生领域由刑法规定的罪名有二十余种。<br>1.生产销售假药罪；生产销售劣药罪。<br>2.生产销售不符合卫生标准的食品罪；生产销售有害食品罪。<br>3.生产销售不符合标准的医疗器械罪。<br>4.生产销售不符合标准的化妆品罪。<br>5.违反规定引起甲类传染病传播或者有传播危险罪；<br>6.非法经营罪（如非法经营麻醉药品、精神药品等特殊药品）。<br>7.传播性病罪；妨害传染病防治罪；妨害国境卫生检疫罪。<br>8.非法组织卖血罪；强迫卖血罪；非法采集血液；制作供应血液制品罪。<br>9.医疗事故罪；非法行医罪；破坏节育手术罪等。<br>行政机关工作人员或医疗卫生工作人员由于渎职、失职等行为造成重大卫生责任事故或医疗事故而构成犯罪的，也依《刑法》有关条文追究其刑事责任。 |

# 第三章　《中华人民共和国执业医师法》

## 第一节　执业医师的概念及职责

| 要点 | 内容 |
|---|---|
| 执业医师的概念 | 执业医师是指依法取得执业医师资格并经注册，在医疗、预防、保健机构中，按照其注册的执业类别范围，从事相应医疗工作的专业医务人员，包括执业医师和执业助理医师。 |
| 执业医师的职责 | 执业医师应当具备良好的职业道德和医疗执业水平，发扬人道主义精神，履行防病治病、救死扶伤、保护人民健康的神圣职责。 |

## 第二节　医师资格考试制度

| 要点 | 内容 |
|---|---|
| 执业医师资格考试的条件 | 具有下列条件之一的，可以参加执业医师资格考试：<br>1.具有高等学校医学专业本科以上学历，在执业医师指导下，在医疗、预防、保健机构中试用期满一年的；<br>2.取得执业助理医师执业证书后，具有高等学校医学专科学历，在医疗、预防、保健机构中工作满二年的； |

| 要点 | 内容 |
|------|------|
| 执业医师资格考试的条件 | 3.具有中等专业学校医学专业学历，在医疗、预防、保健机构中工作满五年的；<br>4.以师承方式学习传统医学满三年或者经多年实践医术确有专长的，经县级以上人民政府卫生行政部门确定的传统医学专业组织或者医疗、预防、保健机构考核合格并推荐，可以参加执业医师资格考试。<br>执业医师资格考试成绩合格，取得执业医师资格。 |
| 执业助理医师资格考试的条件 | 1.具有高等学校医学专科学历或者中等专业学校医学专业学历，在执业医师指导下，在医疗、预防、保健机构中试用期满一年的，可以参加执业助理医师资格考试。<br>2.以师承方式学习传统医学满三年或者经多年实践医术确有专长的，经县级以上人民政府卫生行政部门确定的传统医学专业组织或者医疗、预防、保健机构考核合格并推荐，也可以参加执业助理医师资格考试。执业助理医师资格考试成绩合格，取得执业助理医师资格。 |

# 第三节　医师执业注册制度

| 要点 | 内容 |
|------|------|
| 执业医师注册的条件及办理 | 1.国家实行医师执业注册制度　医师经注册后，可以在医疗、预防、保健机构中按照注册的执业地点、执业类别、执业范围执业，从事相应的医疗、预防、保健业务。未经医师注册取得执业证书，不得从事医师执业活动。<br>2.注册条件　凡是取得医师资格的，可以向所在地县级以上人民政府卫生行政部门申请医师执业注册。<br>3.办理　受理申请的卫生行政部门应当自收到申请之日起三十日内准予注册，并发给由国务院卫生行政部门统一印制的医师执业证书。医疗、预防、保健机构可以为本机构中的医师集体办理注册手续。 |
| 变更注册及不予注册的情形 | 1.不予注册的情形　有下列情形之一的，不予注册：<br>（1）不具有完全民事行为能力的。<br>（2）因受刑事处罚，自刑罚执行完毕之日起至申请注册之日止不满二年的。<br>（3）受吊销医师执业证书行政处罚，自处罚决定之日起至申请注册之日止不满二年的。<br>（4）有国务院卫生行政部门规定不宜从事医疗、预防、保健业务的其他情形的。<br>2.变更注册　医师变更执业地点、执业类别、执业范围等注册事项，应当到准予注册的卫生行政部门办理变更注册手续。 |
| 注销注册的情形 | 医师注册后有下列情形之一的，其所在的医疗、预防、保健机构应当在三十日内报告准予注册的卫生行政部门，卫生行政部门应当注销注册，收回医师执业证书：<br>（1）死亡或者被宣告失踪的。<br>（2）受刑事处罚的。<br>（3）受吊销医师执业证书行政处罚的。<br>（4）依照本法第三十一条规定暂停执业活动期满，再次考核仍不合格的。<br>（5）中止医师执业活动满二年的。<br>（6）有国务院卫生行政部门规定不宜从事医疗、预防、保健业务的其他情形的。<br>被注销注册的当事人有异议的，可以自收到注销注册通知之日起十五日内，依法申请复议或者向人民法院提起诉讼。 |

| 要点 | 内容 |
|---|---|
| 多点执业的条件 | 1.医师多点执业的概念　医师多点执业是指医师于有效注册期内在两个或两个以上医疗机构定期从事执业活动的行为。医师参加慈善或公益性巡回医疗、义诊、突发事件或灾害事故医疗救援工作，参与实施基本和重大公共卫生服务项目，不属于本意见规定的医师多点执业。医师外出会诊按照《医师外出会诊管理暂行规定》等有关规定执行。国家允许临床、口腔和中医类别医师多点执业。<br>2.医师多点执业的条件<br>（1）多点执业的医师应当具有中级及以上专业技术职务任职资格，从事同一专业工作满5年。<br>（2）身体健康，能够胜任医师多点执业工作。<br>（3）最近连续两个周期的医师定期考核无不合格记录。 |

# 第四节 执业医师的权利、义务和执业规则

| 要点 | 内容 |
|---|---|
| 执业医师的权利 | 医师在执业活动中享有下列权利：<br>1.在注册的执业范围内，进行医学诊查、疾病调查、医学处置、出具相应的医学证明文件，选择合理的医疗、预防、保健方案。<br>2.按照国务院卫生行政部门规定的标准，获得与本人执业活动相当的医疗设备基本条件。<br>3.从事医学研究、学术交流，参加专业学术团体。<br>4.参加专业培训，接受继续医学教育。<br>5.在执业活动中，人格尊严、人身安全不受侵犯。<br>6.获取工资报酬和津贴，享受国家规定的福利待遇。<br>7.对所在机构的医疗、预防、保健工作和卫生行政部门的工作提出意见和建议，依法参与所在机构的民主管理。 |
| 执业医师的义务 | 医师在执业活动中履行下列义务：<br>1.遵守法律、法规，遵守技术操作规范。<br>2.树立敬业精神，遵守职业道德，履行医师职责，尽职尽责为患者服务。<br>3.关心、爱护、尊重患者，保护患者的隐私。<br>4.努力钻研业务，更新知识，提高专业技术水平。<br>5.宣传卫生保健知识，对患者进行健康教育。 |
| 医师执业规则 | 1.医师实施医疗、预防、保健措施，签署有关医学证明文件，必须亲自诊查、调查，并按照规定及时填写医学文书，不得隐匿、伪造或者销毁医学文书及有关资料。医师不得出具与自己执业范围无关或者与执业类别不相符的医学证明文件。<br>2.对急危患者，医师应当采取紧急措施进行诊治；不得拒绝急救处置。<br>3.医师应当使用经国家有关部门批准使用的药品、消毒药剂和医疗器械。除正当诊断治疗外，不得使用麻醉药品、医疗用毒性药品、精神药品和放射性药品。<br>4.医师应当如实向患者或者其家属介绍病情，但应注意避免对患者产生不利后果。医师进行实验性临床医疗，应当经医院批准并征得患者本人或者其家属同意。<br>5.医师不得利用职务之便，索取、非法收受患者财物或者牟取其他不正当利益。 |

| 要点 | 内容 |
|---|---|
| 医师执业规则 | 6.遇有自然灾害、传染病流行、突发重大伤亡事故及其他严重威胁人民生命健康的紧急情况时，医师应当服从县级以上人民政府卫生行政部门的调遣。<br>7.医师发生医疗事故或者发现传染病疫情时，应当按照有关规定及时向所在机构或者卫生行政部门报告。**医师发现患者涉嫌伤害事件或者非正常死亡时，应当按照有关规定向有关部门报告。**<br>8.执业助理医师应当在执业医师的指导下，在医疗、预防、保健机构中按照其执业类别执业。在乡、民族乡、镇的医疗、预防、保健机构中工作的执业助理医师，可以根据医疗诊治的情况和需要，独立从事一般的执业活动。 |

# 第五节 《执业医师法》规定的法律责任

| 要点 | 内容 |
|---|---|
| 民事责任 | 1.未经批准擅自开办医疗机构行医或者非医师行医的，给患者造成损害的，依法承担民事赔偿责任。<br>2.执业医师在执业活动中，违反《执业医师法》规定，给患者造成损害依法承担民事赔偿责任。 |
| 行政责任 | 1.未经批准擅自开办医疗机构行医或者非医师行医的，由县级以上人民政府卫生行政部门予以取缔，没收其违法所得及其药品、器械，并处十万元以下的罚款；对医师吊销其执业证书；**给患者造成损害的，依法承担赔偿责任；构成犯罪的，依法追究刑事责任。**<br>2.以不正当手段取得医师执业证书的，由发给证书的卫生行政部门予以吊销；对负有直接责任的主管人员和其他直接责任人员，依法给予行政处分。<br>3.医师在执业活动中，违反本法规定，有下列行为之一的，由县级以上人民政府卫生行政部门给予警告或者责令暂停六个月以上一年以下执业活动；情节严重的，吊销其执业证书：<br>（1）违反卫生行政规章制度或者技术操作规范，造成严重后果的。<br>（2）由于不负责任延误急危患者的抢救和诊治，造成严重后果的。<br>（3）造成医疗责任事故的。<br>（4）未经亲自诊查、调查，签署诊断、治疗、流行病学等证明文件或者有关出生、死亡等证明文件的。<br>（5）隐匿、伪造或者擅自销毁医学文书及有关资料的。<br>（6）使用未经批准使用的药品、消毒药剂和医疗器械的。<br>（7）不按照规定使用麻醉药品、医疗用毒性药品、精神药品和放射性药品的。<br>（8）未经患者或者其家属同意，对患者进行实验性临床医疗的。<br>（9）泄露患者隐私，造成严重后果的。<br>（10）利用职务之便，索取、非法收受患者财物或者牟取其他不正当利益的。<br>（11）发生自然灾害、传染病流行、突发重大伤亡事故以及其他严重威胁人民生命健康的紧急情况时，不服从卫生行政部门调遣的。<br>（12）发生医疗事故或者发现传染病疫情，患者涉嫌伤害事件或者非正常死亡，不按照规定报告的。<br>4.卫生行政部门工作人员或者医疗、预防、保健机构工作人员违反本法有关规定，弄虚作假、玩忽职守、滥用职权、徇私舞弊，尚不构成犯罪的，依法给予行政处分。 |

| 要点 | 内容 |
|------|------|
| 刑事责任 | 1.未取得医生执业资格的人非法行医，情节严重且构成犯罪的，依法追究刑事责任。<br>2.医师在执业活动中，医务人员由于严重不负责任，造成就诊人死亡或者严重损害就诊人身体健康的，构成犯罪的，依法追究刑事责任。<br>3.卫生行政部门工作人员或者医疗、预防、保健机构工作人员违反本法有关规定，弄虚作假、玩忽职守、滥用职权、徇私舞弊，构成犯罪的，依法追究刑事责任。 |

# 第四章　《中华人民共和国药品管理法》

## 第一节　概　述

| 要点 | 内容 |
|------|------|
| 立法目的 | 目的　为加强药品监督管理，保证药品质量，保障人体用药安全，维护人民身体健康和用药的合法权益。 |
| 药品的法定含义 | 药品是指用于预防、治疗、诊断人的疾病，有目的地调节人的生理机能并规定有适应证或者功能主治、用法和用量的物质。 |
| 药品的范围 | 范围　包括中药材、中药饮片、中成药、化学原料药及其制剂、抗生素、生化药品、放射性药品、血清、疫苗、血液制品和诊断药品等。 |

## 第二节　医疗机构药剂管理

| 要点 | 内容 |
|------|------|
| 医疗机构药剂的管理 | 1.医疗机构配制制剂，须经所在地省、自治区、直辖市人民政府卫生行政部门审核同意，由省、自治区、直辖市人民政府药品监督管理部门批准，发给医疗机构制剂许可证。无医疗机构制剂许可证的，不得配制制剂。<br>2.医疗机构制剂许可证应当标明有效期，到期重新审查发证。<br>3.医疗机构配制制剂，必须具有能够保证制剂质量的设施、管理制度、检验仪器和卫生条件。<br>4.医疗机构配制的制剂，应当是本单位临床需要而市场上没有供应的品种，并须经所在地省、自治区、直辖市人民政府药品监督管理部门批准后方可配制。<br>5.配制的制剂必须按照规定进行质量检验；合格的，凭医师处方在本医疗机构使用。<br>6.特殊情况下，经国务院或者省、自治区、直辖市人民政府的药品监督管理部门批准，医疗机构配制的制剂可以在指定的医疗机构之间调剂使用。<br>7.医疗机构配制的制剂，不得在市场销售。<br>8.医疗机构购进药品，必须建立并执行进货检查验收制度，验明药品合格证明和其他标识；不符合规定要求的，不得购进和使用。 |
| 医疗机构药剂人员调配处方的要求 | 1.医疗机构的药剂人员调配处方，必须经过核对，对处方所列药品不得擅自更改或者代用。<br>2.对有配伍禁忌或者超剂量的处方，应当拒绝调配。<br>3.必要时，经处方医师更正或者重新签字，方可调配。 |

# 第三节 药品管理

| 要点 | 内容 |
|------|------|
| 禁止生产（包括配制）、销售假药劣药 | 一、禁止生产（包括配制，下同）、销售假药<br>1.有下列情形之一的，为假药：<br>（1）药品所含成分与国家药品标准规定的成分不符的。<br>（2）以非药品冒充药品或者以他种药品冒充此种药品的。<br>2.有下列情形之一的药品，按假药论处：<br>（1）国务院药品监督管理部门规定禁止使用的。<br>（2）依照本法必须批准而未经批准生产、进口，或者依照本法必须检验而未经检验即销售的。<br>（3）变质的。<br>（4）被污染的。<br>（5）使用依照本法必须取得批准文号而未取得批准文号的原料药生产的。<br>（6）所标明的适应证或者功能主治超出规定范围的。<br>二、禁止生产、销售劣药<br>1.药品成分的含量不符合国家药品标准的，为劣药。<br>2.有下列情形之一的药品，按劣药论处：<br>（1）未标明有效期或者更改有效期的。<br>（2）不注明或者更改生产批号的。<br>（3）超过有效期的。<br>（4）直接接触药品的包装材料和容器未经批准的。<br>（5）擅自添加着色剂、防腐剂、香料、矫味剂及辅料的。<br>（6）其他不符合药品标准规定的。 |
| 特殊药品的管理 | 国家对麻醉药品、精神药品、医疗用毒性药品、放射性药品，实行特殊管理。<br>1.麻醉药品和精神药品，是指列入麻醉药品目录、精神药品目录的药品和其他物质。<br>（1）精神药品 是直接作用于中枢神经系统，使之兴奋或抑制，连续使用能产生依赖性的药品。分为第一类精神药品和第二类精神药品。<br>（2）麻醉药品 是连续使用后易产生身体依赖性，能成瘾癖的药品。<br>2.医疗用毒性药品（以下简称毒性药品） 是指毒性剧烈、治疗剂量与中毒剂量相近，使用不当会致人中毒或死亡的药品。<br>3.放射性药品 是指用于临床诊断或者治疗的放射性核素制剂或者其标记药物。 |
| 中药的管理 | 国家实行中药品种保护制度。具体办法由国务院制定。 |
| 药物的分类管理 | 国家对药品实行处方药与非处方药分类管理制度。<br>（1）处方药 是指必须凭执业医师或执业助理医师处方才可调配、购买和使用的药品。<br>（2）非处方药（OTC） 是指由国务院药品监督管理部门公布，不需要凭执业医师或执业助理医师处方，消费者可自行判断、购买和使用的药品。根据非处方药的安全性又分为甲、乙两类。 |

## 第四节 药品价格管理

| 要点 | 内容 |
|---|---|
| 回扣的禁止性要求 | 禁止药品的生产企业、经营企业和医疗机构在药品购销中账外暗中给予、收受回扣或者其他利益。 |

## 第五节 药品监督

| 要点 | 内容 |
|---|---|
| 药品不良反应报告制度 | 1.药品不良反应 是指合格药品在正常用法、用量下出现的与用药目的无关的有害反应。<br>2.药品不良反应的报告制度的实施主体是药品生产企业、经营企业、医疗机构和药品不良反应监测中心，报告药品不良反应是上述单位的法定义务。<br>3.国家实行药品不良反应报告制度。药品生产企业、药品经营企业和医疗机构必须经常考察本单位所生产、经营、使用的药品质量、疗效和反应。发现可能与用药有关的严重不良反应，必须及时向当地省、自治区、直辖市人民政府药品监督管理部门和卫生行政部门报告。 |

## 第六节 《药品管理法》规定的相关法律责任

| 要点 | 内容 |
|---|---|
| 民事责任 | 1.药品检验机构出具的检验结果不实，造成损失的，应当承担相应的赔偿责任。<br>2.药品的生产企业、经营企业、医疗机构违反本法规定，给药品使用者造成损害的，依法承担赔偿责任。 |
| 行政责任 | 1.未取得药品生产许可证、药品经营许可证或者医疗机构制剂许可证生产药品、经营药品的，依法予以取缔，没收违法生产、销售的药品和违法所得，并处违法生产、销售的药品（包括已售出的和未售出的药品）货值金额二倍以上五倍以下的罚款。<br>2.生产、销售假药的，没收违法生产、销售的药品和违法所得，并处违法生产、销售药品货值金额二倍以上五倍以下的罚款；有药品批准证明文件的予以撤销，并责令停产、停业整顿；情节严重的，吊销药品生产许可证、药品经营许可证或者医疗机构制剂许可证。<br>3.生产、销售劣药的，没收违法生产、销售的药品和违法所得，并处违法生产、销售药品货值金额一倍以上三倍以下的罚款；情节严重的，责令停产、停业整顿或者撤销药品批准证明文件、吊销药品生产许可证药品经营许可证或者医疗机构制剂许可证。<br>4.从事生产、销售假药及生产、销售劣药情节严重的企业或者其他单位，其直接负责的主管人员和其他直接责任人员十年内不得从事药品生产、经营活动。<br>5.药品的生产企业、经营企业、药物非临床安全性评价研究机构、药物临床试验机构未按照规定实施《药品生产质量管理规范》、《药品经营质量管理规范》、药物非临床研究质量管理规范、药物临床试验质量管理规范的，给予警告，责令限期改正；逾期不改正的，责令停产、停业整顿，并处五千元以上二万元以下的罚款；情节严重的，吊销药品生产许可证、药品经营许可证和药物临床试验机构的资格。 |

| 要点 | 内容 |
|------|------|
| 行政责任 | 6.进口已获得药品进口注册证书的药品，未按照本法规定向允许药品进口的口岸所在地的药品监督管理部门登记备案的，给予警告，责令限期改正；逾期不改正的，撤销进口药品注册证书。<br><br>7.伪造、变造、买卖、出租、出借许可证或者药品批准证明文件的，没收违法所得，并处违法所得一倍以上三倍以下的罚款；没有违法所得的，处二万元以上十万元以下的罚款；情节严重的，并吊销卖方、出租方、出借方的药品生产许可证、药品经营许可证、医疗机构制剂许可证或者撤销药品批准证明文件。<br><br>8.违反规定，提供虚假的证明、文件资料样品或者采取其他欺骗手段取得药品生产许可证、药品经营许可证、医疗机构制剂许可证或者药品批准证明文件的，吊销药品生产许可证、药品经营许可证、医疗机构制剂许可证或者撤销药品批准证明文件，五年内不受理其申请，并处一万元以上三万元以下的罚款。<br><br>9.医疗机构将其配制的制剂在市场销售的，责令改正，没收违法销售的制剂，并处违法销售制剂货值金额一倍以上三倍以下的罚款；有违法所得的，没收违法所得。<br><br>10.药品检验机构出具虚假检验报告，不构成犯罪的，责令改正，给予警告，对单位并处三万元以上五万元以下的罚款；对直接负责的主管人员和其他直接责任人员依法给予降级、撤职、开除的处分，并处三万元以下的罚款；有违法所得的，没收违法所得；情节严重的，撤销其检验资格。<br><br>11.药品的生产企业、经营企业的负责人、采购人员等有关人员在药品购销中收受其他生产企业、经营企业或者其代理人给予的财物或者其他利益的，依法给予处分，没收违法所得。<br><br>12.违反有关药品广告管理规定的，依照《中华人民共和国广告法》的规定处罚，并由发给广告批准文号的药品监督管理部门撤销广告批准文号，一年内不受理该品种的广告审批申请。<br><br>13.药品监督管理部门对药品广告不依法履行审查职责，批准发布的广告有虚假或者其他违反法律、行政法规的内容的，对直接负责的主管人员和其他直接责任人员依法给予行政处分。 |
| 刑事责任 | 1.无证生产、经营药品，生产、经营假、劣药品，构成犯罪的，依法追究刑事责任。<br><br>2.伪造、变造、买卖、出租、出借许可证或者药品批准证明文件的，构成犯罪的，依法追究刑事责任。<br><br>3.药品检验机构出具虚假检验报告，构成犯罪的，依法追究刑事责任；<br><br>4.药品的生产企业、经营企业的负责人、采购人员等有关人员在药品购销中收受其他生产企业、经营企业或者其代理人给予的财物或者其他利益的，构成犯罪的，依法追究刑事责任；<br><br>5.违反有关药品广告管理规定，构成犯罪的，依法追究刑事责任。药品监督管理部门对药品广告不依法履行审查职责，批准发布的广告有虚假或者其他违反法律、行政法规的内容，构成犯罪的，依法追究刑事责任。 |

# 第五章 《中华人民共和国传染病防治法》

## 第一节　概　述

| 要点 | 内容 |
|---|---|
| 立法目的 | 预防、控制和消除传染病的发生与流行，保障人体健康和公共卫生。 |
| 国家方针 | 国家对传染病防治实行预防为主的方针，防治结合、分类管理、依靠科学、依靠群众。 |
| 法定传染病的分类 | 39种传染病分为甲类、乙类和丙类。<br>1.甲类传染病：鼠疫、霍乱。<br>2.乙类传染病：传染性非典型肺炎、艾滋病、病毒性肝炎、脊髓灰质炎、人感染高致病性禽流感、麻疹、流行性出血热、狂犬病、流行性乙型脑炎、登革热、炭疽、细菌性和阿米巴性痢疾、肺结核、伤寒和副伤寒、流行性脑脊髓膜炎、百日咳、白喉、新生儿破伤风、猩红热、布鲁菌病、淋病、梅毒、钩端螺旋体病、血吸虫病、疟疾。<br>3.丙类传染病：流行性感冒、流行性腮腺炎、风疹、急性出血性结膜炎、麻风病、流行性和地方性斑疹伤寒、黑热病、包虫病、丝虫病，除霍乱、细菌性和阿米巴性痢疾、伤寒和副伤寒以外的感染性腹泻病。 |

## 第二节　传染病预防与疫情报告

| 要点 | 内容 |
|---|---|
| 国家建立传染病预防的相关制度 | 1.预防接种制度　实行有计划的预防接种制度。疫苗必须符合国家质量标准。对儿童实行预防接种证制度。国家免疫规划项目的预防接种免费。<br>2.传染病监测制度　对传染病的发生、流行以及影响其发生、流行的因素，进行监测；对国外发生、国内尚未发生的传染病或者国内新发生的传染病，进行监测。<br>3.传染病预警制度　根据传染病发生、流行趋势的预测，及时发出传染病预警，根据情况予以公布。<br>4.消毒制度　用化学、物理、生物的方法杀灭或者消除环境中的病原微生物。<br>（1）医疗机构　严格执行管理制度、操作规范，防止感染。<br>（2）疾病预防控制机构、医疗机构的实验室和从事病原微生物实验的单位　符合国家规定的条件和技术标准，严格监督管理，严防感染和扩散。<br>（3）采供血机构、生物制品生产单位　严格执行规定，保证血液、血液制品的质量。<br>5.传染病菌种，毒种库管理制度　建立传染病菌种、毒种库。检测样本的采集、保藏、携带、运输和使用实行分类管理。对规定的菌种、毒种和传染病检测样本，确需采集、保藏、携带、运输和使用的，须经省级以上人民政府卫生行政部门批准。<br>6.污水、污物、场所和物品管理　有关单位和个人必须在疾病预防控制机构的指导下或者按照其提出的卫生要求，进行严格消毒处理。 |

| 要点 | 内容 |
|---|---|
| 各级医疗机构和疾病预防控制机构的职责 | 1.实施传染病预防控制规划、计划和方案。<br>2.收集、分析和报告传染病监测信息，预测传染病的发生、流行趋势。<br>3.开展对传染病疫情和突发公共卫生事件的流行病学调查、现场处理及其效果评价。<br>4.开展传染病实验室检测、诊断、病原学鉴定。<br>5.实施免疫规划，负责预防性生物制品的使用管理。<br>6.开展健康教育、咨询，普及传染病防治知识。<br>7.指导、培训下级疾病预防控制机构及其工作人员开展传染病监测工作。<br>8.开展传染病防治应用性研究和卫生评价，提供技术咨询。<br>9.对医疗机构内传染病预防工作进行指导、考核，开展流行病学调查。 |
| 传染病疫情报告 | 1.疫情报告人<br>（1）责任疫情报告人 疾病预防控制机构、医疗机构和采供血机构，及执行职务的医护人员和检疫人员、疾病预防控制人员、乡村医生、个体开业医生。<br>（2）义务疫情报告人 任何单位和个人发现传染病病人或者疑似传染病病人时，应当及时向附近的疾病预防控制机构或者医疗机构报告。<br>（3）港口、机场、铁路疾病预防控制机构以及国境卫生检疫机关 应当按照国家有关规定立即向国境口岸所在地的疾病预防控制机构或者所在地县级以上地方人民政府卫生行政部门报告并互相通报。<br>（4）军队医疗机构向社会公众提供医疗服务，发现前款规定的传染病疫情时，应当按照国务院卫生行政部门的规定报告。<br>（5）属地管理原则 按照行政管理区域，及时报告所在地县级疾病预防控制机构，再由县级疾病预防控制机构逐级上报或者进行直报。<br>2.疫情报告的内容 传染病防治法规定的传染病疫情，其他传染病暴发、流行情况，突发原因不明的传染病，传染病菌种、毒种丢失情况。<br>3.疫情报告的时限<br>（1）甲类传染病和乙类传染病中的肺炭疽、传染性非典型肺炎 应于2小时内将传染病报告卡通过网络报告。<br>（2）其他乙、丙类传染病应于24小时内进行网络报告。<br>（3）不具备网络直报条件的医疗机构及时报告，并于24小时内寄送出传染病报告卡至代报单位。 |
| 传染病疫情的通报和公布 | 1.通报<br>（1）国务院卫生行政部门及时通报全国传染病疫情以及监测、预警的相关信息。<br>（2）毗邻的以及相关的地方人民政府卫生行政部门及时互相通报本行政区域的传染病疫情以及监测、预警的相关信息。<br>（3）县级以上人民政府有关部门及时向同级人民政府卫生行政部门通报。<br>（4）中国人民解放军卫生主管部门向国务院卫生行政部门通报。<br>（5）动物防疫机构和疾病预防控制机构及时互相通报动物间和人间发生的人畜共患传染病疫情以及相关信息。<br>2.公布<br>（1）国家建立传染病疫情信息公布制度。<br>（2）定期公布传染病疫情信息。<br>（3）传染病暴发、流行时，向社会公布传染病疫情信息。<br>（4）公布传染病疫情信息应当及时、准确。 |

# 第三节　传染病疫情控制措施及医疗救治

| 要点 | 内容 |
|---|---|
| 医疗机构发现传染病时应采取的措施 | 1.发现甲类传染病时<br>（1）对病人、病原携带者予以隔离治疗，隔离期限根据医学检查结果确定。<br>（2）对疑似病人确诊前在指定场所单独隔离治疗。<br>（3）对医疗机构内的病人、病原携带者、疑似病人的密切接触者在指定场所进行医学观察和采取其他必要的预防措施。<br>2.对拒绝隔离治疗的传染病病人同级人民政府公安机关予以协助。<br>3.对乙类或者丙类传染病病人采取必要的治疗和控制传播措施。<br>4.被污染的场所、物品以及医疗废物实施消毒和无害化处置。 |
| 疾病预防控制机构发现或接到传染病疫情时应采取的措施 | 1.进行流行病学调查，提出划定疫点、疫区的建议，对被污染的场所进行卫生处理，对密切接触者，指定场所进行医学观察和必要的预防措施，提出疫情控制方案。<br>2.传染病暴发、流行时，对疫点、疫区进行卫生处理，向卫生行政部门提出疫情控制方案，并按照卫生行政部门的要求采取措施。<br>3.指导下级疾病预防控制机构实施传染病预防、控制措施，组织、指导有关单位对传染病疫情的处理。 |
| 紧急措施 | 1.概念　紧急措施指当地人民政府在传染病暴发、流行时可采取的临时控制措施，是人民政府依照法律的授权，为保护人民的生命和健康，在特定条件下采取的措施。<br>2.条件<br>（1）传染病暴发、流行。<br>（2）控制疫情需要采取紧急措施。<br>（3）必须报上一级人民政府批准。<br>3.采取的紧急措施<br>（1）限制或者停止集市、影剧院演出或者其他人群聚集的活动。<br>（2）停工、停业、停课。<br>（3）封闭或者封存被传染病病原体污染的公共饮用水源、食品以及相关物品。<br>（4）控制或者扑杀染疫野生动物、家畜家禽。<br>（5）封闭可能造成传染病扩散的场所。<br>4.解除　由原决定机关决定并宣布。 |
| 医疗救治 | 1.医疗救治服务网络建设　由医疗救治机构、医疗救治信息网络和医疗救治专业技术人员组成。<br>（1）医疗救治机构　包括急救机构和治疗机构。急救机构分为紧急救援中心和医疗机构急诊科室。治疗机构分为传染病医院、核准登记传染科的综合医院和为控制传染病的暴发、流行，临时指定的承担传染病医疗救治服务的其他医疗机构。<br>（2）医疗救治信息网络　包括数据交换平台、数据中心和应用系统。<br>（3）医疗救治专业技术队伍　应对传染病暴发、流行的医疗救治专业技术队伍。<br>2.预防和控制医院感染<br>（1）概念　医院感染是指住院病人在医院内获得的感染，包括在住院期间发生的感染和在医院内获得出院后发生的感染。<br>（2）要求　医疗机构的基本标准、建筑设计和服务流程，应当符合预防传染病医院感染的要求。 |

| 要点 | 内容 |
|------|------|
| 医疗救治 | 3.预防和控制医源性感染<br>（1）概念　医源性感染是指在医学服务中，因病原体传播引起的感染。<br>（2）要求　对使用的医疗器械进行消毒。对一次使用的医疗器具，应当在使用后予以销毁。<br>4.医疗救治的实施<br>（1）医疗救治方式　医疗救护、现场救援和接诊治疗。<br>（2）书写并妥善保管病历记录以及其他有关资料。<br>（3）实行传染病预检、分诊制度　有一定临床经验的、经过培训的高年资内科医师，在相对隔离的诊室进行初诊，根据检查结果，引导其至相应的诊室做进一步诊断的就医程序。<br>（4）转院　医疗机构不具备相应救治能力的，应当将患者及其病历记录复印件一并转至具备相应救治能力的医疗机构。 |

# 第四节　相关机构及其人员违反《传染病防治法》有关规定应承担的法律责任

| 要点 | 内容 |
|------|------|
| 民事责任 | 单位和个人违反本法规定，导致传染病传播、流行，给他人人身、财产造成损害的，应当依法承担民事责任。 |
| 行政责任 | 1.地方各级人民政府<br>（1）违法情形　未履行报告职责；隐瞒、谎报、缓报传染病疫情；在传染病暴发、流行时，未及时组织救治、采取控制措施的。<br>（2）责任承担　责令改正，通报批评；行政处分。<br>2.卫生行政部门<br>（1）违法情形　未履行通报、报告和公布职责，或者隐瞒、谎报、缓报传染病疫情的；发生或者可能发生传染病传播时未及时采取预防、控制措施的；未依法履行监督检查职责，或者发现违法行为不及时查处的；未及时调查、处理单位和个人对下级卫生行政部门不履行传染病防治职责举报的。<br>（2）责任承担　责令改正，通报批评；行政处分。<br>3.有关部门<br>（1）违法情形　未履行传染病防治和保障职责的。<br>（2）责任承担　责令改正，通报批评；行政处分。<br>4.疾病预防控制机构<br>（1）违法情形　未依法履行传染病监测职责的；未依法履行传染病疫情报告、通报职责，或者隐瞒、谎报、缓报传染病疫情的；未主动收集传染病疫情信息，或者对传染病疫情信息和疫情报告未及时进行分析、调查、核实的；发现传染病疫情时，未依据职责及时采取本法规定的措施的；故意泄露传染病病人、病原携带者、疑似传染病病人、密切接触者涉及个人隐私的有关信息、资料的。<br>（2）责任承担　限期改正，通报批评，给予警告；降级、撤职、开除的处分，吊销执业证书。 |

| 要点 | 内容 |
|---|---|
| 行政责任 | 5.医疗机构<br>（1）违法情形　未按照规定承担本单位的传染病预防、控制工作、医院感染控制任务和责任区域内的传染病预防工作的；未按照规定报告传染病疫情，或者隐瞒、谎报、缓报传染病疫情的；发现传染病疫情时，未按照规定对传染病病人、疑似传染病病人提供医疗救护、现场救援、接诊、转诊的，或者拒绝接受转诊的；未按照规定对本单位内被传染病病原体污染的场所、物品以及医疗废物实施消毒或者无害化处置的；未按照规定对医疗器械进行消毒，或者对按照规定一次使用的医疗器具未予销毁，再次使用的；在医疗救治过程中未按照规定保管医学记录资料的；故意泄露传染病病人、病原携带者、疑似传染病病人、密切接触者涉及个人隐私的有关信息、资料的。<br>（2）责任承担　限期改正，通报批评，给予警告；降级、撤职、开除的处分，吊销执业证书。<br>6.采供血机构<br>（1）违法情形　未按照规定报告传染病疫情，或者隐瞒、谎报、缓报传染病疫情，或者未执行国家有关规定，导致因输入血液引起经血液传播疾病发生的；非法采集血液或者组织他人出卖血液的。<br>（2）责任承担　限期改正，通报批评，给予警告；降级、撤职、开除的处分，吊销执业证书；没收违法所得，并处罚款。<br>7.国境卫生检疫机关、动物防疫机构<br>（1）违法情形　未依法履行传染病疫情通报职责的。<br>（2）责任承担　限期改正，通报批评；降级、撤职、开除的处分。<br>8.铁路、交通、民用航空经营单位<br>（1）违法情形　未依照《传染病防治法》的规定优先运送处理传染病疫情的人员以及防治传染病的药品和医疗器械的。<br>（2）责任承担　限期改正，给予警告；降级、撤职、开除的处分。<br>9.其他单位和个人<br>（1）违法情形　饮用水供水单位供应的饮用水不符合国家卫生标准和卫生规范的；涉及饮用水卫生安全的产品不符合国家卫生标准和卫生规范的；用于传染病防治的消毒产品不符合国家卫生标准和卫生规范的；出售、运输疫区中被传染病病原体污染或者可能被传染病病原体污染的物品，未进行消毒处理的；生物制品生产单位生产的血液制品不符合国家质量标准的。<br>（2）责任承担　限期改正，没收违法所得，并处罚款；暂扣或者吊销许可证。 |
| 刑事责任 | 1.玩忽职守罪　地方各级人民政府以及有关部门负有责任的主管人员，在传染病传播、流行或者其他严重后果达到使得公共财产、国家和人民利益遭受重大损失的，处三年以上七年以下有期徒刑。<br>2.传染病防治失职罪　从事传染病防治的政府卫生行政部门的工作人员严重不负责任，导致传染病传播或者流行，情节严重的，处三年以下有期徒刑或者拘役。<br>3.医疗事故罪（注意有可能发生法条竞合的情况）　医务人员由于严重不负责任，造成就诊人死亡或者严重损害就诊人身体健康的，处三年以下有期徒刑或者拘役。<br>4.非法采集、供应血液、制作、供应血液制品罪；采集、供应血液、制作、供应血液制品事故罪 |

| 要点 | 内容 |
|------|------|
| 刑事责任 | （1）非法采集、供应血液或者制作、供应血液制品，不符合国家规定的标准，足以危害人体健康的，处五年以下有期徒刑或者拘役，并处罚金；对人体健康造成严重危害的，处五年以上十年以下有期徒刑，并处罚金；造成特别严重后果的，处十年以上有期徒刑或者无期徒刑，并处罚金或者没收财产。<br>（2）经国家主管部门批准采集、供应血液或者制作、供应血液制品的部门，不依照规定进行检测或者违背其他操作规定，造成危害他人身体健康后果的，对单位判处罚金，并对其直接负责的主管人员和其他直接责任人员，处五年以下有期徒刑或者拘役。<br>5.传染病菌种、毒种扩散罪 从事实验、保藏、携带、运输传染病菌种、毒种的人员，违反国务院卫生行政部门的有关规定，造成传染病菌种、毒种扩散，后果严重的，处三年以下有期徒刑或者拘役；后果特别严重的，处三年以上七年以下有期徒刑。<br>6.非法组织卖血罪；强迫卖血罪 非法组织他人出卖血液的，处五年以下有期徒刑，并处罚金；以暴力、威胁方法强迫他人出卖血液的，处五年以上十年以下有期徒刑，并处罚金。<br>7.妨害传染病防治罪 违反传染病防治法的规定，有下列情形之一，引起甲类传染病传播或者有传播严重危险的，处三年以下有期徒刑或者拘役；后果特别严重的，处三年以上七年以下有期徒刑：<br>（1）供水单位供应的饮用水不符合国家规定的卫生标准的。<br>（2）拒绝按照卫生防疫机构提出的卫生要求，对传染病病原体污染的污水、污物、粪便进行消毒处理的。<br>（3）准许或者纵容传染病病人、病原携带者和疑似传染病病人从事国务院卫生行政部门规定禁止从事的易使该传染病扩散的工作的。<br>（4）拒绝执行卫生防疫机构依照传染病防治法提出的预防、控制措施的。<br>单位犯前款罪的，对单位判处罚金，并对其直接负责的主管人员和其他直接责任人员，依照前款的规定处罚。 |

# 第六章 《突发公共卫生事件应急条例》

## 第一节 概 述

| 要点 | 内容 |
|------|------|
| 突发公共卫生事件的概念 | **概念** 突发公共卫生事件（以下简称突发事件），是指突然发生，造成或者可能造成社会公众健康严重损害的重大传染病疫情、群体性不明原因疾病、重大食物和职业中毒以及其他严重影响公众健康的事件。 |
| 突发公共卫生事件应急工作的方针及原则 | 1.**方针** 突发事件应急工作，应当遵循预防为主、常备不懈的方针。<br>2.**原则** 贯彻统一领导、分级负责、反应及时、措施果断、依靠科学、加强合作的原则。 |

## 第二节 突发公共卫生事件的报告与信息发布

| 要点 | 内容 |
|------|------|
| 突发公共卫生事件应急报告制度 | 1.国家建立突发事件应急报告制度。国务院卫生行政主管部门制定突发事件应急报告规范，建立重大、紧急疫情信息报告系统。<br>2.突发事件监测机构、医疗卫生机构和有关单位发现有下列情形之一的，应当在2小时内向所在地县级人民政府卫生行政主管部门报告：<br>（1）发生或者可能发生传染病暴发、流行的。<br>（2）发生或者发现不明原因的群体性疾病的。<br>（3）发生传染病菌种、毒种丢失的。<br>（4）发生或者可能发生重大食物和职业中毒事件的。<br>接到报告的卫生行政主管部门应当在2小时内向本级人民政府报告，并同时向上级人民政府卫生行政主管部门和国务院卫生行政主管部门报告。<br>3.县级人民政府应当在接到报告后2小时内向设区的市级人民政府或者上一级人民政府报告；设区的市级人民政府应当在接到报告后2小时内向省、自治区、直辖市人民政府报告。<br>4.有下列情形之一的，省、自治区、直辖市人民政府应当在接到报告1小时内，向国务院卫生行政主管部门报告：<br>（1）发生或者可能发生传染病暴发、流行的。<br>（2）发生或者发现不明原因的群体性疾病的。<br>（3）发生传染病菌种、毒种丢失的。<br>（4）发生或者可能发生重大食物和职业中毒事件的。国务院卫生行政主管部门对可能造成重大社会影响的突发事件，应当立即向国务院报告。<br>5.任何单位和个人对突发事件，不得隐瞒、缓报、谎报或者授意他人隐瞒、缓报、谎报。 |
| 突发公共卫生事件的信息发布 | 1.国家建立突发事件的信息发布制度。<br>2.国务院卫生行政主管部门负责向社会发布突发事件的信息。必要时，可以授权省、自治区、直辖市人民政府卫生行政主管部门向社会发布本行政区域内突发事件的信息。<br>3.信息发布应当及时、准确、全面。 |

## 第三节 《突发公共卫生事件应急条例》规定的法律责任

| 要点 | 内容 |
|------|------|
| 医疗机构违反《突发公共卫生事件应急条例》规定应追究的法律责任 | 医疗卫生机构有下列行为之一的，由卫生行政主管部门责令改正、通报批评、给予警告；情节严重的，吊销医疗机构执业许可证；对主要负责人、负有责任的主管人员和其他直接责任人员依法给予降级或者撤职的纪律处分；造成传染病传播、流行或者对社会公众健康造成其他严重危害后果，构成犯罪的，依法追究刑事责任：<br>（1）未依照本条例的规定履行报告职责，隐瞒、缓报或者谎报的。<br>（2）未依照本条例的规定及时采取控制措施的。<br>（3）未依照本条例的规定履行突发事件监测职责的。<br>（4）拒绝接诊病人的。<br>（5）拒不服从突发事件应急处理指挥部调度的。 |

| 要点 | 内容 |
|---|---|
| 在突发事件处理工作中有关单位和个人未履行职责应承担的法律责任 | 在突发事件应急处理工作中，有关单位和个人未依照本条例的规定履行报告职责，隐瞒、缓报或者谎报，阻碍突发事件应急处理工作人员执行职务，拒绝国务院卫生行政主管部门或者其他有关部门指定的专业技术机构进入突发事件现场，或者不配合调查、采样、技术分析和检验的，对有关责任人员依法给予行政处分或者纪律处分；触犯《中华人民共和国治安管理处罚法》，构成违反治安管理行为的，由公安机关依法予以处罚；构成犯罪的，依法追究刑事责任。 |

# 第七章 《医疗事故处理条例》

## 第一节 概 述

| 要点 | 内容 |
|---|---|
| 医疗事故的含义和构成要件 | 1.含义 医疗事故，是指医疗机构及其医务人员在医疗活动中，违反医疗卫生管理法律、行政法规、部门规章和诊疗护理规范、常规，过失造成患者人身损害的事故。<br>2.构成要件<br>（1）医疗事故的主体是合法的医疗机构及其医务人员。<br>（2）医疗机构及其医务人员违反了医疗卫生管理法律、法规和诊疗护理规范、常规。<br>（3）医疗事故的直接行为人在诊疗护理中存在主观过失。<br>（4）患者存在人身损害后果。<br>（5）医疗行为与损害后果之间存在因果关系。 |
| 医疗事故处理的原则 | 处理医疗事故，应当遵循公开、公平、公正、及时、便民的原则。 |
| 医疗事故的分级 | 1.根据对患者人身造成的损害程度，医疗事故分为四级<br>（1）一级医疗事 故造成患者死亡、重度残疾的。<br>（2）二级医疗事 故造成患者中度残疾、器官组织损伤导致严重功能障碍的。<br>（3）三级医疗事 故造成患者轻度残疾、器官组织损伤导致一般功能障碍的。<br>（4）四级医疗事 故造成患者明显人身损害的其他后果的。<br>2.医疗事故具体分级标准见《医疗事故分级标准（试行）（原卫生部令第32号）》。 |

## 第二节 医疗事故的预防与处置

| 要点 | 内容 |
|---|---|
| 医疗事故的预防 | 1.医疗机构应当制定防范、处理医疗事故的预案，预防医疗事故的发生，减轻医疗事故的损害。<br>2.医疗机构及其医务人员在医疗活动中，必须严格遵守医疗卫生管理法律、行政法规、部门规章和诊疗护理规范、常规，恪守医疗服务职业道德。<br>3.医疗机构应当对其医务人员进行医疗卫生管理法律、行政法规、部门规章和诊疗护理规范、常规的培训和医疗服务职业道德教育。 |

| 要点 | 内容 |
|---|---|
| 医疗事故的预防 | 4.医疗机构应当设置医疗服务质量监控部门或者配备专（兼）职人员，具体负责监督本医疗机构的医务人员的医疗服务工作，检查医务人员执业情况，接受患者对医疗服务的投诉，向其提供咨询服务。<br>5.医疗机构应当按照国务院卫生行政部门规定的要求，书写并妥善保管病历资料。因抢救急危患者，未能及时书写病历的，有关医务人员应当在抢救结束后 6 小时内据实补记，并加以注明。**严禁涂改、伪造、隐匿、销毁或者抢夺病历资料。**<br>6.在医疗活动中，医疗机构及其医务人员应当将患者的病情、医疗措施、医疗风险等如实告知患者，及时解答其咨询；但是，应当避免对患者产生不利后果。 |
| 医疗事故的报告 | 1.**医疗机构内部报告制度**　医务人员在医疗活动中发生或者发现医疗事故、可能引起医疗事故的医疗过失行为或者发生医疗事故争议的，应当立即向所在科室负责人报告，科室负责人应当及时向本医疗机构负责医疗服务质量监控的部门或者专（兼）职人员报告；负责医疗服务质量监控的部门或者专（兼）职人员接到报告后，应当立即进行调查、核实，将有关情况如实向本医疗机构的负责人报告，并向患者通报、解释。<br>2.**医疗机构向卫生行政部门报告**发生下列重大医疗过失行为的，医疗机构应当在 12 小时内向所在地卫生行政部门报告：<br>（1）导致患者死亡或者可能为二级以上的医疗事故。<br>（2）导致 3 人以上人身损害后果。<br>（3）国务院卫生行政部门和省、自治区、直辖市人民政府卫生行政部门规定的其他情形。 |
| 医疗事故处置中患者的权利 | 患者有权复印或者复制其门诊病历、住院志、体温单、医嘱单、化验单（检验报告）、医学影像检查资料、特殊检查同意书、手术同意书、手术及麻醉记录单、病理资料、护理记录以及国务院卫生行政部门规定的其他病历资料。 |

## 第三节　医疗事故的技术鉴定

| 要点 | 内容 |
|---|---|
| 医疗事故技术鉴定组织 | 1.**首次鉴定**　设区的市级地方医学会和省、自治区、直辖市直接管辖的县（市）地方医学会负责组织首次医疗事故技术鉴定工作。<br>2.**再次鉴定**　省、自治区、直辖市地方医学会负责组织再次鉴定工作。<br>3.**疑难、复杂医疗事故争议的鉴定**　必要时，中华医学会可以组织疑难、复杂并在全国有重大影响的医疗事故争议的技术鉴定工作。 |
| 医疗机构应提交的有关医疗事故技术鉴定材料 | 1.**提交资料**　医疗机构提交的有关医疗事故技术鉴定的材料应当包括下列内容：<br>（1）住院患者的病程记录、死亡病例讨论记录、疑难病例讨论记录、会诊意见、上级医师查房记录等病历资料原件；<br>（2）住院患者的住院志、体温单、医嘱单、化验单（检验报告）、医学影像检查资料、特殊检查同意书、手术同意书、手术及麻醉记录单、病理资料、护理记录等病历资料原件；<br>（3）抢救急危患者，在规定时间内补记的病历资料原件；<br>（4）封存保留的输液、注射用物品和血液、药物等实物，或者依法具有检验资格的检验机构对这些物品、实物作出的检验报告；<br>（5）与医疗事故技术鉴定有关的其他材料。<br>2.**提交资料的时间**　医疗机构应当自收到医学会的通知之日起10日内提交有关医疗事故技术鉴定的材料、书面陈述及答辩。 |

| 要点 | 内容 |
|---|---|
| 《医疗事故处理条例》中规定不属于医疗事故的情形 | 有下列情形之一的，不属于医疗事故：<br>1.在紧急情况下为抢救垂危患者生命而采取紧急医学措施造成不良后果的。<br>2.在医疗活动中由于患者病情异常或者患者体质特殊而发生医疗意外的。<br>3.在现有医学科学技术条件下，发生无法预料或者不能防范的不良后果的。<br>4.无过错输血感染造成不良后果的。<br>5.因患方原因延误诊疗导致不良后果的。<br>6.因不可抗力造成不良后果的。 |

## 第四节 医疗事故的处理与法律责任

| 要点 | 内容 |
|---|---|
| 医疗事故的处理 | 1.当事人申请处理医疗事故争议的行政处理程序<br>（1）申请 发生医疗事故争议，当事人申请卫生行政部门处理的，应当提出书面申请。申请书应当载明申请人的基本情况、有关事实、具体请求及理由等。当事人自知道或者应当知道其身体健康受到损害之日起1年内，可以向卫生行政部门提出医疗事故争议处理申请。<br>（2）受理 发生医疗事故争议，当事人申请卫生行政部门处理的，由医疗机构所在地的县级人民政府卫生行政部门受理。医疗机构所在地是直辖市的，由医疗机构所在地的区、县人民政府卫生行政部门受理。卫生行政部门应当自收到医疗事故争议处理申请之日起10日内进行审查，作出是否受理的决定。对符合本条例规定，予以受理，需要进行医疗事故技术鉴定的，应当自作出受理决定之日起5日内将有关材料交由负责医疗事故技术鉴定工作的医学会组织鉴定并书面通知申请人；对不符合本条例规定，不予受理的，应当书面通知申请人并说明理由。<br>（3）组织调查或医学会进行鉴定 卫生行政部门接到医疗事故争议当事人要求处理医疗事故争议的申请后，除责令医疗机构及时采取必要的医疗救治措施，防止损害后果扩大外，应当组织调查，判定是否属于医疗事故；对需要进行医疗事故技术鉴定的，应当交由负责医疗事故技术鉴定工作的医学会组织鉴定。<br>（4）处理 经医学会鉴定确认医疗机构发生医疗事故的，由卫生行政部门根据医疗事故等级和情节，给予警告；情节严重的，责令限期停业整顿直至由原发证部门吊销执业许可证，对负有责任的医务人员依照刑法关于医疗事故罪的规定，依法追究刑事责任；尚不够刑事处罚的，依法给予行政处分或者纪律处分。<br>（5）报告 县级以上地方人民政府卫生行政部门应当按照规定逐级将当地发生的医疗事故以及依法对发生医疗事故的医疗机构和医务人员作出行政处理的情况，上报国务院卫生行政部门。<br>2.医疗机构报告重大医疗过失行为的行政处理程序：<br>（1）接到医疗机构报告组织调查 卫生行政部门接到医疗机构关于重大医疗过失行为的报告后，除责令医疗机构及时采取必要的医疗救治措施，防止损害后果扩大外，应当组织调查，判定是否属于医疗事故。<br>（2）组织医学会进行鉴定 对不能判定是否属于医疗事故的，应当依照本条例的有关规定交由负责医疗事故技术鉴定工作的医学会组织鉴定。<br>（3）处理 经调查或医学会鉴定确认医疗机构发生医疗事故的，由卫生行政部门根据医疗事故等级和情节，给予警告；情节严重的，责令限期停业整顿直至由原发证部门吊销执业许可证，对负有责任的医务人员依照刑法关于医疗事故罪的规定，依法追究刑事责任；尚不够刑事处罚的，依法给予行政处分或者纪律处分。 |

| 要点 | 内容 |
|---|---|
| 医疗事故的处理 | （4）报告 县级以上地方人民政府卫生行政部门应当按照规定逐级将当地发生的医疗事故以及依法对发生医疗事故的医疗机构和医务人员作出行政处理的情况，上报国务院卫生行政部门。<br>3.移送处理 有下列情形之一的，县级人民政府卫生行政部门应当自接到医疗机构的报告或者当事人提出医疗事故争议处理申请之日起 7 日内移送上一级人民政府卫生行政部门处理：<br>（1）患者死亡。<br>（2）可能为二级以上的医疗事故。<br>（3）国务院卫生行政部门和省、自治区、直辖市人民政府卫生行政部门规定的其他情形。<br>4.当事人与医疗机构发生医疗事故争议的，当事人可以向人民法院直接起诉，要求人民法院处理医疗事故争议。当事人既向卫生行政部门提出医疗事故争议处理申请，又向人民法院提起诉讼的，卫生行政部门不予受理；卫生行政部门已经受理的，应当终止处理。 |
| 法律责任 | 1.卫生行政部门的工作人员在处理医疗事故过程中违反本条例的规定，利用职务上的便利收受他人财物或者其他利益，滥用职权，玩忽职守，或者发现违法行为不予查处，造成严重后果的，依照刑法关于受贿罪、滥用职权罪、玩忽职守罪或者其他有关罪的规定，依法追究刑事责任；尚不够刑事处罚的，依法给予降级或者撤职的行政处分。<br>2.卫生行政部门违反本条例的规定，有下列情形之一的，由上级卫生行政部门给予警告并责令限期改正；情节严重的，对负有责任的主管人员和其他直接责任人员依法给予行政处分：<br>（1）接到医疗机构关于重大医疗过失行为的报告后，未及时组织调查的。<br>（2）接到医疗事故争议处理申请后，未在规定时间内审查或者移送上一级人民政府卫生行政部门处理的。<br>（3）未将应当进行医疗事故技术鉴定的重大医疗过失行为或者医疗事故争议移交医学会组织鉴定的。<br>（4）未按照规定逐级将当地发生的医疗事故以及依法对发生医疗事故的医疗机构和医务人员的行政处理情况上报的。<br>（5）未依照本条例规定审核医疗事故技术鉴定书的。<br>3.医疗机构发生医疗事故的，由卫生行政部门根据医疗事故等级和情节，给予警告；情节严重的，责令限期停业整顿直至由原发证部门吊销执业许可证，对负有责任的医务人员依照刑法关于医疗事故罪的规定，依法追究刑事责任；尚不够刑事处罚的，依法给予行政处分或者纪律处分。对发生医疗事故的有关医务人员，除依照前款处罚外，卫生行政部门并可以责令暂停 6 个月以上 1 年以下执业活动；情节严重的，吊销其执业证书。<br>4.医疗机构违反本条例的规定，有下列情形之一的，由卫生行政部门责令改正；情节严重的，对负有责任的主管人员和其他直接责任人员依法给予行政处分或者纪律处分：<br>（1）未如实告知患者病情、医疗措施和医疗风险的。<br>（2）没有正当理由，拒绝为患者提供复印或者复制病历资料服务的。<br>（3）未按照国务院卫生行政部门规定的要求书写和妥善保管病历资料的。<br>（4）未在规定时间内补记抢救工作病历内容的。<br>（5）未按照本条例的规定封存、保管和启封病历资料和实物的。<br>（6）未设置医疗服务质量监控部门或者配备专（兼）职人员的。 |

| 要点 | 内容 |
|------|------|
| 法律责任 | （7）未制定有关医疗事故防范和处理预案的。<br>（8）未在规定时间内向卫生行政部门报告重大医疗过失行为的。<br>（9）未按照本条例的规定向卫生行政部门报告医疗事故的。<br>（10）未按照规定进行尸检和保存、处理尸体的。<br>5.参加医疗事故技术鉴定工作的人员违反本条例的规定，接受申请鉴定双方或者一方当事人的财物或者其他利益，出具虚假医疗事故技术鉴定书，造成严重后果的，依照刑法关于受贿罪的规定，依法追究刑事责任；尚不够刑事处罚的，由原发证部门吊销其执业证书或者资格证书。<br>6.医疗机构或者其他有关机构违反本条例的规定，有下列情形之一的，由卫生行政部门责令改正，给予警告；对负有责任的主管人员和其他直接责任人员依法给予行政处分或者纪律处分；情节严重的，由原发证部门吊销其执业证书或者资格证书：<br>（1）承担尸检任务的机构没有正当理由，拒绝进行尸检的。<br>（2）涂改、伪造、隐匿、销毁病历资料的。<br>7.以医疗事故为由，寻衅滋事、抢夺病历资料，扰乱医疗机构正常医疗秩序和医疗事故技术鉴定工作，依照刑法关于扰乱社会秩序罪的规定，依法追究刑事责任；尚不够刑事处罚的，依法给予治安管理处罚。 |

# 第八章 《中华人民共和国中医药法》

## 第一节 概 述

| 要点 | 内容 |
|------|------|
| 概念 | 中医药 是包括汉族和少数民族医药在内的我国各民族医药的统称，是反映中华民族对生命、健康和疾病的认识，具有悠久历史传统和独特理论及技术方法的医药学体系。 |
| 立法目的 | 继承和弘扬中医药，保障和促进中医药事业发展，保护人民健康。 |
| 发展方针 | 应当遵循中医药发展规律，坚持继承和创新相结合，保持和发挥中医药特色和优势，运用现代科学技术，促进中医药理论和实践的发展。 |
| 中西医结合 | 国家鼓励中医西医相互学习，相互补充，协调发展，发挥各自优势，促进中西医结合。 |
| 主管部门 | 国务院中医药主管部门负责全国的中医药管理工作。<br>县级以上地方人民政府中医药主管部门负责本行政区域的中医药管理工作。 |

## 第二节 中医药服务

| 要点 | 内容 |
|------|------|
| 中医医疗机构 | 1.医疗机构设立 依法办理审批手续。<br>2.中医诊所 将诊所的名称、地址、诊疗范围、人员配备情况等报所在地县级人民政府中医药主管部门备案后即可开展执业活动。 |

| 要点 | 内容 |
|---|---|
| 中医医疗机构 | 3.中医药科室　政府举办的综合医院、妇幼保健机构和有条件的专科医院、社区卫生服务中心、乡镇卫生院，应当设置中医药科室。<br>4.社会力量办医　在准入、执业、基本医疗保险、科研教学、医务人员职称评定等方面享有与政府举办的中医医疗机构同等的权利。<br>5.中医医疗广告必须经主管部门批准；内容必须与审查批准的内容相一致；并符合《广告法》有关规定。 |
| 中医从业人员 | 1.资格　从事中医医疗活动的人依法通过考试取得中医医师资格，并进行执业注册。<br>2.师承、确有专长人员　两名中医医师推荐，经省、自治区、直辖市人民政府中医药主管部门组织实践技能和效果考核合格后，即可取得中医医师资格。<br>3.人员配备和服务提供<br>（1）中医医疗机构配备医务人员应当以中医药专业技术人员为主，主要提供中医药服务。<br>（2）经考试取得医师资格的中医医师，经培训、考核合格后，可以在执业活动中采用与其专业相关的现代科学技术方法。<br>（3）社区卫生服务中心、乡镇卫生院、社区卫生服务站以及有条件的村卫生室应当合理配备中医药专业技术人员，并运用和推广适宜的中医药技术方法。 |
| 监督检查 | 1.监督检查主体　县级以上人民政府中医药主管部门。<br>2.监督检查重点<br>（1）中医医疗机构、中医医师是否超出规定的范围开展医疗活动。<br>（2）开展中医药服务是否符合国务院中医药主管部门制定的中医药服务基本要求。<br>（3）中医医疗广告发布行为是否符合本法的规定。 |

## 第三节　中药保护与发展

| 要点 | 内容 |
|---|---|
| 概念 | 中药是指在中医药理论指导下，用以防病治病的药物。包括中药材、中药饮片、中成药三类。 |
| 中药材种养殖 | 1.制定技术规范、标准。<br>2.管理农业投入品使用<br>（1）鼓励发展中药材规范化种植养殖。<br>（2）严格管理农业投入品使用。（农药、肥料等）<br>（3）中药材种植过程中的禁止性规定。（高毒、剧毒农药）<br>（4）支持中药材良种繁育。 |
| 道地中药材 | 1.概念　道地中药材是指经过中医临床长期应用优选出来的，产在特定地域，与其他地区所产同种中药材相比，品质和疗效更好，且质量稳定，具有较高知名度的中药材。<br>2.特点<br>（1）品种优良。<br>（2）有适宜的生长环境与采收时间。 |

| 要点 | 内容 |
|---|---|
| 道地中药材 | （3）具有在中医理论指导下良好的疗效。<br>3.保护措施<br>（1）建立道地中药材评价体系。<br>（2）支持道地中药材品种选育。<br>（3）扶持道地中药材生产基地建设。<br>（4）加强道地中药材生产基地生态环境保护。<br>（5）鼓励采取地理标志产品保护等措施。（所谓地理标志，是指标示某商品来源于某地区，该商品的特定质量、信誉或者其他特征，主要由该地区的自然因素或者人文因素所决定的标志。） |
| 中药材质量检测 | 1.国务院药品监督管理部门组织监测。<br>2.定期向社会公布监测结果。<br>2.符合国家有关技术规范、标准和管理规定。<br>3.建设中药材现代流通体系。（规范化、标准化、现代化）<br>4.建立中药材追溯体系。 |
| 野生动植物资源 | 1.对药用野生动植物资源实行动态监测和定期普查。<br>2.建立药用野生动植物种质基因库。<br>3.鼓励发展人工种植养殖。<br>4.依法开展研究。 |
| 中药饮片 | 1.中药饮片是指在中医药理论指导下，按照传统加工方法对中药材进行炮制，加工成一定规格的可供中医临床配方或者中成药生产使用的原料药。<br>2.规定<br>（1）国家保护中药饮片传统炮制技术和工艺。<br>（2）支持应用传统工艺炮制中药饮片。<br>（3）鼓励运用现代科学技术开展中药饮片炮制技术研究。<br>3.医疗机构炮制中药饮片<br>（1）市场上没有供应。<br>（2）医师处方的需要。<br>（3）在本医疗机构内炮制、使用。<br>（4）备案。<br>（5）凭处方再加工。 |
| 古代经典名方 | 1.古代经典名方　是指至今仍广泛应用、疗效确切、具有明显特色与优势的古代中医典籍所记载的方剂。<br>2.生产要求　申请药品批准文号时，可以仅提供非临床安全性研究资料。 |
| 中药制剂 | 1.中药制剂　是根据《中华人民共和国药典》《医疗机构制剂配制质量管理规范》等规定的处方，将中药加工或提取后制成的具有一定规格，可以直接用于防病治病的制剂。<br>2.方式<br>（1）依照《药品管理法》的规定取得医疗机构制剂许可证。<br>（2）依法委托取得药品生产许可证的药品生产企业、取得医疗机构制剂许可证的其他医疗机构配制中药制剂。（备案）<br>3.质量责任　医疗机构承担；分别承担。<br>4.品种管理　批准文号；备案。 |

## 第四节 中医药人才培养

| 要点 | 内容 |
|------|------|
| 原则 | 1.中医药教育应当遵循中医药人才成长规律。<br>2.中医药教育应以中医药内容为主,体现中医药文化特色。<br>3.中医药教育应注重中医药经典理论和中医药临床实践相结合。<br>4.中医药教育应注重现代教育方式和传统教育方式相结合。 |
| 学校教育 | 1.完善教育体系,支持发展。<br>2.体现特色,符合规律。 |
| 师承教育 | 国家发展中医药师承教育,支持有丰富临床经验和技术专长的中医医师、中药专业技术人员在执业、业务活动中带徒授业,传授中医药理论和技术方法,培养中医药专业技术人员。 |
| 继续教育 | 1.加强对中医医师和城乡基层中医药专业技术人员的培养和培训。<br>2.国家发展中西医结合教育,培养高层次的中西医结合人才。<br>3.县级以上地方人民政府中医药主管部门应当组织开展中医药继续教育,加强对医务人员,特别是城乡基层医务人员中医药基本知识和技能的培训。 |

## 第五节 中医药科学研究

| 要点 | 内容 |
|------|------|
| 主体 | 科研机构、高等学校、医疗机构和药品生产企业等。 |
| 方法 | 运用现代科学技术和传统中医药研究方法,开展中医药科学研究。 |
| 任务 | 1.加强中西医结合研究。<br>2.促进中医药理论和技术方法的继承和创新。 |
| 文献、秘方 | 1.整理、研究和利用(古籍文献、著名中医药专家的学术思想和诊疗经验以及民间中医药技术方法)。<br>2.捐献 国家鼓励组织和个人捐献有科学研究和临床应用价值的中医药文献、秘方、验方、诊疗方法和技术。 |
| 重点研究领域 | 1.中医药基础理论和辨证论治方法。<br>2.常见病、多发病、慢性病和重大疑难疾病、重大传染病的中医药防治。<br>3.其他对中医药理论和实践发展有重大促进作用的项目。 |

## 第六节 中医药传承与文化传播

| 要点 | 内容 |
|------|------|
| 中医药传承 | 1.遴选(传承项目和传承人)<br>(1)主体 省级以上中医药主管部门。<br>(2)标准 具有重要学术价值的中医药理论和技术方法。<br>2.传承人的义务<br>(1)开展传承活动。<br>(2)培养后继人才。 |

| 要点 | 内容 |
|---|---|
| 中医药传承 | （3）收集整理并妥善保存相关的学术资料。<br>3.传统知识的保护<br>（1）国家建立中医药传统知识保护数据库、保护名录和保护制度。<br>（2）持有人享有的传承使用、知情同意和利益分享等权利。<br>（3）国家对经依法认定属于国家秘密的传统中药处方组成和生产工艺实行特殊保护。 |
| 文化传播 | 1.内容和方式<br>（1）加强"大医精诚"等中医药文化宣传。<br>（2）普及中医药知识，推广中医治未病理念的健康工作和生活方式等。<br>（3）鼓励组织和个人创作中医药文化和科普作品。<br>2.要求<br>（1）遵守国家有关规定。<br>（2）明确任何组织或者个人不得对中医药作虚假、夸大宣传，不得冒用中医药名义牟取不正当利益，否则依法追究法律责任。<br>（3）广播、电视、报刊、互联网等媒体开展中医药知识宣传，应当聘请中医药专业技术人员进行。 |

## 第七节 中医药发展的保障措施

| 要点 | 内容 |
|---|---|
| 政府职责 | 1.经费纳入 本级财政预算。<br>2.政策制定 应当有中医药主管部门参加。<br>2.收费项目和标准 应当按照法定价格管理权限，合理确定中医医疗服务的收费项目和标准，体现中医医疗服务成本和专业技术价值。<br>3.基本医疗保险 将符合条件的中医医疗机构纳入基本医疗保险定点医疗机构范围，将符合条件的中医诊疗项目、中药饮片、中成药和医疗机构中药制剂纳入基本医疗保险基金支付范围。 |
| 评审、评估、鉴定活动 | 法定要求 成立中医药评审、评估、鉴定的专门组织；有中医药专家参加。<br>（择其一） |

# 第九章 《献血法》

## 第一节 概 述

| 要点 | 内容 |
|---|---|
| 立法宗旨 | 1.保证医疗临床用血需要和安全。<br>2.保障献血者和用血者身体健康。<br>3.促进社会主义物质文明和精神文明建设。 |

# 第二节 无偿献血

| 要点 | 内容 |
|------|------|
| 概念 | 无偿献血是指达到一定年龄的健康公民自愿地捐献自身的血液或某种血液成分用于临床，而不索取任何报酬的行为。 |
| 主体 | 1.年龄18周岁至55周岁的健康公民自愿献血。<br>2.率先献血 国家鼓励国家工作人员、现役军人和高等学校在校学生率先献血，为树立社会新风尚作表率。 |
| 血站 | 1.概念 血站是向公民采集、提供临床用血的机构，是不以营利为目的的公益性组织。<br>2.种类 血站分为血液中心、中心血站（血站）、中心血库。<br>3.设置审批 卫生行政部门报同级政府批准，备案。<br>4.执业许可<br>（1）登记机关 卫生行政部门申请办理执业登记，取得血站执业许可证（有效期三年）。<br>（2）登记程序 填写《血站执业登记申请书》；提交技术审查报告；审核。<br>（3）再次执业登记 血站执业许可证有效期满前三个月，血站应当办理再次执业登记。 |
| 采供血 | 1.采血<br>（1）免费检查 对献血者必须免费进行必要的健康检查。<br>（2）采血量和间隔期间 每次采集血液量一般为200毫升，最高不得超过400毫升，两次采集间隔期间不少于6个月。<br>（3）采血要求 遵守操作规程和制度；有采血资格的医务人员进行；一次性采血器材用后必须销毁。<br>（4）献血证 献血者发给无偿献血证。<br>（5）禁止买卖 无偿献血的血液必须用于临床，不得买卖。<br>2.供血<br>（1）检测 必须进行检测，未经检验或检验不合格的血液不得向医疗机构提供。<br>（2）包装、储存、运输 必须符合国家规定的卫生标准和要求。<br>（3）血液包装袋上应当标明血站名称及其许可证号；献血编号或者条形码；血型；血液品种；采血日期及时间或者制备日期及时间；有效日期及时间；储存条件。 |
| 临床用血 | 1.核查 医疗机构对临床用血必须进行核查。<br>2.费用 只交付用于血液的采集、储存、分离、检验等费用；具体收费标准由国务院卫生行政部门会同物价管理部门制定。<br>3.临床急救用血<br>（1）自身储血 鼓励和指导择期手术的患者自身储血。<br>（2）互助献血 动员家庭、亲友、所在单位以及社会互助献血。 |

# 第十章 《疫苗流通和预防接种管理条例》

## 第一节 概 述

| 要点 | 内容 |
|---|---|
| 疫苗的分类 | 1.概念 疫苗，是指为了预防、控制传染病的发生、流行，用于人体预防接种的疫苗类预防性生物制品。<br>2.分类 疫苗分为两类。<br>（1）第一类疫苗，是指政府免费向公民提供，公民应当依照政府的规定受种的疫苗，包括国家免疫规划确定的疫苗，省、自治区、直辖市人民政府在执行国家免疫规划时增加的疫苗，以及县级以上人民政府或者其卫生行政部门组织的应急接种或者群体性预防接种所使用的疫苗。<br>（2）第二类疫苗，是指由公民自费并且自愿受种的其他疫苗。接种第一类疫苗由政府承担费用。接种第二类疫苗由受种者或者其监护人承担费用。 |

## 第二节 疫苗接种

| 要点 | 内容 |
|---|---|
| 儿童预防接种的管理 | 1.国家对儿童实行预防接种证制度。在儿童出生后1个月内，其监护人应当到儿童居住地承担预防接种工作的接种单位为其办理预防接种证。接种单位对儿童实施接种时，应当查验预防接种证，并作好记录。<br>2.儿童离开原居住地期间，由现居住地承担预防接种工作的接种单位负责对其实施接种。<br>3.儿童入托、入学时，托幼机构、学校应当查验预防接种证，发现未依照国家免疫规划受种的儿童，应当向所在地的县级疾病预防控制机构或者儿童居住地承担预防接种工作的接种单位报告，并配合疾病预防控制机构或者接种单位督促其监护人在儿童入托、入学后及时到接种单位补种。 |

## 第三节 预防接种异常反应的处理

| 要点 | 内容 |
|---|---|
| 预防接种异常反应的情形 | 1.概念 预防接种异常反应，是指合格的疫苗在实施规范接种过程中或者实施规范接种后造成受种者机体组织器官、功能损害，相关各方均无过错的药品不良反应。<br>2.下列情形不属于预防接种异常反应<br>（1）因疫苗本身特性引起的接种后一般反应。<br>（2）因疫苗质量不合格给受种者造成的损害。<br>（3）因接种单位违反预防接种工作规范、免疫程序、疫苗使用指导原则、接种方案给受种者造成的损害。<br>（4）受种者在接种时正处于某种疾病的潜伏期或者前驱期，接种后偶合发病。 |

| 要点 | 内容 |
|---|---|
| 预防接种异常反应的情形 | （5）受种者有疫苗说明书规定的接种禁忌，在接种前受种者或者其监护人未如实提供受种者的健康状况和接种禁忌等情况，接种后受种者原有疾病急性复发或者病情加重。<br>（6）因心理因素发生的个体或者群体的心因性反应。<br>3.发生预防接种异常反应的相关应对<br>（1）疾病预防控制机构和接种单位及其医疗卫生人员发现预防接种异常反应、疑似预防接种异常反应或者接到相关报告的，应当依照预防接种工作规范及时处理，并立即报告所在地的县级人民政府卫生主管部门、药品监督管理部门。接到报告的卫生主管部门、药品监督管理部门应当立即组织调查处理。<br>（2）县级以上地方人民政府卫生主管部门、药品监督管理部门应当将在本行政区域内发生的预防接种异常反应及其处理的情况，分别逐级上报至国务院卫生主管部门和药品监督管理部门。<br>（3）预防接种异常反应争议发生后，接种单位或者受种方可以请求接种单位所在地的县级人民政府卫生主管部门处理。<br>（4）因预防接种导致受种者死亡、严重残疾或者群体性疑似预防接种异常反应，接种单位或者受种方请求县级人民政府卫生主管部门处理的，接到处理请求的卫生主管部门应当采取必要的应急处置措施，及时向本级人民政府报告，并移送上一级人民政府卫生主管部门处理。 |
| 预防接种异常反应的赔偿 | 1.因预防接种异常反应造成受种者死亡、严重残疾或者器官组织损伤的，应当给予一次性补偿。<br>2.（1）因接种第一类疫苗引起预防接种异常反应需要对受种者予以补偿的，补偿费用由省、自治区、直辖市人民政府财政部门在预防接种工作经费中安排。<br>（2）因接种第二类疫苗引起预防接种异常反应需要对受种者予以补偿的，补偿费用由相关的疫苗生产企业承担。<br>（3）国家鼓励建立通过商业保险等形式对预防接种异常反应受种者予以补偿的机制。 |

# 第四节　法律责任

| 要点 | 内容 |
|---|---|
| 疾病预防控制机构的法律责任 | 1.疾病预防控制机构有下列情形之一的，由县级以上人民政府卫生主管部门责令改正，通报批评，给予警告；有违法所得的，没收违法所得；拒不改正的，对主要负责人、直接负责的主管人员和其他直接责任人员依法给予警告至降级的处分：<br>（1）未按照使用计划将第一类疫苗分发到下级疾病预防控制机构、接种单位、乡级医疗卫生机构的。<br>（2）未依照规定建立并保存疫苗购进、储存、分发、供应记录的。<br>（3）接收或者购进疫苗时未依照规定索要温度监测记录，接收、购进不符合要求的疫苗，或者未依照规定报告的。<br>2.疾病预防控制机构在疫苗分发、供应和接种过程中违反《条例》规定收取费用的，由所在地的县级人民政府卫生主管部门监督其将违法收取的费用退还给原缴费的单位或者个人，并由县级以上人民政府价格主管部门依法给予处罚。 |

| 要点 | 内容 |
|---|---|
| 接种单位的法律责任 | 1.接种单位有下列情形之一的，由所在地的县级人民政府卫生主管部门责令改正，给予警告；拒不改正的，对主要负责人、直接负责的主管人员依法给予警告至降级的处分，对负有责任的医疗卫生人员责令暂停3个月以上6个月以下的执业活动。<br>（1）接收或者购进疫苗时未依照规定索要温度监测记录，接收、购进不符合要求的疫苗，或者未依照规定报告的。<br>（2）未依照规定建立并保存真实、完整的疫苗接收或者购进记录的。<br>（3）未在其接种场所的显著位置公示第一类疫苗的品种和接种方法的。<br>（4）医疗卫生人员在接种前，未依照本条例规定告知、询问受种者或者其监护人有关情况的。<br>（5）实施预防接种的医疗卫生人员未依照规定填写并保存接种记录的。<br>（6）未依照规定对接种疫苗的情况进行登记并报告的。<br>2.接种单位在疫苗分发、供应和接种过程中违反《条例》规定收取费用的，由所在地的县级人民政府卫生主管部门监督其将违法收取的费用退还给原缴费的单位或者个人，并由县级以上人民政府价格主管部门依法给予处罚。 |

# 第一章　绪　论

## 第一节　医患关系与中医医患关系的特点

| 要点 | 内容 |
|---|---|
| 中医学对医患关系的认识 | 1.佛教、道教和儒家思想对传统医患关系产生影响。<br>2.儒家思想为核心伦理价值观，决定了传统医患关系是建立在"仁爱"的基础上，并以道德为主要约束形式。<br>3."坐堂""游方""个体""家庭"是古代医生行医的主要方式。 |
| 西医学对医患关系的认识 | 1.主动-被动型医患关系　普遍存在的最传统的模式。类似于父母与婴儿的关系。<br>2.指导-合作型医患关系　一般用于急症但有意识的患者。类似于父母与青少年的关系。<br>3.共同参与型医患关系　适用于慢性病或有一定医学知识的患者。类似于成人之间的关系。 |
| 中医医患关系的特点 | 1.医患关系特点的决定因素　患者及其心理特征。<br>2.中医医患关系的特点　医患共同参与类型的互动与伙伴关系。 |

## 第二节　中医学对医患沟通问题的认识

| 要点 | 内容 |
|---|---|
| "医乃仁术"思想指导下的德医并重观 | 1."仁爱救人""以德立医""普同一等"是中医职业道德问题的核心理念。<br>2."医乃仁术""德医并重"是中医的价值取向。 |
| "必一其神"原则指导下的医患互信观 | 1.赢得患者信任是医患沟通的基础；赢得患者信任的前提是医生全身心地为患者服务（即"必一其神"）。<br>2.医患之间的良好交流，能赢得患者信任与配合，提高疗效。 |
| "治病求本"原则指导下的医患互动观 | 1."治病求本"是中医学的基本治疗原则之一。<br>2.患者为本，医生为标。<br>3.医患互动是减少医患纠纷的重要方法。 |

## 第三节　中医医患沟通的特点与意义

| 要点 | 内容 |
|---|---|
| 以人为本，注重人文关怀 | 1.以人为本　尊重人性，尊重生命。<br>2.贵生　体现了中医人文关怀精神。 |
| 天人合一，注重全面整体 | 1.天人合一　是中医学理论的基础。<br>2.上知天文，下知地理，中知人事　强调对疾病影响因素的全面把握。 |
| 三因制宜，注重个性差异 | 1.三因（时、地、人）制宜　是中医学的基本治疗原则之一。<br>2.医患沟通时，也应考虑到时、地、人的个体差异。 |

| 要点 | 内容 |
|---|---|
| 善治未病，注重健康教育 | 1.养生防病　即"上工治未病"，是中医的主导思想之一。<br>2.治未病具体包括未病先防、已病早治、既病防变、病后防复。<br>3.中医医患沟通诊治疾病的过程，也是对患者进行健康教育的过程。 |
| 注重诊断过程中的沟通 | 1.脉诊、腹诊、穴位诊断及针灸、推拿、按摩等治疗，是建立在触摸基础上的非语言沟通手段，有利于建立医患信任。 |

# 第二章　医患沟通的理论基础

## 第一节　医患沟通中的公共关系学基础

| 要点 | 内容 |
|---|---|
| 公共关系概述 | 1.含义　是社会公共服务机构同民众之间产生的一种活动状态，是一门组织和民众之间增进了解和信赖的科学与艺术。<br>2.原则　包括坦诚、言行表里一致、双向沟通传播、平等对待沟通、依法和道德等。 |
| 医患沟通中公共关系的传播模式 | 1.五个要素　传播者（即医生）、传播内容（分为告知性和劝导性内容）、传播渠道（面对面或非面对面）、目标公众（即患者）、传播效果。<br>2.传播模式　拉斯韦尔的5W模式、奥斯古德–施拉姆模式、受众选择3S模式。 |
| 医患沟通中公共关系的传播效果 | 1.信息层级　目的是实现医患诊疗信息的交流。<br>2.情感层级　目的是使传播者获得与信息接收者之间的情感共鸣。<br>3.态度层级　目的是双方建立合作态度，达到治疗的默契。<br>4.行为层级　目的是达到医患间和谐、健康、有序的互动诊疗行为。 |

## 第二节　医患沟通中的心理学基础

| 要点 | 内容 |
|---|---|
| 人际关系及其影响因素 | 1.含义　是在社会交往过程中形成的、建立在个人情感基础上的人与人之间相互吸引与排斥的关系，反映人与人之间在心理上的亲疏远近。<br>2.理论基础　包括认知理论（即认知平衡论）、相互作用理论、强化理论。<br>3.行为模式　包括T.F.李瑞的研究、W.C.舒兹的研究、霍尼的研究。<br>4.交往原则　包括平等、相容、互利、信用原则。<br>5.影响因素　包括增进人际吸引（接近性吸引、相似性吸引、互补性吸引、个性吸引、个人仪表吸引）与阻碍人际吸引（人际知觉的偏见因素、自我认知的偏颇因素）两大类。 |
| 患者的心理需要 | 1.生命安全需要<br>2.特别生理需要<br>3.伤病相关信息需要<br>4.关爱和归属需要<br>5.尊重需要<br>6.高质量生存需要<br>7.合理支出需要 |

| 要点 | 内容 |
|---|---|
| 医护人员的心理需要 | 1.生存需要<br>2.接纳、被接纳及尊重、被尊重的需要<br>3.自我实现的需要 |

## 第三节 医患沟通中的伦理学基础

| 要点 | 内容 |
|---|---|
| 伦理学概述 | 1.概念 是关于人的道德规范与行为准则的科学。<br>2.相关概念 ①伦理,即人与人之间关系的原理。②道德,即调整人们相互之间关系的行为规范。<br>3.任务 ①揭示和论证道德的社会本质及其发展的客观历史过程。②概括并阐释社会主义道德的规范体系。③探讨社会主义道德的构成和培养社会道德的途径。 |
| 医学伦理学概述 | 1.概念 是运用一般伦理学理论和原则在解决医疗卫生实践和医学发展过程中的医学道德问题和医学道德现象的学科。 |
| 医患关系中的伦理问题 | 1.医患关系中的伦理学特点 ①一致性与相容性。②不平衡性与矛盾性。<br>2.医患沟通中的伦理作用 ①遵循行为规范,促进医患互信,奠定沟通基础。②创设良好氛围,为医疗质量提供基本保证。③协调医患关系,防范和化解医患矛盾和纠纷。④促进心身康复,改进医患生活品质,共同推动医学科学发展。⑤改善人际关系,构建和谐社会,共同推进精神文明建设。<br>3.医学伦理学的基本特征 ①实践性。②继承性。③时代性。<br>4.医学伦理学的基本原则 ①尊重和自主。②不伤害。③患者利益第一。④公正原则。 |
| 当代医学发展面临的伦理学问题 | 1.患者的权利和义务 ①获得诊治和医疗救助的权利。②知情权。③隐私权。④不受歧视的权利。⑤获得民事赔偿的权利。<br>2.医师的权利和义务 ①诊疗权。②人格尊严和人身安全不受侵犯。③特殊干预权。 |

## 第三章 医患沟通的基本原则

## 第一节 以人为本

| 要点 | 内容 |
|---|---|
| 关注疾病的同时关注人的整体 | 1."以人为本"是医患沟通的最根本原则。 |
| "医乃仁术"、"仁术统一"的中医学人本思想 | 1."仁者爱人"是"仁"的核心内涵。<br>2."仁"是"术"的宗旨,"术"是"仁"的手段。<br>3."中"是不偏不倚、无过无不及,"和"是使不同对立统一、合乎节度。 |

## 第二节　平　等

| 要点 | 内容 |
|------|------|
| 诚信原则 | 1."大医精诚"是中医行医操守的基本规范。<br>2.诚信是实现医患平等原则的前提。<br>3.医患诚信缺失是导致多数医疗纠纷的根源。 |
| 行善原则 | 1.要求医生充分尊重患者的个人决定，向患者提供符合其利益的医疗方案，努力保障和增进患者的个人健康和福祉。 |
| 公正原则 | 1.定义　是指社会收益和负担的合理分配，是一种分配公正的原则。<br>2.医疗资源分配公正的内容　包括宏观和微观两方面。 |

## 第三节　尊　重

| 要点 | 内容 |
|------|------|
| 自主原则 | 1.是强调尊重患者自己的意愿（即自主权）。<br>2.医患之间的尊重原则　主要是指医生对患者的尊重，同时也要求患者尊重医生。 |
| 知情同意原则 | 1.最早提出于《纽伦堡法典》。<br>2.知情同意的四个要素　①同意的能力；②信息的告知；③信息的理解和自由的同意。 |
| 患者有利原则 | 1.是指医生要完全站在患者角度上，为维护其健康尽心尽力。<br>2.包括确有益处和权衡厉害两个要求。 |
| 同情原则 | 1.是指医生在充分理解患者患病体验的基础上，产生感同身受的同情心。<br>2.是医生做好医患沟通的心理基础。 |
| 保密原则 | 1.是指医生有义务尊重患者的信任并为患者保守秘密，限制他人得到患者的私人信息。<br>2.有利于医患之间彼此信任，保持良好医患关系，维系患者就医过程的诚实性。 |

# 第四章　医患沟通中应具备的人文素养

## 第一节　道德素养

| 要点 | 内容 |
|------|------|
| 医德中的诚信与荣誉 | 1.诚信缺失　是目前医患矛盾主要来源。<br>2.诚信　是一切道德的根基和本源。<br>3.医务人员的荣誉感　是指医务人员的医疗行为和成绩赢得社会的肯定性评价奖励。 |

| 要点 | 内容 |
|---|---|
| 医德中的审慎与保密 | 1.审慎的定义　是指医务人员在诊疗行为之前的周密思考与医疗过程中的谨慎、认真、细致。<br>2.审慎的内容　包括诊断、治疗、言语要审慎。<br>3.保密的内容　包括保守患者隐私、对患者保守秘密。 |
| 医德中的情感与人性 | 1.情感的内容　包括同情感、责任感、价值感。<br>2.人性是影响和制约人的健康和疾病状态的基本因素，是影响和制约医务人员思想、感情和行为的基本因素，是卫生事业管理中深层问题的根源。 |

## 第二节　职业素养

| 要点 | 内容 |
|---|---|
| 工作态度 | 1.认真负责。<br>2.一视同仁。<br>3.善意和蔼。 |
| 合作精神 | 1.谦虚好学。<br>2.尊重同行。 |
| 心理素质 | 1.健全的人格。<br>2.稳定的情绪。<br>3.坚定的意志。 |

## 第三节　共　情

| 要点 | 内容 |
|---|---|
| 共情的含义 | 1.即同情心、同感心，是指体验他人内心世界的能力。 |
| 共情的方法与过程 | 1.方法　①学会换位思考。②学会倾听。③表达尊重。<br>2.过程　①医务人员体验病人的感情——感情的感受。②医务人员表达对病人的情绪和处境的理解——表达共情。③病人感觉到医务人员的理解——病人感受到共情。 |
| 共情要注意的问题 | 1.设身处地地换位思考。<br>2.因人而异并把握分寸。<br>3.恰当使用躯体语言。<br>4.善于把握不同角色。<br>5.能够自我验证及修正。 |

# 第五章 医患沟通中应遵守的法律法规

## 第一节 概　述

| 要点 | 内容 |
|---|---|
| 医患关系概述 | 1.含义　是双向的、特定的人际关系，是一种特殊的民事法律关系<br>2.内容　①技术关系。②非技术关系。<br>3.模式　①主动－被动型医患关系。②指导－合作型医患关系。③共同参与型医患关系。<br>4.特性　①人文性。②医患双方利益的根本一致性。③平等性。<br>5.影响因素　①医方因素。②患方因素。③社会因素。 |

## 第二节 医疗活动中患者的权利

| 要点 | 内容 |
|---|---|
| 获得诊治、获得医疗救助的权利 | 1.含义　公民因疾病就诊时，尤其是疾病紧急、危重时，有获得医疗机构及其医务人员诊治的权利，这是一项基本医疗权利。<br>2.体现《民法通则》　公民享有生命健康权。 |
| 知情权 | 1.构成要件　①医疗信息的揭示。②医疗信息的理解。③患者自愿的同意。④患方同意的能力等。<br>2.知情权的例外　①必须出现抢救生命垂危的患者等紧急情况。②不能取得患者或者其近亲属意见的。③经医疗机构的负责人或者授权的负责人批准。 |
| 隐私权 | 含义　医方对合法掌握的有关患者个人的各种秘密不得擅自泄露，并排斥医方非法侵犯的权利。 |
| 不受歧视的权利 | 1.含义　在医疗活动中，患者不因性别、年龄、身份、地位、财产状况、是否患有传染病等而受到区别对待。<br>2.体现平等就医的权利。 |
| 获得民事赔偿的权利 | 1.含义　由于医疗机构及其医务人员有过错或过失而造成患者权利损失，由医疗机构承担赔偿责任。<br>2.医疗损害责任的三种基本类型　①医疗技术损害责任。②医疗伦理损害责任。③医疗产品损害责任。 |

## 第三节 医疗活动中患者的义务

| 要点 | 内容 |
|---|---|
| 医疗活动中患者的义务 | 1.诚实叙述本人的病史。<br>2.对各种治疗方案作出负责任的选择。<br>3.在知情同意的情况下，积极配合医生的治疗。<br>4.尊重医务人员及其劳动。<br>5.缴纳医疗费用。 |

## 第四节　医疗活动中医师的权利

| 要点 | 内容 |
|---|---|
| 诊疗权 | 是执业医师最基本的执业权利。 |
| 人格尊严、人身安全不受侵犯 | 医师执业活动中的人格尊严受法律保护。 |
| 特殊干预权 | 1.含义　在特殊情况下，需要限制患者的权利以达到完成医务人员对患者应尽的义务和对患者生命健康负责的目的。<br>2.运用范围　①患者在特殊情况下拒绝治疗。②高度危险、可能致死致残的人体试验性治疗。③必要的行为控制。 |

## 第五节　医疗活动中医师的义务

| 要点 | 内容 |
|---|---|
| 医疗活动中医师的义务 | 1.救治义务。<br>2.告知说明的义务。<br>3.保护患者隐私的义务。 |

# 第六章　中医医患沟通的内容与方式方法

## 第一节　中医医患沟通的内容

| 要点 | 内容 |
|---|---|
| 医学观念沟通 | 1.对医学期望的沟通。<br>2.对医学复杂性认识的沟通。<br>3.对医学风险认识的沟通。<br>4.对药物作用认识的沟通。 |
| 医学信息沟通 | 1.交流双方的基本信息。<br>2.沟通病情信息、诊疗方案、风险与费用等。<br>3.沟通医患双方的权利与责任。 |
| 医学情感沟通 | 1.医生与患者要形成有效的情感交流与对话。<br>2.情志活动是脏腑机能活动的表现。<br>3.七情五志的失常是脏腑功能失常的重要病因。 |

## 第二节　中医临床接诊与医患沟通的方式方法

| 要点 | 内容 |
|---|---|
| 中医临床接诊与医患沟通的方式方法 | 1.望诊　望患者神、色、形、态、五官、舌象等。<br>2.闻诊　听患者的语音、声调，闻患者的气味。<br>3.问诊　问患者的症状、感受、病因、病情发展变化、诊疗经过等。<br>4.切诊　切患者的脉象，切皮肤、躯干等部位。 |

# 第七章 询 问

## 第一节 询问的概念与基本原则

| 要点 | 内容 |
|------|------|
| 询问的概念 | 是医生通过对患者或患者有联系的相关人员的系统提问而获得疾病信息的过程。 |
| 询问的基本原则 | 1.亲和友善。<br>2.话语简洁。<br>3.内容具体。<br>4.先后有序。<br>5.逐步确认。 |

## 第二节 询问技能

| 要点 | 内容 |
|------|------|
| 开放式询问 | 1.定义 是指不限定回答的形式与内容,让患者自由诉说的询问模式。<br>2.特点 通常含有"什么""怎么""为什么""如果""能不能""愿不愿意"等。<br>3.作用 ①体现了以患者为中心的理念。②便于医生全面了解患者身体状况。③方便抓住主诉。 |
| 封闭式询问 | 1.定义 是从医生的角度出发,为获得准确的信息向患者提出的,以回答"是"与"否"为特征的询问模式。<br>2.特点 通常含有"是不是""对不对""有没有"等。<br>3.作用 ①体现了以患者为中心的理念,简明扼要,加快接诊速度。②帮助医生打断患者离题的诉说。 |
| 开放式询问与封闭式询问的有机结合 | 1.在临床实践过程中体会、掌握,有机地结合。<br>2.作用 ①避免暗示性提问。②便于医生重新整理思路。③鼓励性的语句,建立良好的医患关系。 |
| 聚焦式询问 | 1.定义 是指医生在询问过程中针对患者叙述不清晰的某个内容集中主题进行询问。 |
| 选择式询问 | 1.定义 是指医生在询问过程中对所有问的问题先给出几个可以选择的答案供患者选择。 |
| 中立式询问 | 1.定义 是指对询问的回答只有一个答案,并且问题是中立的,没有明显的偏向性。 |
| 跨文化背景下的询问 | 1.要尊重患者的个人文化、信仰及爱好。<br>2.要避免与宗教信仰中禁忌的问题,减少无心的冒犯。<br>3.务必注重保护个人隐私(如个人的时间安排、公共场合询问症状等)。 |

## 第三节　不同医疗场合的询问步骤

| 要点 | 内容 |
| --- | --- |
| 门诊 | 1.医疗特点　①患者人数多。②病种复杂。③诉求多。④单位就诊时间短。<br>2.患者特点　有明显的焦虑、紧张和急躁等心理特点。<br>3.询问特点　直接与准确。<br>4.询问步骤　①与患者建立关系。②收集患者信息。③介绍自己的判断。④患者告知。 |
| 急诊 | 1.医疗特点　①节奏紧张、有序。②诊疗随机、规律。③技术专业、全面。④矛盾突出、尖锐。<br>2.患者特点　①病情危急险重。②疾患常常群体突发。③就医紧迫。④多发严重后果。<br>3.询问特点　①首诊负责，仔细询问。②态度和蔼，消除患者恐惧感。③耐心疏导，感化患者，安慰亲属。④语言亲切，态度温和，使其控制感情冲动。 |
| 病房 | 1.医疗特点　①时间充裕。②病情复杂、严重、变化多与快。③面对患者及家属等。<br>2.患者特点　较担忧、有时不合作。<br>3.询问特点　详细与全面。<br>4.询问步骤　①介绍自己。②与患者建立关系。③收集患者信息。④询问患者。⑤介绍自己的判断。⑥患者告知。⑦住院期间患者诊疗与告知。⑧出院前患者告知。 |

## 第四节　询问过程中的注意事项

| 要点 | 内容 |
| --- | --- |
| 询问过程中的注意事项 | 1.态度中立，避免诱导。<br>2.语气平稳，神情镇定。<br>3.避免使用患者不易懂的医学术语。<br>4.注意患者的心理变化。<br>5.关注患者的文化背景。 |

# 第八章　倾　听

## 第一节　倾听的概念与基本原则

| 要点 | 内容 |
| --- | --- |
| 倾听的概念 | 1.倾听是指医生听取患者诉说的过程，是一个接收和感受患者全部信息的过程。<br>2.倾听是医生全面、准确获取患者信息、正确诊断和治疗的前提，是所有医患沟通技能实现的基础。 |

| 要点 | 内容 |
|------|------|
| 倾听的基本原则 | 1.爱的传递。<br>2.全情投入。<br>3.沉着自信。<br>4.积极主动。<br>5.耐心细致。<br>6.及时反馈。<br>7.保持恰当的姿态与距离。 |

## 第二节　倾听技能

| 要点 | 内容 |
|------|------|
| 倾听基本技能 | 1.敦促。<br>2.重复。<br>3.沉默。<br>4.归纳与确认。 |
| 倾听高级技能 | 1.支持与同感。<br>2.直接明示主题。<br>3.严肃认真的对话或争论。<br>4.恰当的病情解释时机。<br>5.肢体语言的倾听。 |

## 第三节　特定人群、特殊情况下的倾听技能

| 要点 | 内容 |
|------|------|
| 因年龄问题导致诉述病症困难 | 1.年幼患者　仔细倾听家长诉说。<br>2.具备语言能力的儿童　用非语言技巧去感知、理解、倾听。<br>3.学龄前儿童　缓和不安情绪，避免伤害自尊。<br>4.老年患者　安静耐心倾听，反复提问，不能催促。 |
| 女性患者羞于表述病症 | 1.从患者角度思考问题。<br>2.努力建立相互理解、信任的平台，避免难以回答、无法接受的问题。<br>3.配合助手，协调尴尬，得体自然，避免不必要的肢体接触。<br>4.结合必要的语言说明。 |
| 由于性格和情绪等原因不愿意交流 | 1.态度温和，把握患者就诊意图，切忌斥责或批评。<br>2.注意观察患者，表明医生理解其痛苦，耐心安抚、鼓励。<br>3.避免使用过多、过快的直接提问导致患者惶惑被动。<br>4.慎重触及让其伤心和敏感的问题。 |
| 为试探医生医术而沉默不语 | 1.合理、恰当地解释，取得患者信任，使其自觉倾诉。 |
| 患者喋喋不休但缺乏条理与重点 | 1.安静倾听，适当提示、引导。<br>2.适当使用封闭式提问控制谈话。<br>3.特殊情况下选择适当时机中止其诉说，积极使用归纳与确认、聚焦等技能。 |

| 要点 | 内容 |
|------|------|
| 患者过度依赖医生 | 1.善意提醒，恰当控制好诉说时间。<br>2.不能一味迁就患者，让其认识到要与医生共同战胜疾病。 |
| 患者为残障者 | 1.视觉障碍 消除患者不安情绪、直截了当询问其所需、让其对所在环境具体化以便安心就诊。<br>2.听觉障碍 唇读法、笔谈、手语、指文字。<br>3.肢体残障 事先询问方便的交流方式、倾听家属叙述、耐心引导患者。 |

## 第四节 倾听的误区及解决办法

| 要点 | 内容 |
|------|------|
| 急于下结论 | 1.可能导致误诊。<br>2.严重影响医患关系。 |
| 轻视患者 | 1.要及时处置及安慰，给予心理安慰和支持。<br>2.要有耐心、同情心，使其情绪稳定，打消顾虑，积极配合。 |
| 干预及转移患者话题 | 1.不可贸然打断，耐心倾听。<br>2.过滤无用信息，排除干扰或障碍。<br>3.思路清晰地提问，引导诉说，获取有效信息。 |
| 做道德或正确性的判断 | 1.不能妄加评论患者私事。<br>2.以患者为中心，客观公正处理事务。 |
| 倾听技巧运用不恰当 | 1.无条件接受患者。<br>2.学会欣赏患者。 |
| 依赖仪器不重视询问 | 1.以患者为中心，以仪器检查为辅助，赢得患者信任。 |
| 医患交流时间过短 | 1.不仅用耳，更要用心，耐心倾听，仔细体会，加以关心和安慰。 |

## 第九章 医疗告知

## 第一节 告知内容

| 要点 | 内容 |
|------|------|
| 法律规定告知内容 | 1.医院的基本情况、主要医务人员的职称、学术专长等。<br>2.疾病诊断、可能的病因、病情程度及发展情况、治疗方法、临床转归、预后等。<br>3.诊疗措施；实施实验性医疗方法的理论依据、成熟程度、风险程度等。<br>4.可能发生的风险和并发症，将采取的预防、避免和补救措施。<br>5.可供选择的治疗方案及每种方案的优缺点，推荐某种治疗方法的理由。<br>6.药物治疗的疗程、服用方法、毒副作用、不良反应及预防措施。<br>7.需要患者注意和配合的事项。<br>8.预计可能会对患者造成较大经济负担的收费及相关制度规定需事先告知的收费。<br>9.患者拒绝实施某些诊疗手段的后果。<br>10.当治疗条件不具备或者治疗效果不理想时，劝导患者转诊、转院。 |

| 要点 | 内容 |
|---|---|
| 古代医家告知内容 | 1.诊断及依据。<br>2.拟采用的治疗方案。<br>3.患者注意事项。<br>4.预后。<br>5.病因。<br>6.改变生活方式。 |
| 中医诊疗告知内容 | 1.内服中药煎煮的注意事项、服药后可能发生的异常情况。<br>2.外用中药的正确使用方法、可能产生的损害及其避免或减少的方法。<br>3.针灸推拿可能出现的损害及其避免或减少的方法。<br>4.疾病诊断及依据、拟采用的治疗方案、疗程及预后。<br>5.饮食禁忌。<br>6.情志调理。 |

# 第二节　告知技巧

| 要点 | 内容 |
|---|---|
| 收集信息 | 必须全面收集相关信息，包括病因、病理、发病情况、诊疗进展、转归、治疗方法及其利弊、风险、防范措施、治疗效果、治疗费用等。 |
| 整体告知 | 1.全面评估患者健康状况，充分考虑医疗风险，以患者利益最大化为前提，充分告知，制定合理的治疗方案。<br>2.告知要有预见性。 |
| 因人因病制宜 | 1.针对不同患病个体，采取个体化沟通方式。<br>2.针对不同疾病，提供相应的中医膏方、药膳加工、气功导引、自我按摩等保健指导。 |
| 突出重点 | 1.告知普通医生在相同或类似的情况下都会告知的内容。<br>2.提供普通人能够做出某项决定所需要的信息。<br>3.告知内容要针对特定的患者。 |
| 制订方案 | 1.必须根据患者的性格特征、社会背景、家庭经济条件、受教育程度、自身对所患疾病认知程度、风险承受能力、疾病预后等，制定详细告知方案。<br>2.能最大限度地减少告知失误和漏洞。 |
| 语言技巧 | 1.注意不同对象。<br>2.确保患者理解。<br>3.使用书面方式。<br>4.做到"五个避免"。<br>5.落实"十个不要"。<br>6.给自己留"余地"。<br>7.语速、语调和语气。 |

# 第三节 不同环节与场合的告知

| 要点 | 内容 |
|---|---|
| 不同环节的告知 | 1.检查前的告知 ①对有创检查可能导致的损伤和潜在的风险要明确告知，签署《有创检查知情同意书》。②告知检查顺序。<br>2.明确诊断后的告知 ①对疗效、费用、风险等承诺要实事求是，留有余地。②诊疗无把握，向上级医师汇报，由其告知患者或家属。<br>3.实施治疗前的告知 ①告知可供选择的治疗方案及存在风险。②推荐治疗方案的理由。③一般性治疗口头告知。侵入性治疗、有创治疗、化疗、诊断性治疗、药物临床观察、透析等，要签署知情同意书。④手术患者，术前告知手术方案、时间、意外及其抢救程序、可能使用血液及血液制品的情况、家属应配合的工作、术中或术后可能出现的并发症及其他风险。⑤告知医疗保险的相关政策规定。<br>4.实施诊治后的告知 ①手术患者，术后要及时告知手术基本情况、术中特殊情况、术后可能并发症、下一步治疗计划。②告知后续的观察及治疗与疾病的恢复密切相关，要求患者及家属配合，并在病历上记载，签字确认。<br>5.出院告知 ①口头告知（一般事项）。②书面告知，即出院小结（重要事项或需要患者严格遵守的事项）。 |
| 不同场合的告知 | 1.门诊告知 ①突出重点，简洁明了。②重要情况须在病历上明确记载。③特殊情况应联系家属，征求家属意见再与患者沟通。<br>2.检查室告知 ①一般情况可向患者描述、解释，并说明要请经治医师结合临床才能诊断。②可能涉及恶性疾病的异常情况，以需进一步检查为理由，及时与临床医生沟通。③对诊断存疑，需进一步检查的，耐心说明，并在报告单上写明建议进一步检查。④无把握的情况，及时请上级医师解释，或集体讨论后，或与临床医生沟通后，由临床医生告知。<br>3.病房告知 ①患者的病情、诊疗计划、预计住院时间、费用、疗效、病房管理制度、需要患者配合的事项等。②相关医疗信息必须在病历上及时、客观记录，重要事项必须请患者签字确认。<br>4.医生办公室告知 《住院患者病情告知书》，包括疾病诊断、诊疗措施、治疗方案利弊、风险、疗效、预后等。<br>5.主任办公室告知 危重疾病、恶性疾病、性病、重大或可能导致不良后果的手术、涉及患者隐私的医疗告知等。<br>6.手术室告知 ①面对患者，语气轻柔和缓，尽量不涉及风险和不良后果，消除其恐惧心理和对预后的担心。②术前、术中的特殊情况，要及时告知患者或家属，取得书面同意才可进行。 |

# 第四节 跨文化告知

| 要点 | 内容 |
|---|---|
| 跨文化告知 | 1.文化背景和宗教信仰不同，对待疾病和相关治疗手段的认识差异较大，要充分告知，并取得患者书面同意。 |

## 第五节　特殊对象的告知

| 要点 | 内容 |
|---|---|
| 对不具备完全民事行为能力患者的告知 | 1.对象应当是其法定代理人、近亲属或关系人。<br>2.清醒后具备民事行为能力的，告知本人。 |
| 对危重患者抢救时家属的告知 | 1.根据紧急避险理论，紧急情况下允许医生在没有得到患者知情同意的前提下，视为患者"默示同意"，进行挽救生命的治疗。<br>2.为抢救患者，在法定代理人或近亲属、关系人无法及时签字的情况下，可由医疗机构负责人或者被授权的负责人签字。 |
| 对特殊疾病患者的告知 | 1.告知时要权衡利弊，不能为了规避法律风险而对患者造成不良后果。<br>2.关键　要给患者战胜病魔的信心。 |
| 对涉及患者个人生活方式或观念的告知 | 1.充分尊重患者的意愿。<br>2.站在患者角度权衡利弊，让患者思考，动员患者亲属或其尊敬的关系人做工作，不可因患者的固执而轻言放弃。<br>3.患者执意拒绝，不配合治疗，必须在病历上如实记载，让患者写明拒绝理由，后果自负，签字确认。 |
| 使用高值药物、材料的告知 | 1.事先告知患者或其家属，征得其同意后方可使用。<br>2.价格差异较大时，应明确告知患者或其家属，如何选择使用由其自己决定。 |

# 第十章　接诊流程

## 第一节　接诊前的准备

| 要点 | 内容 |
|---|---|
| 对患者基本信息的了解 | 1.对患者基本信息的清晰了解，有助于促进良好的医患沟通，营造和谐的医患关系。 |
| 接诊要素的准备 | 1.诊室环境　舒适、安静、安全。<br>2.诊疗工具　整洁、齐全。<br>3.医师必备的条件　①调整心态，稳定情绪。②态度和蔼，仪表规范。③科学规划诊疗时间。 |

## 第二节　接诊初期的导入

| 要点 | 内容 |
|---|---|
| 认识患者及陪同人员 | 有助于消除陌生感和距离感，为诊疗服务中信息交流创造条件。 |
| 接诊合理的开场白，确认就诊理由 | 有利于患者与医师交流病情，增强患者对医师能够帮助自己解决不适的信心，从而达到满意的治疗效果。 |
| 正确引导会谈方向 | 能够使会谈过程自然流畅。 |

## 第三节　接诊中期的询问与倾听

| 要点 | 内容 |
| --- | --- |
| 询问 | 1.精心安排。<br>2.正确提问。<br>3.合理使用过渡语言。<br>4.尽量避免使用患者难懂的医学术语。 |
| 倾听 | 1.学会倾听。<br>2.注意聆听。<br>3.鼓励患者提问。<br>4.善于换位思考。 |

## 第四节　接诊后期的结束方式

| 要点 | 内容 |
| --- | --- |
| 接诊后期的意义 | 1.医师的全面性总结和结论性解释，将使患者对自己的疾病和健康有更清楚的认识。<br>2.患者全面而深入理解自己的病情和治疗方案，将增强与疾病抗争的信心，配合医师进行规范的治疗。 |
| 接诊结束的技巧 | 1.让患者充分了解诊疗的信息。<br>2.再次确认患者需求，达成共识。<br>3.预约下次复诊的时间。 |

# 第十一章　病历书写技能

## 第一节　病历与病历书写

| 要点 | 内容 |
| --- | --- |
| 病历 | 1.含义　是医务人员记录疾病诊疗过程的文件，记载了患者疾病发生、发展、转归及住院期间整个医疗活动的全部过程，形成了文字、符号、图表、影像、各种报告单等资料。<br>2.性质　①诊治疾病的原始记录。②医学科研与教育的基础资料。③真实反映医院的服务质量和医疗质量。④法律的可靠依据。⑤支付凭证。<br>3.重要性　既是临床、教学、科研资料，也是维护医患双方合法权益的可靠证据。 |
| 病历书写 | 1.意义　①医疗核心制度之一。②提高医疗质量的基础。③医生形象的体现。④医患沟通的平台。⑤医患合法权益的保障。⑥医患关系评价的载体。<br>2.原则　客观、真实、准确、及时、完整、规范。<br>3.质量与管理<br>4.存在的问题　记录不及时、记录不完整、记录不真实、描述不准确、签字不到位或代签字、修改不规范、医护记录不符。 |

## 第二节　病历书写技能

| 要点 | 内容 |
|---|---|
| 病历书写的内容 | 1.分类　门（急）诊病历书写和住院病历书写。<br>2.中医住院病历内容 |
| 常见错误与书写技巧 | 1.主诉、现病史、既往史、体格检查、初步诊断、首次病程记录、诊疗计划、病程记录、出院记录、死亡记录、手术记录、会诊单等常见书写错误与书写技巧。 |

# 第十二章　医生与患者家属的沟通技能

## 第一节　患者家属行为干预对医患关系的影响

| 要点 | 内容 |
|---|---|
| 干预方式 | 1.要求简化诊疗措施、降低医疗费用。<br>2.要求更改诊疗方案。<br>3.产生过激行为。 |
| 不良影响 | 1.干扰病症的诊断和治疗效果。<br>2.耽误患者病情。<br>3.打乱正常医疗秩序。<br>4.威胁医护人员的生命安全。 |
| 应对策略 | 1.了解患者家属的文化背景、职业、修养。<br>2.关注患者的心理特点及提出的各种诉求。<br>3.采用灵活多样的方式进行沟通。<br>4.引导家属的行为向有利于疾病的治疗和医患和谐的方向发展。 |

## 第二节　接诊医生与患者家属的沟通技能

| 要点 | 内容 |
|---|---|
| 患者家属的心理与情绪特点 | 1.敏感、冲动。<br>2.焦虑、恐惧。<br>3.消极、悲观。<br>4.冷漠、疏离。<br>5.缺乏信任。 |
| 接诊医生与患者家属的沟通技能 | 1.换位思考，重视患者的心理感受，找出关键的谈话对象，及早做好心理疏导。<br>2.尊重患者的知情权利，及时告知病情及诊疗方案。<br>3.了解患者家属背景，选择恰当的语言沟通，善用比喻、假设和举例，着力提升沟通效果。<br>4.优化诊疗方案，严格执行操作，规范、耐心交流。<br>5.正确处理送礼问题，树立良好医德医风。 |

# 第十三章　医疗团队间的沟通技能

## 第一节　医生与医生

| 要点 | 内容 |
|---|---|
| 医生和医生沟通的重要性 | 1.医生之间的沟通直接影响到医疗工作本身。<br>2.医生之间的沟通对医院的运行和发展起重要作用。 |
| 医医沟通的原则 | 1.以患者健康利益为核心原则。<br>2.相互尊重、相互学习的原则。<br>3.相互配合、相互监督的原则。 |
| 医医沟通的技能 | 1.下级医生应尊重上级医生的意见，服从上级医生的管理。<br>2.同级医生之间相互尊重、相互学习，交流诊治看法。<br>3.上级医生对待下级医生，既要有严肃性，又要有平等性，对待实习医生与进修医生，应多指导多鼓励，帮助进步。 |

## 第二节　医生与护士

| 要点 | 内容 |
|---|---|
| 医护沟通的重要性 | 1.医护之间良好的沟通，保证医疗工作的顺利进行，营造和谐氛围、增加工作热情。 |
| 医护沟通的原则 | 1.平等合作原则。<br>2.互相监督原则。<br>3.互相支持原则。<br>4.互相尊重原则。 |
| 医护沟通的技能 | 1.建立"交流-协作-互补"的关系模式。<br>2.创造医护之间的相互学习的机会。<br>3.定期组织科室工作整改。<br>4.建立医护联合查房制度。 |

## 第三节　医生与医技人员

| 要点 | 内容 |
|---|---|
| 医生与医技人员沟通的重要性 | 辅助检查为提高临床诊疗水平提供了越来越重要的技术支持。医生和医技人员之间需要更紧密的合作与知识交流。 |
| 医生与医技人员沟通的原则 | 1.及时沟通原则。<br>2.相互尊重与信任原则。<br>3.相互学习原则。<br>4.相互配合原则。 |
| 医生与医技人员沟通的技能 | 1.交换意见，建立信息反馈系统，定期交流。<br>2.临床出现问题及时联系，共同解决。 |

## 第四节　医生与行政管理人员

| 要点 | 内容 |
| --- | --- |
| 沟通的重要性 | 行政管理人员是医疗团队的指挥者和决策者，医生与行政管理人员需要平等有效的交流，以创造良好的工作环境，高效地完成医疗任务。 |
| 医生与行政管理人员沟通的原则 | 1.相互配合原则。<br>2.相互理解原则。 |
| 医生与行政管理人员沟通的技能 | 1.制定发展方针，大家共同参与。<br>2.建立互相激励机制。<br>3.拓展训练。 |

## 第五节　医生与后勤保障人员

| 要点 | 内容 |
| --- | --- |
| 医生与后勤保障人员沟通的重要性 | 能保障医疗单位更为有效地运营，促进医院和谐发展。 |
| 医生与后勤保障人员沟通的原则 | 1.相互尊重的原则。<br>2.相互理解的原则。 |
| 医生与后勤保障人员沟通的技能 | 1.在人格上相互尊重，有礼有节。<br>2.在工作上积极配合，互相帮助。 |

# 第十四章　非语言沟通

## 第一节　非语言沟通的含义、特点及作用

| 要点 | 内容 |
| --- | --- |
| 非语言沟通的含义 | 借助非语言符号，如人的仪表、服饰、动作、表情等，以非自然语言为载体进行的信息传递。 |
| 非语言沟通的特点 | 1.真实性。<br>2.模糊性。<br>3.共同性。<br>4.情境性。 |
| 非语言沟通的作用 | 1.表达情感。<br>2.获得语言之外的信息。<br>3.显示关系。 |

## 第二节　非语言沟通的形式

| 要点 | 内容 |
|---|---|
| 体态语言 | 1.头部动作，点头、摇头、昂头、低头。<br>2.手势可用于介绍、引领、举手致意、挥手道别等。<br>3.身姿包括站姿、坐姿、走姿。 |
| 表情 | 1.目光。<br>2.微笑。 |
| 触摸 | 抚摸、握手、拥抱、搀扶等。 |
| 仪容仪表 | 发型、发饰；面容要求美观、整洁、卫生、得体。 |
| 环境布置 | 1.医疗环境应舒适、合理、实用。<br>2.涉及患者隐私时，应有独立空间。 |
| 时间控制 | 科学规划诊疗时间。 |
| 辅助语言和类语言 | 1.包括语气、语调、重音、音质、音量、语速、语言中的停顿等。<br>2.类语言是指没有固定语义的发声，如哭声、笑声、叹息、呻吟及各类叫声。 |

## 第三节　非语言沟通的运用

| 要点 | 内容 |
|---|---|
| 通俗、准确 | 1.眼神、表情、动作、姿态表达的含义和感情色彩，通常是约定俗成的。<br>2.同一个动作在不同的民族、不同的时代有不同的含义。 |
| 协调、自然 | 1.举止要自然、不做作。<br>2.行为、举止要注意场合。 |
| 适度、温和 | 行为举止不夸张也不刻板。 |
| 灵活、应变 | 善于运用非语言形式往往可以比语言更好地处理一些特殊情境。 |